Zauberhafte **Pflanzendüfte**

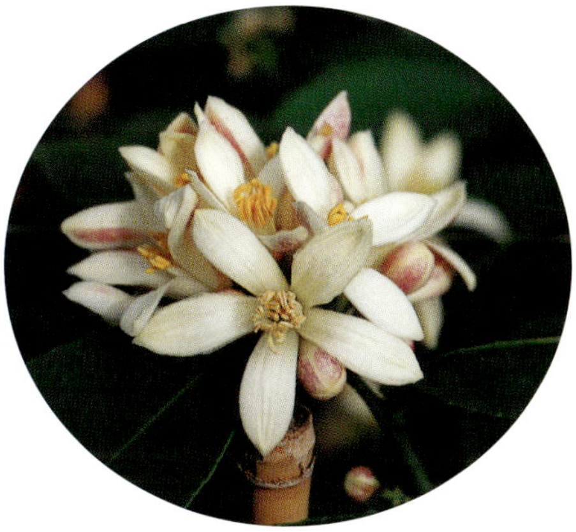

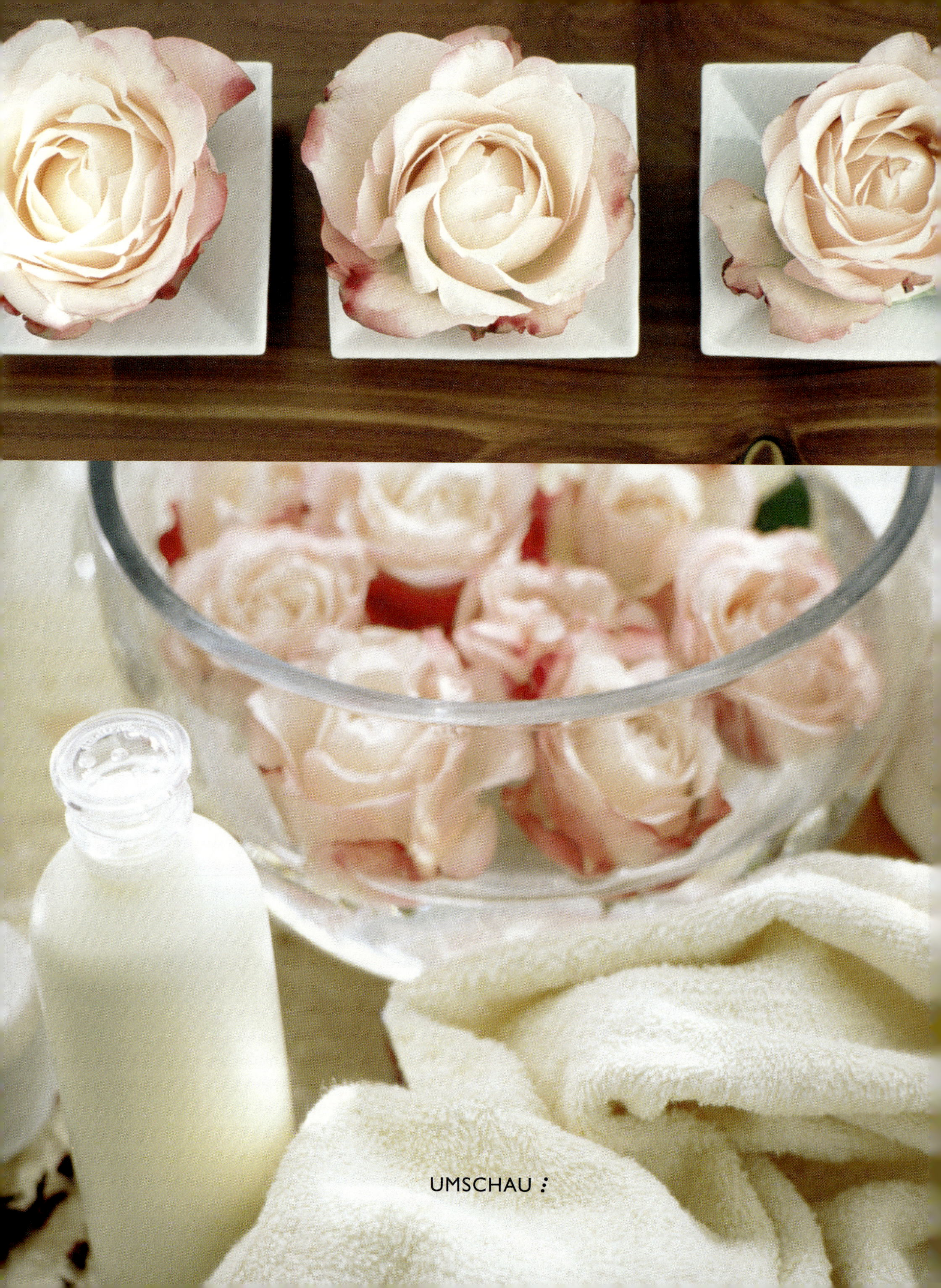

UMSCHAU :

Brunhilde Bross-Burkhardt

Zauberhafte Pflanzendüfte

Wellness für Körper und Seele

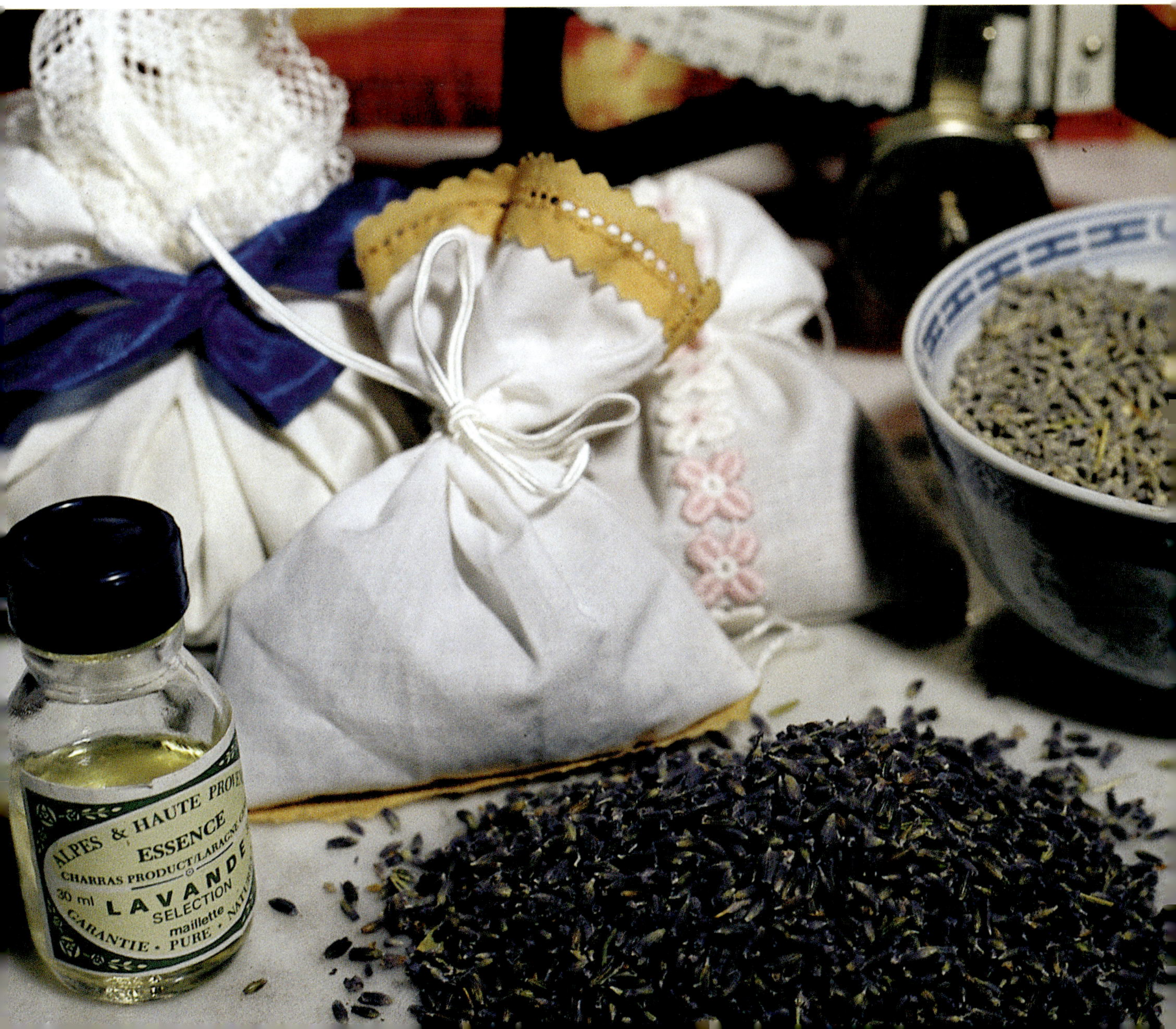

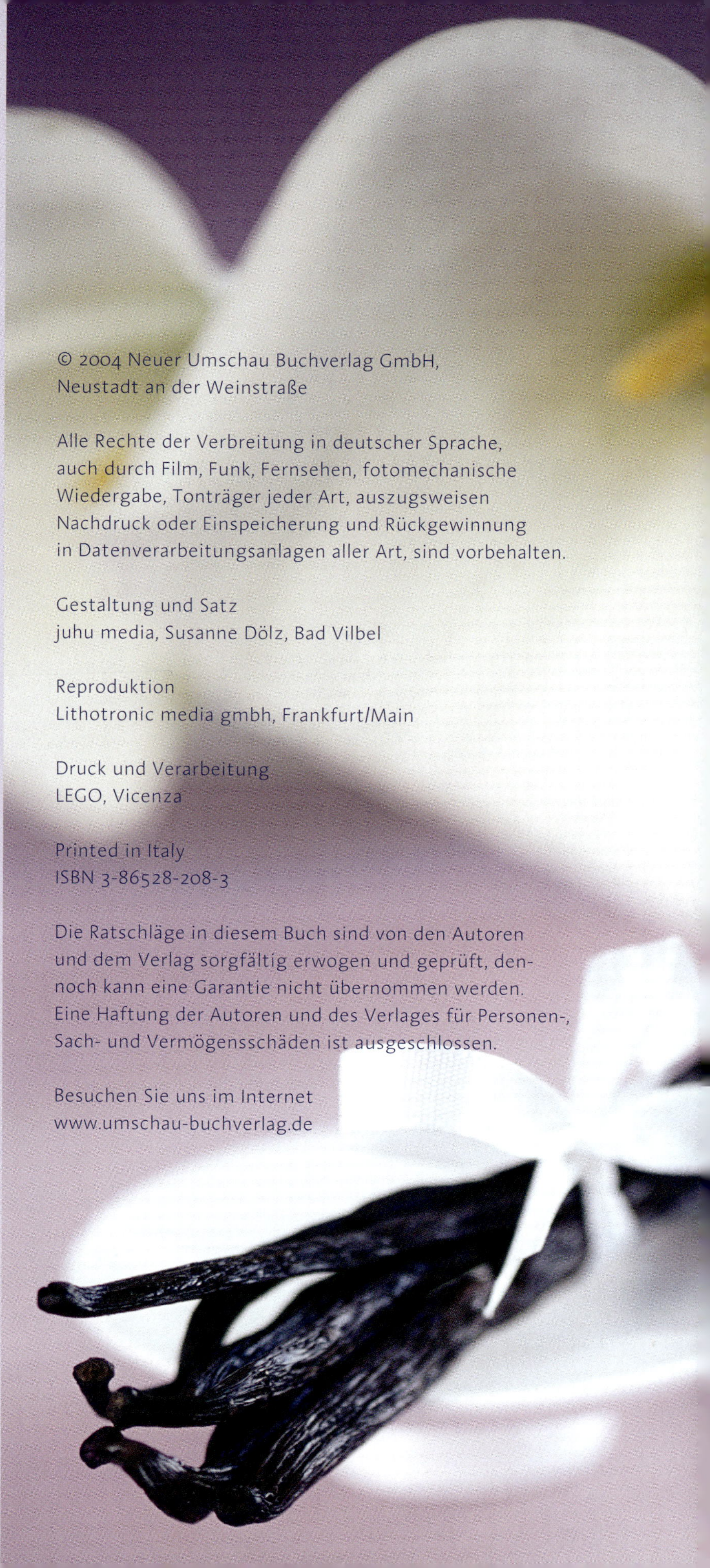

Gestaltung und Satz
juhu media, Susanne Dölz, Bad Vilbel

Reproduktion
Lithotronic media gmbh, Frankfurt/Main

Druck und Verarbeitung
LEGO, Vicenza

Printed in Italy
ISBN 3-86528-208-3

Besuchen Sie uns im Internet
www.umschau-buchverlag.de

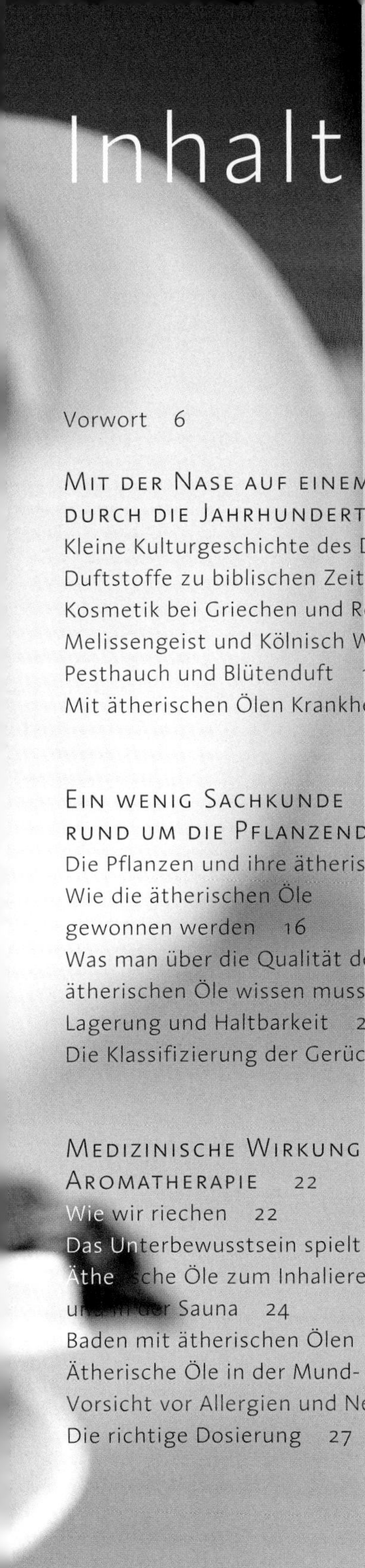

Inhalt

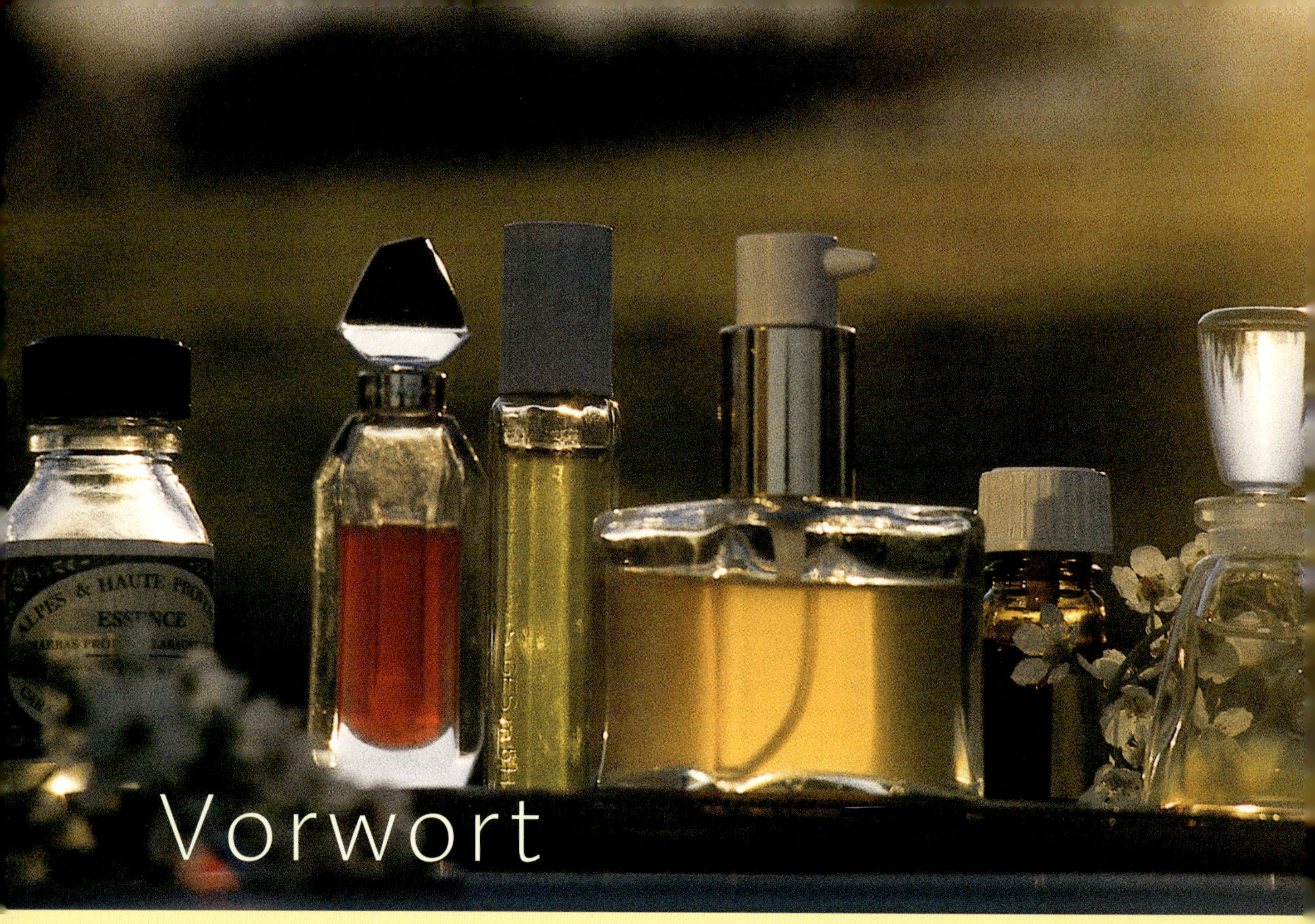

Vorwort

Jeder Mensch fühlt sich von Pflanzendüften angezogen. Der Duft von Rose und Jasmin wirkt wie Balsam für die Seele, entrückt uns stressgeplagte Menschen ein klein wenig dem Alltag und bringt uns zu uns selbst zurück. Der Duft einer Pflanze rührt von den ätherischen Ölen her, die in ihr enthalten sind. Seit vielen Jahrhunderten nutzt man diese Pflanzenessenzen, die hauptsächlich durch Destillation gewonnen werden, in der Medizin, in der Kosmetik und für kultische Zwecke. Teuere Parfüms enthalten natürliche ätherische Öle genauso wie Japanisches Heilpflanzenöl oder Earl-Grey-Tee.

Ätherische Öle geben kosmetischen Produkten das „gewisse Etwas". Es geht jedoch über den puren Schein hinaus. Die ätherischen Öle greifen feinstofflich in Vorgänge innerhalb des Körpers ein und eignen sich deshalb auch für medizinische Zwecke. Vor allem bei Erkrankungen der Atemwege, also bei Husten, Heiserkeit und Schnupfen, in Form von Tees, Inhalationen, Einreibungen. Meistens sind es leichte Beschwerden, die mit ätherischen Ölen gelindert werden. Einige Substanzen greifen jedoch auch tiefer in Stoffwechselvorgänge ein und gelten richtig als Medizin. Ein ganzes Heilverfahren, die Aromatherapie, fußt auf den wertvollen pflanzlichen Essenzen.
In der Ayurveda-Heilkunde sind die ätherischen Öle ebenfalls sehr wichtig.

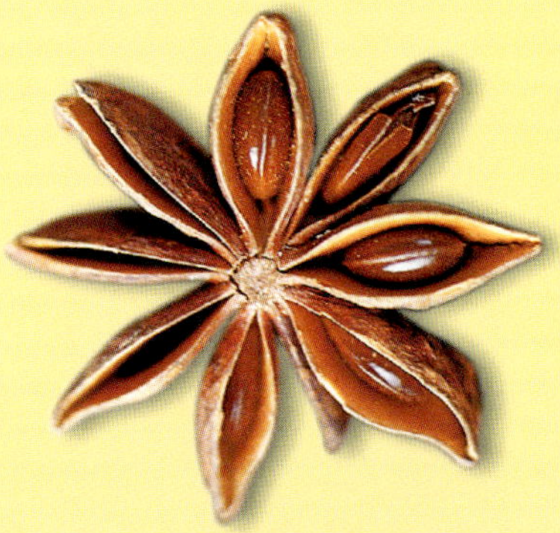

Stellen Sie sich vor, Sie spazieren an einem warmen Junitag durch einen Rosengarten und atmen den wunderbaren Duft der edlen Gewächse ein. Oder Sie schnuppern an Lavendelblüten und fühlen sich gleich umhüllt und beruhigt. Pflanzenkenner empfinden den Duft einer Pflanze als deren Seele. Jeder mit etwas Phantasie begabte Mensch kann das nachempfinden, zumindest spürt er, dass Düfte die Sinne beflügeln. Duft entsteht, wenn sich die ätherischen Öle verflüchtigen. Das Wort „ätherisch" stammt aus dem Griechischen, wo der Wortstamm „äther" so viel wie „Himmelsluft" bedeutet. Pflanzendüfte vermitteln tatsächlich vielen Menschen eine Idee von Göttlichkeit oder ein Eingebundensein ins Universum.

Es ist eine große Fülle, eine völlig andere Welt, die sich empfindsamen Menschen mit der aromareichen Pflanzenstoffen erschließt. Der etwas vernachlässigte Geruchssinn wird dabei trainiert. Da gibt es warme Düfte wie Orange oder Vanille, spritzige Zitrusdüfte von Limette, Petit-Grain oder von Lemongras oder die ganz schweren Duftnoten von Ylang-Ylang, Sandelholz, Patschuli oder Vetiver. Schwelgen Sie darin, genießen Sie die ausgesprochen wohltuenden Substanzen beim Baden, in der Sauna, beim Kochen oder in vielen Situationen im Alltag. Wie Sie die Substanzen mischen und anwenden, beschreibe ich in diesem Buch.

Begleiten Sie mich also auf einen Streifzug durch die Welt der schönen Düfte, welche die Sinne beflügeln und das Leben bereichern.

Brunhilde Bross-Burkhardt

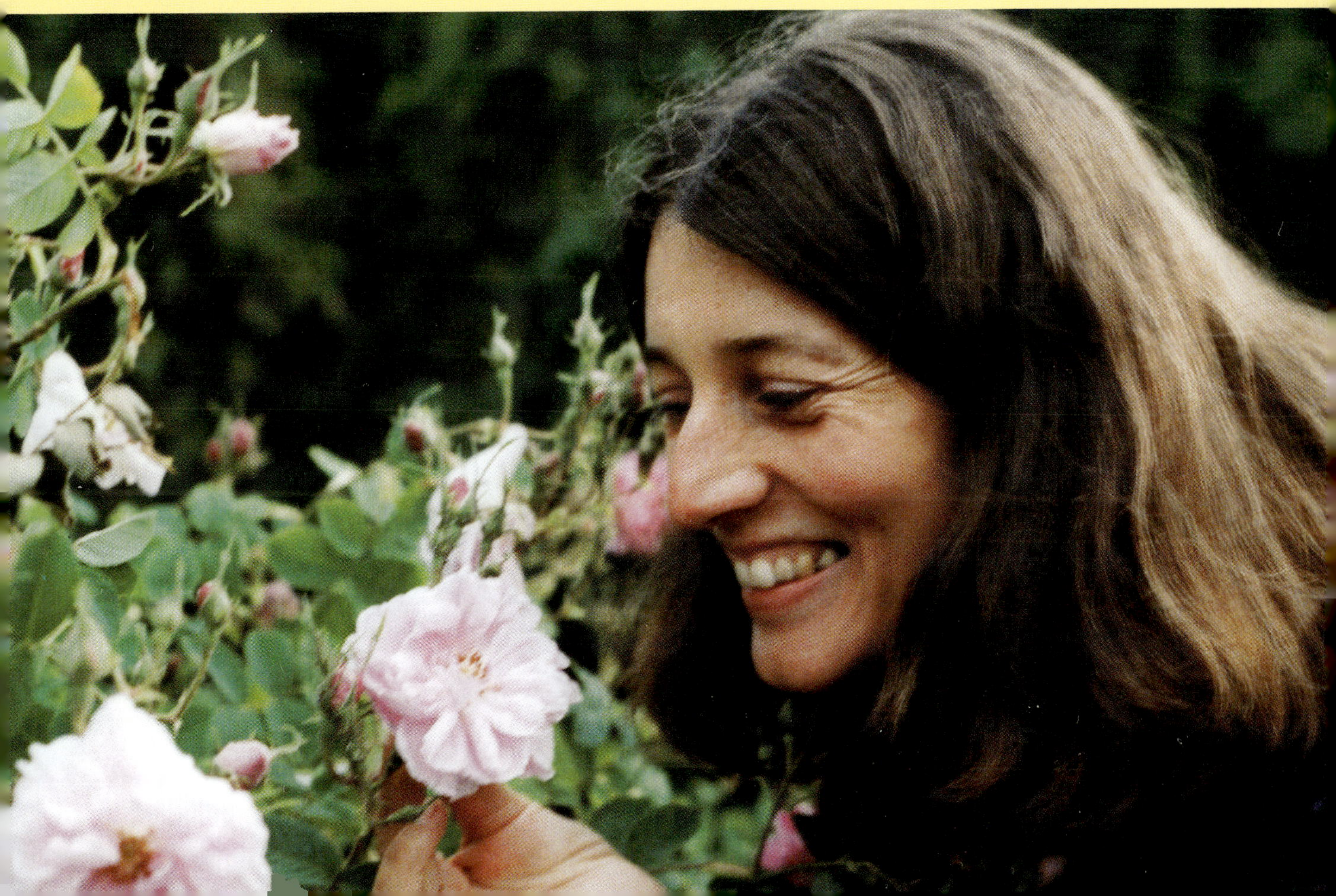

Mit der Nase auf einem Streifzug durch die Jahrhunderte

Kleine Kulturgeschichte des Duftes

Sich zu pflegen und schön zu machen, ist ein Jahrtausende altes Bedürfnis der Menschen. Bereits zehntausend Jahre vor Christus rieben sich ägyptische Jäger und Schäfer mit Öl aus der wilden Kastorpflanze zum Schutz vor der Sonne ein. Zur Zeit der Pharaonen schminkten sich ägyptische Männer und Frauen, wobei sie hauptsächlich die Augenpartie betonten. Die Schminken wurden auf der Basis von Mineralien wie Malachit, Kupfer oder Kalk hergestellt. Duftstoffe in Form von Räuchermitteln standen bei den Ägyptern hoch im Kurs. Ätherische Öle, wie wir sie heute kennen, gab es damals jedoch noch nicht, denn die Destillation – ein Verfahren, mit dem man die flüchtigen pflanzlichen Substanzen gewinnen kann, war zu der Zeit noch nicht entdeckt. Das Rezept eines ägyptischen Räuchermittels konnte im Tempel von Edfou entschlüsselt werden: Zu den etwa zwanzig Ingredienzien zählten neben den Harzen von Weihrauch, Myrrhe und Mastix auch Zimt, Rosenholz und Kalmus sowie Terpentin-Balsam. Mit dem flüssigen goldgelben Myrreharz, das hervorragende keimtötende Wirkung hat, balsamierten die Ägypter ihre Toten ein. Die aromatischen Substanzen wurden aber nicht nur für kultische Zwecke benutzt, sondern auch als Heilmittel. Von Weihrauch und Myrrhe erhofften sich die Ägypter beispielsweise die Heilung von Augenleiden.

Duftstoffe zu biblischen Zeiten

Über den Stellenwert der Duftstoffe im Altertum erfahren wir viel aus der Bibel. Duft oder Wohlgeruch galt in der alttestamentlichen Vorstellung als Zeichen göttlicher Nähe. Zu Zeiten König Salomos bezogen die Israeliten aus damals weit entfernten Teilen der Welt Räucherwaren und Gewürze. Weihrauch stammte aus dem südlichen Arabien oder aus Ostafrika, dem heutigen Somalia; ein weiterer Lieferant für Weihrauchharz war das Morgenland, also Indien. Myrrhe kam aus dem Königreich Saba, dem heutigen Jemen, Zimt aus Indien, Narde aus dem Himalaja und duftendes Zedernholz aus dem Libanon. Weihrauch und Myrrhe waren große Kostbarkeiten, so erlesen, dass die drei Weisen aus dem Morgenlande sie Jesus in der Krippe darreichten: „Und sie warfen sich nieder, huldigten ihm, taten ihre Schätze auf und brachten ihm Gaben dar, Gold und Weihrauch und Myrrhe“ steht bei Matthäus 2,11. Das Myrrenharz wird in der Bibel an mehreren Stellen erwähnt, ausführlich im Hohen Lied Salomos: „Ich stand auf, um zu öffnen meinem Freunde die Hand an den Griffen des Riegels. Da troffen meine Hände von Myrrhe, von flüssiger Myrrhe meiner Finger.“ (5,5) Mit solch kostbarem Öl wurden die Könige des Volkes Israel und die Hohenpriester im Tempel gesalbt.

Einige der in der Bibel erwähnten Pflanzen wurden auch als Heilpflanzen verwendet: Myrrhe, Weihrauch, Balsam, Lorbeer, Myrte, Tragant, Storax und Ingwergras. Allerdings gehen die Bibeltexte mit keinem Wort auf die Heilkraft der Gewächse ein, „da dies den Glauben an die Heilkraft Gottes“ untergraben hätte. So erklärt es der jüdische Pflanzenkenner Michael Zohary in seinem Buch „Pflanzen der Bibel“.

In Assyrien, dem Land an Euphrat und Tigris, verstand man sich auf den Anbau wohlriechender Gewächse. Und schon in der Zeit um 3000 vor Christus waren die Gär-

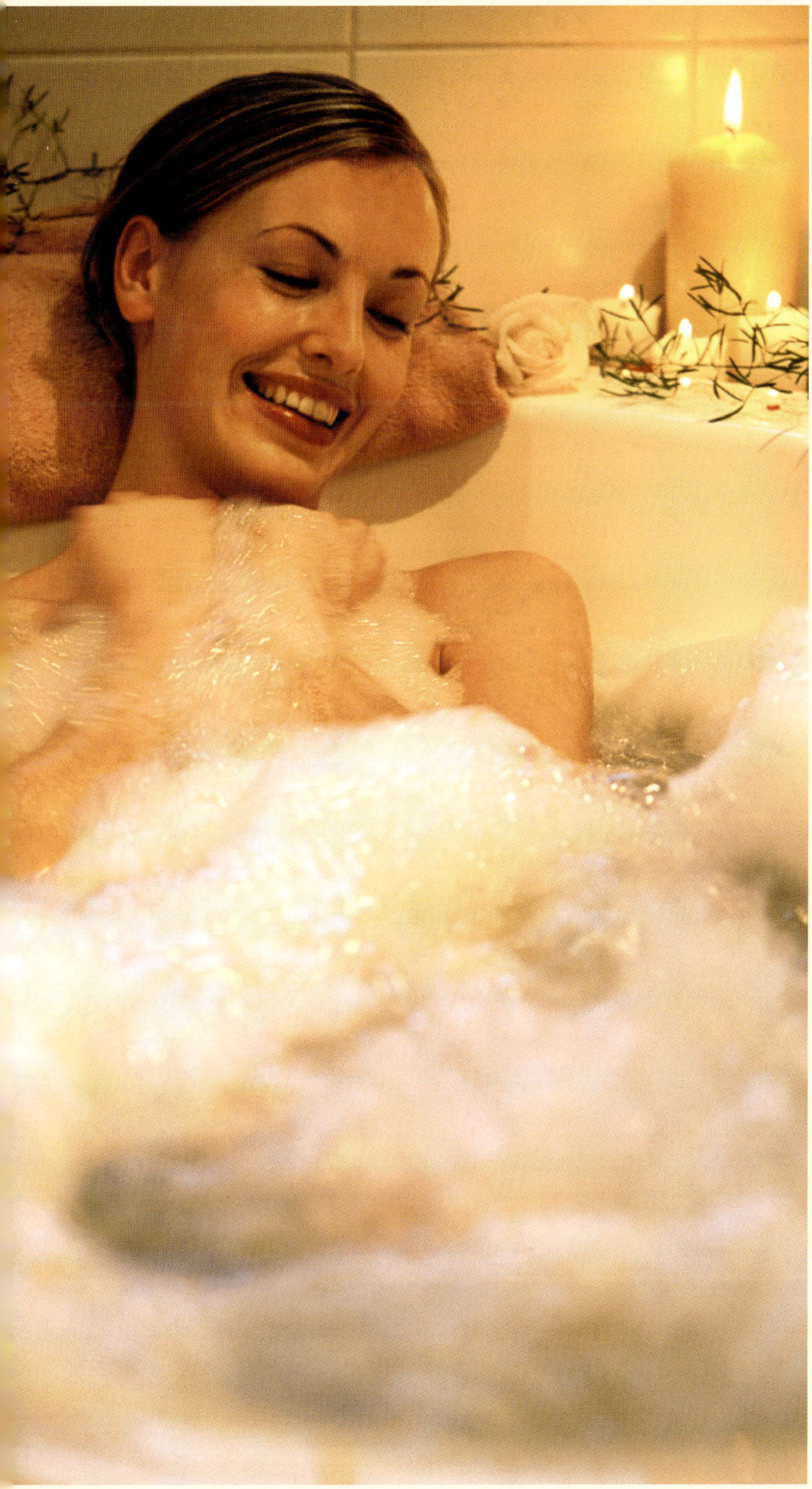

ten an den Hängen Babylons bekannt für ihren Blütenduft. Duftstoffe und Kosmetika standen bei den genussliebenden Assyrern und Babyloniern hoch im Kurs.

Kosmetik bei Griechen und Römern

Die Griechen hatten eine andere Vorstellung von der Bedeutung der Duftstoffe. Düfte symbolisieren in ihrem Glauben die leibliche Nähe eines Gottes. Sie stellten sich vor, dass die Götter ihren Duft an irdische Wesen und an Gegenstände weitergeben. Wohlriechende Essenzen und Öle waren gebräuchlich und es gab sogar Parfümerien – allerdings nur, wenn der jeweilige Herrscher nichts gegen den weltlichen Genuss der Düfte einzuwenden hatte. Den Griechen haben wir die Bezeichnung „Kosmetik" für „Körper- und Schönheitspflege" zu verdanken. „Kosmetik" leitet sich vom griechischen Wort „kosmein" ab, was so viel wie „sich putzen" oder „sich schmücken" bedeutet.

Dass die Römer ebenfalls viel für Duftstoffe übrig hatten, verwundert bei ihrer geschichtsbekannten Vorliebe für sinnliche Genüsse nicht. Die Kosmetikkünste der Römerinnen waren hoch entwickelt. Duftstoffe wurden exzessiv verschwendet. Von Kaiser Nero (54 bis 68 nach Christus an der Macht) wird berichtet, bei der Begräbnisfeier für seine Gattin Octavia sei so viel Weihrauch verbrannt worden, wie ganz Arabien in einem Jahr liefern konnte.

Melissengeist und Kölnisch Wasser

Einige hundert Jahre später, mit dem Zusammenbruch des römischen Weltreichs, geriet auch das Wissen um die Kosmetikherstellung in Vergessenheit. Das christliche Abendland hatte im Mittelalter nicht viel für derlei Dinge übrig. Zwar wurden in den Klostergärten allerlei duftende Pflanzen kultiviert, wie es Karl der Große in seiner Reichsgüterverordnung vorge-

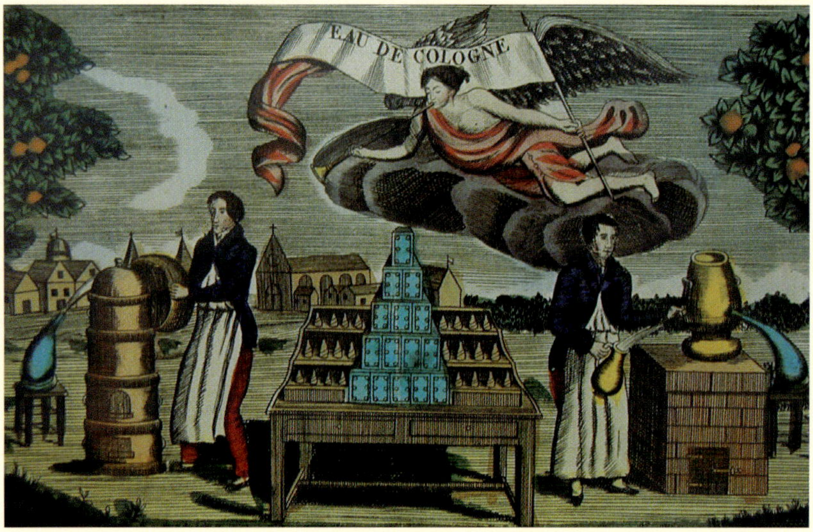

schrieben hatte, doch eine Schönheits- und Körperpflege baute sich darauf nicht auf. Klosterfrauen wie Hildegard von Bingen hatten anderes im Sinn – ihnen ging es um die Heilwirkung und den Nährwert der Gewächse.

Anderswo hatte man sich indes weiter mit den Düften beschäftigt. Den Arabern war es gelungen, mit Hilfe des Destillationsverfahrens die flüchtigen ätherischen Substanzen einzufangen. Rosenöl und Rosenwasser waren Produkte dieser neuen Technik. Damaskus wurde zum Zentrum der Parfümherstellung. Von dort brachten die Kreuzfahrer ihren Damen Rosenwasser mit, dessen Duft begeisterte.

Erst im 13. Jahrhundert konnten haltbare Kräuter- und Duftwässer hergestellt werden, nachdem es gelungen war, hochprozentigen Alkohol, das so genannte „Lebenswasser“, zu destillieren.

Ein weiterer markanter Punkt in der Geschichte der Duftstoffe liegt einige Jahrhunderte später, im 16. Jahrhundert, in der Erfindung des „Königlich ungarischen Wassers“, das aus Alkohol und frischen Rosmarinblüten destilliert wurde. Noch dienten die Duftwässer nicht den Sinnesfreuden, sondern sie waren hoch begehrte Arzneimittel, wie beispielsweise der im Jahre

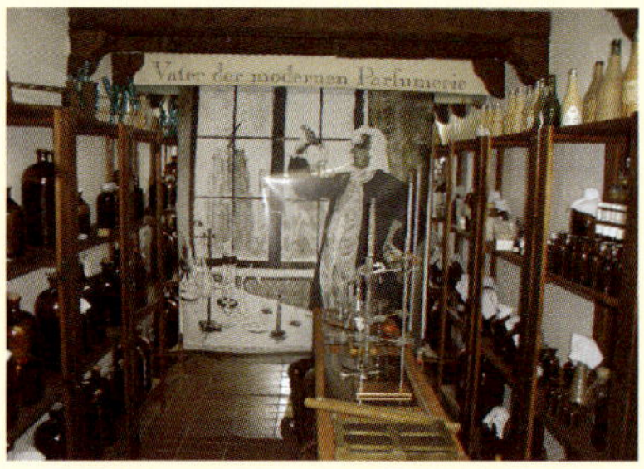

1611 von französischen Karmeliternonnen erfundene Melissengeist. Ebenfalls im Kloster hat das „Kölnisch Wasser“ seinen Ursprung. Das Rezept des Franziskanermönchs Paul Feminis für sein heilkräftiges Wunderwasser „Aqua mirabilis“ gelangte in den Händen seiner Erben zu Weltruhm. Die genaue Rezeptur konnte bis heute geheim gehalten werden. Dieser Geheimniskrämerei ist es zuzuschreiben, dass aus dem ursprünglichen Arzneimittel ein Duftwasser wurde. Denn als Kaiser Napoleon im Jahre 1810 verlangte, dass die Rezepturen von allen Arzneien bekannt gegeben würden, benannten es die Firmenbesitzer schnell in ein Duftwasser um. Und das ist es bis heute geblieben. Die erfrischende Wirkung von „Kölnisch Wasser“ beruht auf den ätherischen Ölen der Bergamotte-, Orangen- und Zitronenschale. Beruhigende, entspannende Wirkung geht von Lavendel- und Orangenöl aus. Zusammen mit Rosmarin- und Thymianöl verleihen diese ätherischen Öle dem Eau de Cologne den unverwechselbaren Duft.

Pesthauch und Blütenduft

In Frankreich, das wir heute als Mutterland der Parfümkunst ansehen, gab es bereits im 13. Jahrhundert die Zunft der Handschuhmacher und Parfümeure. Katharina von Medici verhalf dieser Zunft im 16. Jahrhundert zum Aufschwung. Sie soll veranlasst haben, dass im südfranzösischen Grasse die erste Destillations-Anlage für ätherische Öle errichtet wurde. Das war wohl der

Anfang der heute noch weltweit führenden Parfümindustrie in Grasse. Alle Meister der Parfümkunst, die so genannten „Nasen“ erhalten dort ihre Ausbildung. Im 18. Jahrhundert bekamen die Parfümeure viel zu tun, denn die Adligen gingen verschwenderisch mit den Duftstoffen um. Anstatt sich zu waschen, zogen sie es vor, Körpergeruch mit Parfüm zu überdecken. Der Zeitgeschmack bevorzugte schwere, animalische Gerüche von Moschus und Ambra. Die aromatischen Stoffe sollten nach der damaligen Vorstellung „die Zirkulation der Lebensgeister“ anregen. Ende des 18. Jahrhunderts änderte sich das Hygieneverhalten und mithin auch das Geruchsempfinden. „Natürliche“ Gerüche, die zart und leicht wie eine Frühlingswiese sein

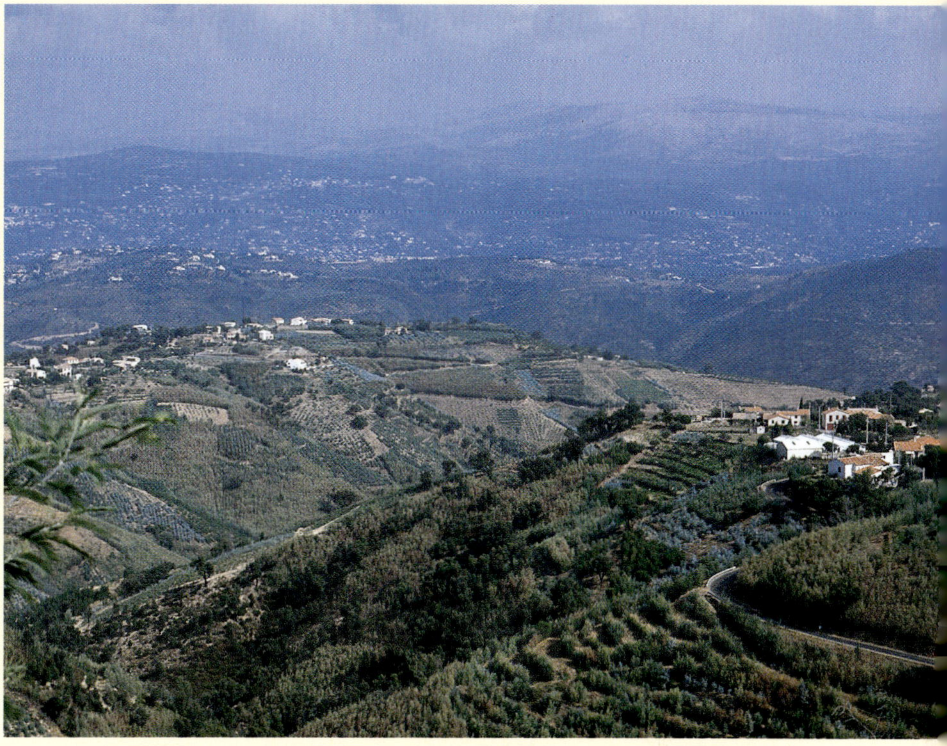

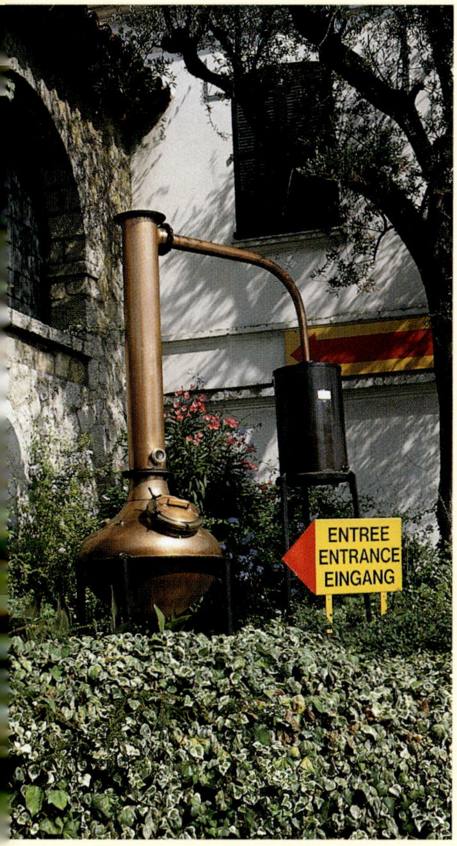

mussten, gerieten in Mode. Dichter und Philosophen wie Rousseau unterstützten in ihren Werken diese neue Strömung. Und so parfümierten sich fortan die Damen von Stand mit Veilchen, Tuberosen und Jonquillen. Der bis dahin vernachlässigte Geruchssinn wurde zum Thema in zahllosen Diskursen von Philosophen. Sie erkannten, dass der Geruch unmittelbar die Gefühle anspricht – anders als der vom Verstand kontrollierte Gesichtssinn. Diese Erkenntnis sollte sich in der neueren medizinischen Forschung bestätigen.

Den Duftstoffen kam im Frankreich und England des 17. und 18. Jahrhunderts eine nicht zu unterschätzende Bedeutung in der Krankheitsabwehr zu. Zum Schutz vor der Pest wappneten sich die Menschen mit Riechkapseln, Räucherpfannen und Riechkissen. Die waren gefüllt mit einem Gemisch aus beispielsweise Raute, Melisse, Majoran, Minze, Salbei, Rosmarin, Orangenblüten, Basilikum, Thymian, Quendel, Lavendel, Lorbeerblättern sowie Orangen-, Limonen- und Quittenschalen. Der Glaube an die krankheitsabwehrende Wirkung der Kräuterdämpfe hielt sich bis in die Mitte des 19. Jahrhunderts. So lange wurde in französischen Krankenhäusern, in denen unbeschreiblich unhygienische Zustände herrschten, mit Wacholderbeeren und Rosmarin geräuchert, um Krankheitserreger abzutöten.

Mit ätherischen Ölen Krankheiten heilen

Nach Pasteurs Entdeckung der Bakterien galt es für die Anhänger der Kräutermedizin zu beweisen, dass

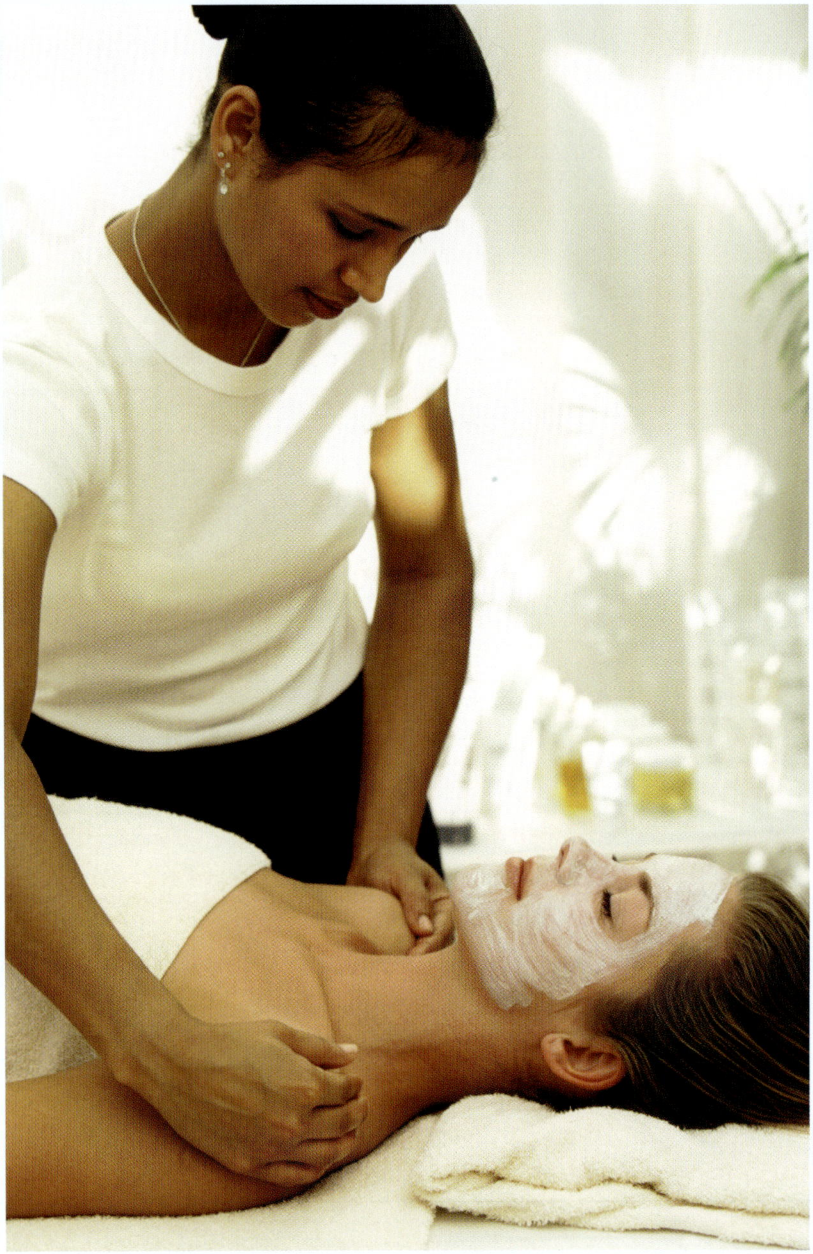

die Kräuter, beziehungsweise deren ätherische Öle, tatsächlich gegen die Krankheitserreger wirken, wie die Erfahrung in den Jahrhunderten zuvor gezeigt hatte. So wurden Ende des 19. Jahrhunderts die ersten wissenschaftlichen Untersuchungen über die antiseptischen Eigenschaften ätherischer Öle durchgeführt. Die Forscher haben dabei festgestellt, dass manche Öle beim Vernebeln außerordentlich gut Bakterien abtöten, also die Raumluft desinfizieren. Neuere Forschungen bestätigen diese Erkenntnis. Am Institut Pasteur in Paris fand man sogar heraus, dass Typhuserreger und die Erreger der Hirnhautentzündung durch Dämpfe des Zitronenöls innerhalb kürzester Zeit abgetötet wurden. Von Eukalyptus, Pfefferminze und Lavendel kennt man aus klinischen Studien die Wirksamkeit. (Es gibt jedoch insgesamt nur wenige Studien. Exakte wissenschaftliche Daten sind rar, weil sich die ätherischen Öle der verschiedenen Herkünfte nie ganz genau vergleichen lassen. Die Chargen lassen sich eben bei dem Naturprodukt ätherisches Öl nicht exakt standardisieren.)

Was lag da nach diesen Ergebnissen näher, als die Erkenntnisse in die Therapie umzusetzen? Ätherische Öle wurden danach nicht mehr nur äußerlich, sondern auch innerlich angewandt.

In der Humanmedizin hat diese Heilmethode als „Aromatherapie“ ihren Platz; allerdings fast ausschließlich in Frankreich, Italien und England. In Deutschland wenden hauptsächlich Heilpraktiker diese Therapieform an. Therapeuten können mit den ätherischen Ölen viel erreichen, auf der anderen Seite auch Schaden zufügen. Alle, die sich mit der Materie befassen, sollten vorsichtig mit den hochwirksamen Essenzen umgehen.

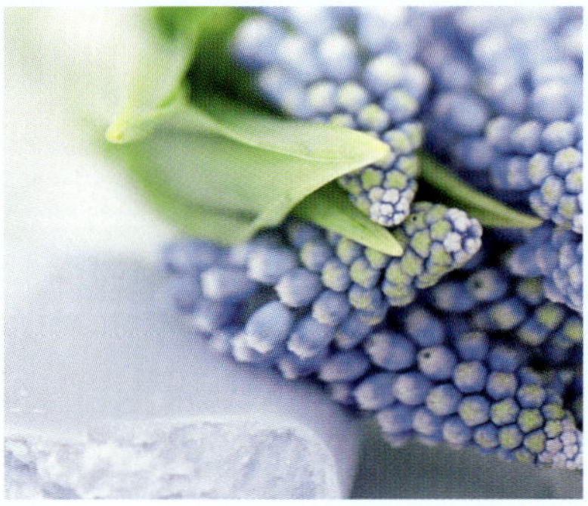

Ein wenig Sachkunde rund um die Pflanzendüfte

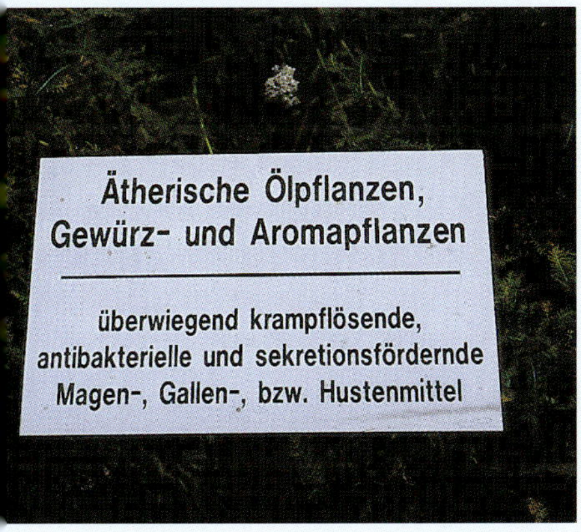

Pflanzen duften durch ihre ätherischen Öle. Das in der Pflanze enthaltene ätherische Öl ist kein einheitlicher Stoff, sondern ein Stoffgemisch aus bis zu einigen hundert Bestandteilen. Es sind Terpenverbindungen, Phenole, Phenolcarbonsäuren, Kohlenwasserstoffe, Säuren, Aldehyde und Ketone, schwefelhaltige Verbindungen und stickstoffhaltige Substanzen. Aromaträger sind bei vielen Kräutern und Gewürzen Monoterpene wie das α-Pinen (enthalten in Nadelhölzern, Bohnenkraut, Koriander, Fenchel, Ingwer, Estragon) oder das Sabinen (enthalten in Wacholder, Kardamom, Majoran, Wermut).

Etwa 3000 ätherische Öle sind bekannt; davon werden etwa 200 in großem Stil gewonnen und vermarktet. Die weltwirtschaftlich wichtigsten Öle sind Citronellöl (ca. 4000 Tonnen/Jahr), Pfefferminzöl (ca. 2500 Tonnen/Jahr) und Eucalyptusöl (ca. 1000 Tonnen/Jahr). Wirtschaftlich wichtig sind weiterhin Anisöl, Kampferöl, Fichtennadelöl, Geraniumöl, Lavendelöl, Lemongrasöl, Nelkenöl, Rosenöl, Rosmarinöl, Sandelholzöl, Zimtöl sowie die Zitrusöle.

Vielen dieser Bestandteile sind die Chemiker in mühevoller Kleinarbeit auf die Spur gekommen. Im 19. Jahrhundert stand die Erforschung der Aromastoffe hoch im Kurs. 1834 gelang es französischen Chemikern erstmals, aus Zimtöl den Bestandteil Zimtaldehyd zu isolieren. Einige Jahre später gewannen die deutschen Forscher Liebig und Wöhler aus Bittermandelöl den Bestandteil Benzaldehyd. Von der Isolierung der einzelnen Duftbestandteile war der Schritt zur Synthese von Riechstoffen auf chemischem Wege nicht mehr weit. Heute nutzen die Kosmetikindustrie und andere In-

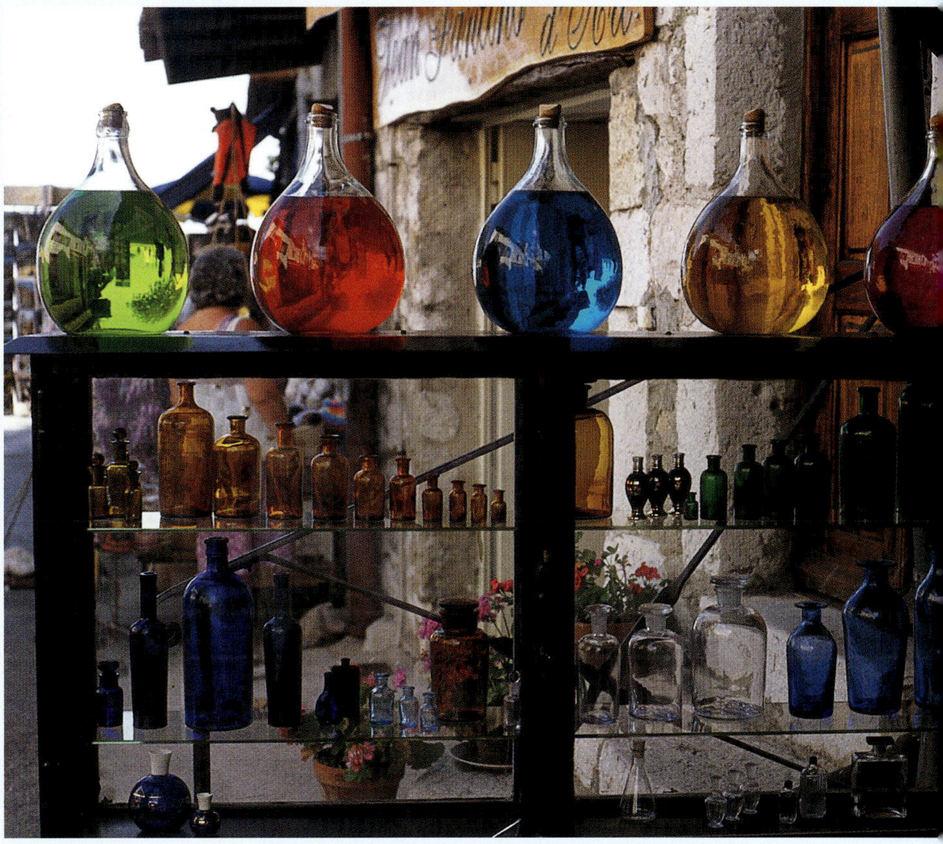

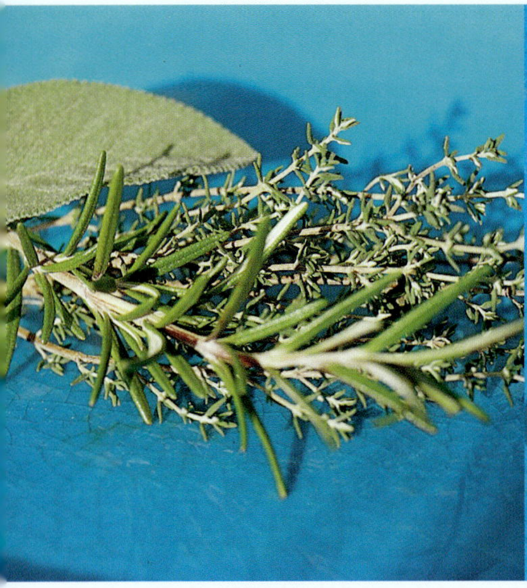
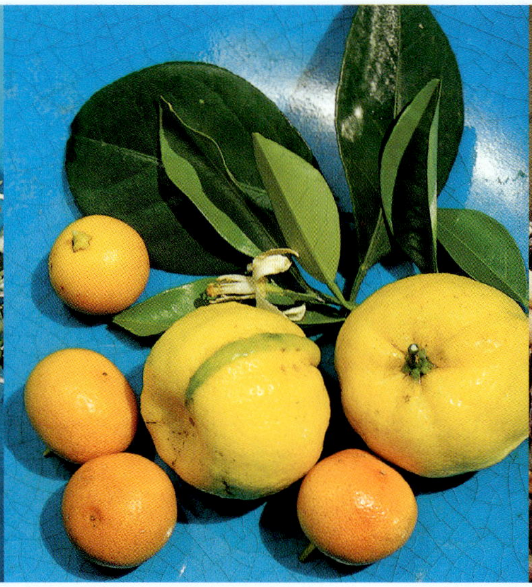
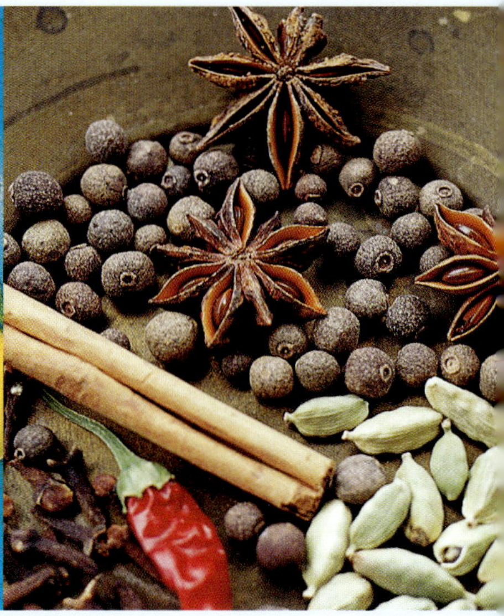

dustriebereiche 5000 chemisch hergestellte Düfte. Nur noch der geringste Teil der Parfümgrundstoffe stammt aus natürlichen Quellen. Die Naturvorkommen an Pflanzen könnten den riesigen Bedarf bei weitem nicht decken. Einigen Duftbestandteilen sind die Chemiker jedoch noch nicht auf die Spur gekommen. Natürliche ätherische Öle werden deshalb immer noch gebraucht. Für die Anwendung in der Aromatherapie kommen ohnehin nur sie in Frage.

Die Pflanzen und ihre ätherischen Öle

Etwa 30 Prozent der 295 Pflanzenfamilien weisen ätherische Öle auf. Die Pflanzen speichern die ätherischen Öle in unterschiedlicher Menge in verschiedenen Pflanzenteilen. Bei den Zitrusfrüchten findet sich der höchste Gehalt in der Fruchtschale. Lippenblütler speichern ätherische Öle in allen ihren oberirdischen Pflanzenteilen.

Bei anderen Gewächsen ist es die Blüte, in der sich ätherische Öle anreichern (Rose, Ylang-Ylang, Tuberose, Lavendel, Jasmin). Bei Anis, Kümmel und Wacholder haben die

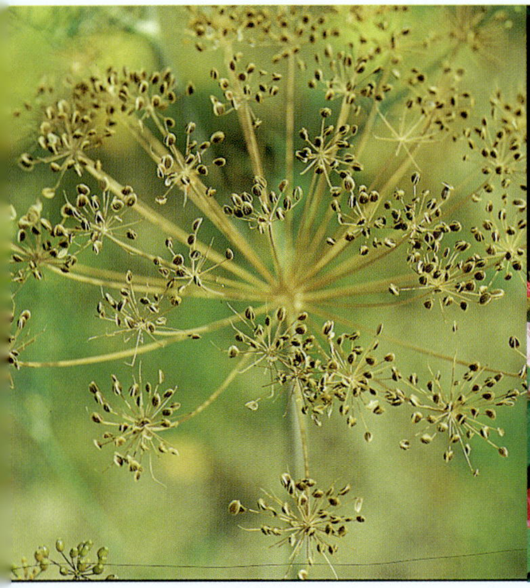
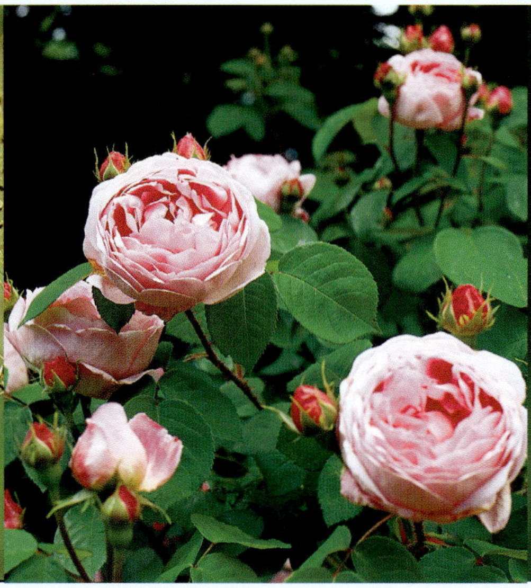
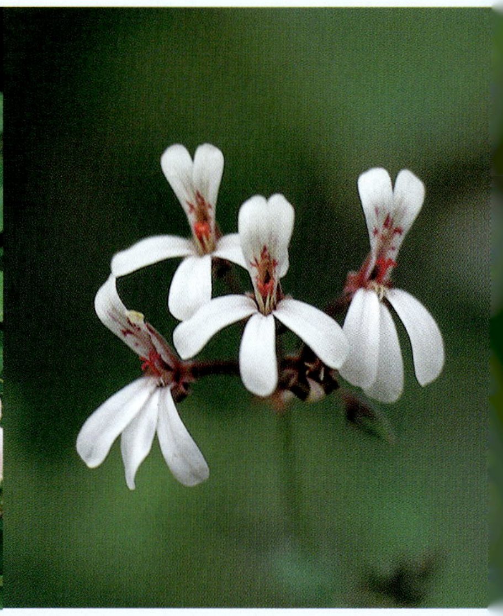

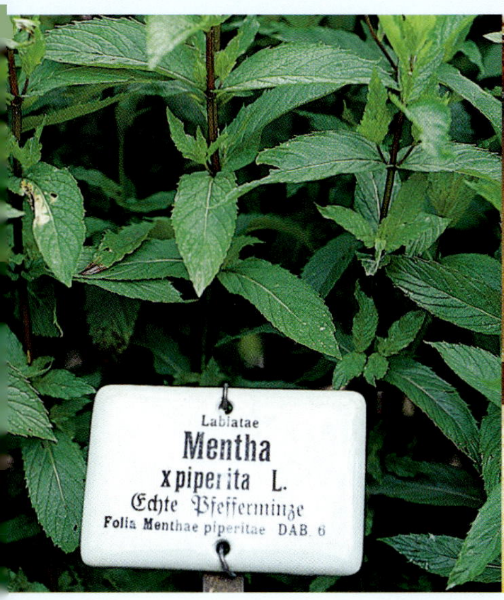

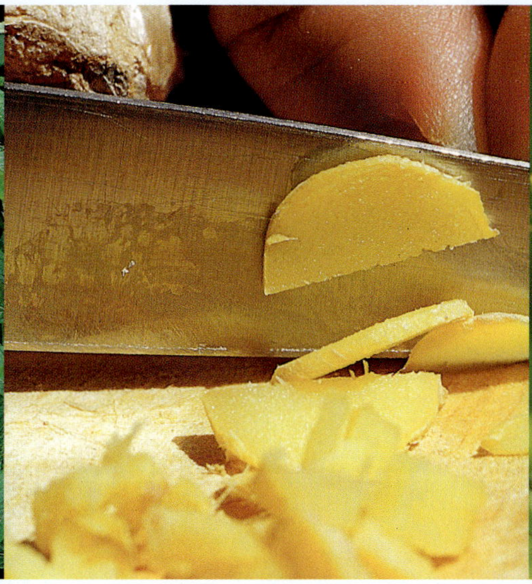

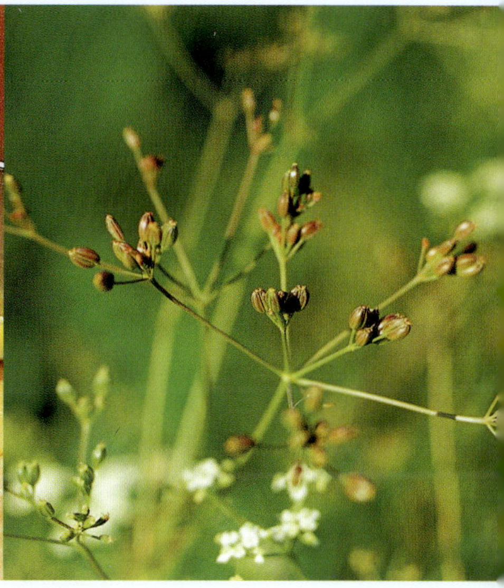

Samen und Früchte einen hohen Gehalt an ätherischen Ölen. In den Blättern sitzen die ätherischen Öle bei Minzen, Pelargonien, Nadelgehölzen, Eukalyptus, Patschuli, Lemongras, Zitronenkraut und vielen anderen. Manche der blattduftenden Gewächse geben ihren Duft ab, wenn sie berührt werden – das ist bei den Duftpelargonien der Fall. „Kontaktdufter" nennen die Botaniker deshalb die Gewächse. Andere Pflanzen fangen dagegen schon an zu duften, wenn sie lange von der Sonne beschienen werden. „Spontandufter" ist der Fachausdruck dafür. Dieser Duft hat im Leben der Pflanze eine besondere Funktion: Er lockt bestäubungsfähige Insekten an, manchmal von sehr weit her.

Sogar in Holzzellen ist ätherisches Öl gespeichert. Von den heimischen Gewächsen sind Kiefer und Zypresse zu nennen, Sandelholz und Zimtbaum sind Beispiele für duftende tropische Hölzer. Schließlich können auch noch die Wurzeln Speicher für Duft sein, etwa bei der Iris, dem Vetivergras, bei Ingwer und bei den beiden Baldriangewächsen Speik und Echter Narde.

Der Gehalt an ätherischem Öl ist je nach Pflanzenart und Herkunft sehr unterschiedlich. Damit sich die Nutzung im größeren Stil lohnt, muss mindestens 0,1 Prozent ätherisches Öl enthalten sein. Im Normalfall rechnen die Erzeuger mit 1 bis 2 Prozent. Der höchste Gehalt wird bei Gewürznelken mit bis zu 21 Prozent gemessen.

Zusätzlich ändert sich der Gehalt an ätherischen Ölen mit dem Entwicklungsstand der Pflanzen. Lippenblütler enthalten kurz vor der Blüte am meisten ätherisches Öl. Wurzeln werden außerhalb der Vegetationszeit geerntet. Die Tageszeit spielt ebenfalls eine große Rolle. Danach richtet sich der optimale Erntezeitpunkt. Am Erntetag sollte schließlich auch das Wetter mitmachen; ungünstig sind hohe Luftfeuchtigkeit und Taubildung.

Von einigen Pflanzenarten sind Sorten gezüchtet worden, die einen besonders hohen Gehalt an ätherischen Ölen haben. Von einigen aromareichen Sorten können Hobbygärtner Saatgut kaufen, zum Beispiel von Zitronenmelisse oder von Kümmel.

Ätherischer Ölgehalt in einigen Kräutern und Gewürzen (Gehalt in %)

Basilikum	0,1-1,5
Bohnenkraut	0,9-1,9
Kardamom	2,0-11,0
Ingwer, extra hell	0,6-3,4
Koriander	0,2-1,5
Kümmel	2,0-5,0
Lorbeerblätter	0,8-3,0
Majoran	0,5-2,5
Muskatblüte	4,0-12,0
Muskatnuss	5,1-13,2
Gewürznelken	14,0-21,0
Piment	3,0-10,0
Rosmarin	1,0-3,0
Salbei	1,0-3,5

Pflanzenfamilien mit einem hohen Gehalt an ätherischen Ölen

Doldenblütler (Umbelliferae)	Anis, Angelika/Engelwurz, Fenchel, Koriander, Kümmel
Ingwergewächse (Zingiberaceae)	Ingwer, Kardamom
Kieferngewächse (Pinaceae)	Tanne, Fichte, Kiefer
Korbblütler (Compositae)	Estragon, Kamille, Schafgarbe
Lippenblütler (Labiatae)	Basilikum, Bohnenkraut, Lavendel, Majoran, Minze, Muskatellersalbei, Thymian, Patschuli, Pfefferminze, Rosmarin, Salbei, Thymian, Ysop, Zitronenmelisse
Lorbeergewächse (Lauraceae)	Lorbeer, Kampfer, Zimt
Myrtengewächse (Myrtaceae)	Cajeput, Eukalyptus, Gewürznelke, Myrte, Niauli, Teebaum
Rautengewächse (Rutaceae)	Bergamotte, Bitterorange, Blutorange, Clementine, Grapefruit, Limette, Mandarine, Orange, Zitrone
Rosengewächse (Rosaceae)	Rosen
Gräser	Citronelle, Lemongras, Vetiver

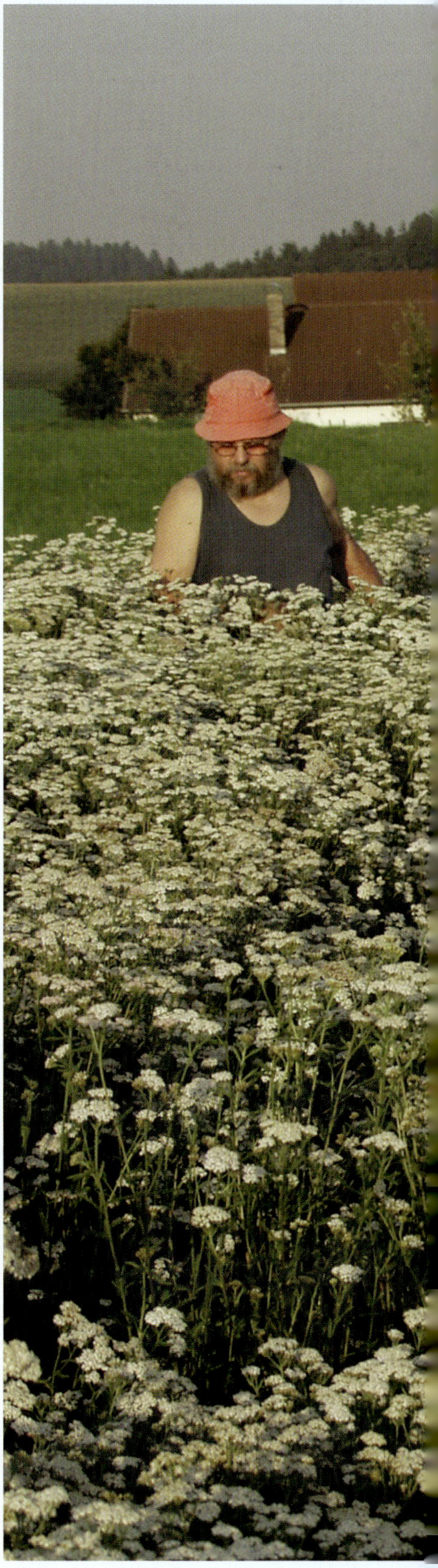

Wie ätherische Öle gewonnen werden

Ätherische Öle werden nach drei prinzipiellen Verfahren gewonnen: durch Extraktion, Destillation und Expression.

Destillation

Das gebräuchlichste Verfahren zur Gewinnung ätherischer Öle ist die Destillation. Die Alchimisten der vergangenen Jahrhunderte hatten die Idee, das Wesen der Pflanzen einzufangen. Mit komplizierten Destillierverfahren versuchte man in den Chemieküchen des Mittelalters das Wesentliche, die Essenz, aus den Pflanzen zu gewinnen. Im Prinzip geschieht das heute auf dieselbe Weise. Lediglich die Apparaturen sind seit der Erfindung vor etwa tausend Jahren weiter entwickelt worden – und die Angelegenheit wurde entmystifiziert.
Die Destillation eignet sich für wenig empfindliches Pflanzenmaterial. Die gröbste Methode ist die Wasser-Destillation. Dabei wird das Pflanzenmaterial direkt in Wasser erhitzt, übergetrieben und durch Kondensation abgeschieden. So

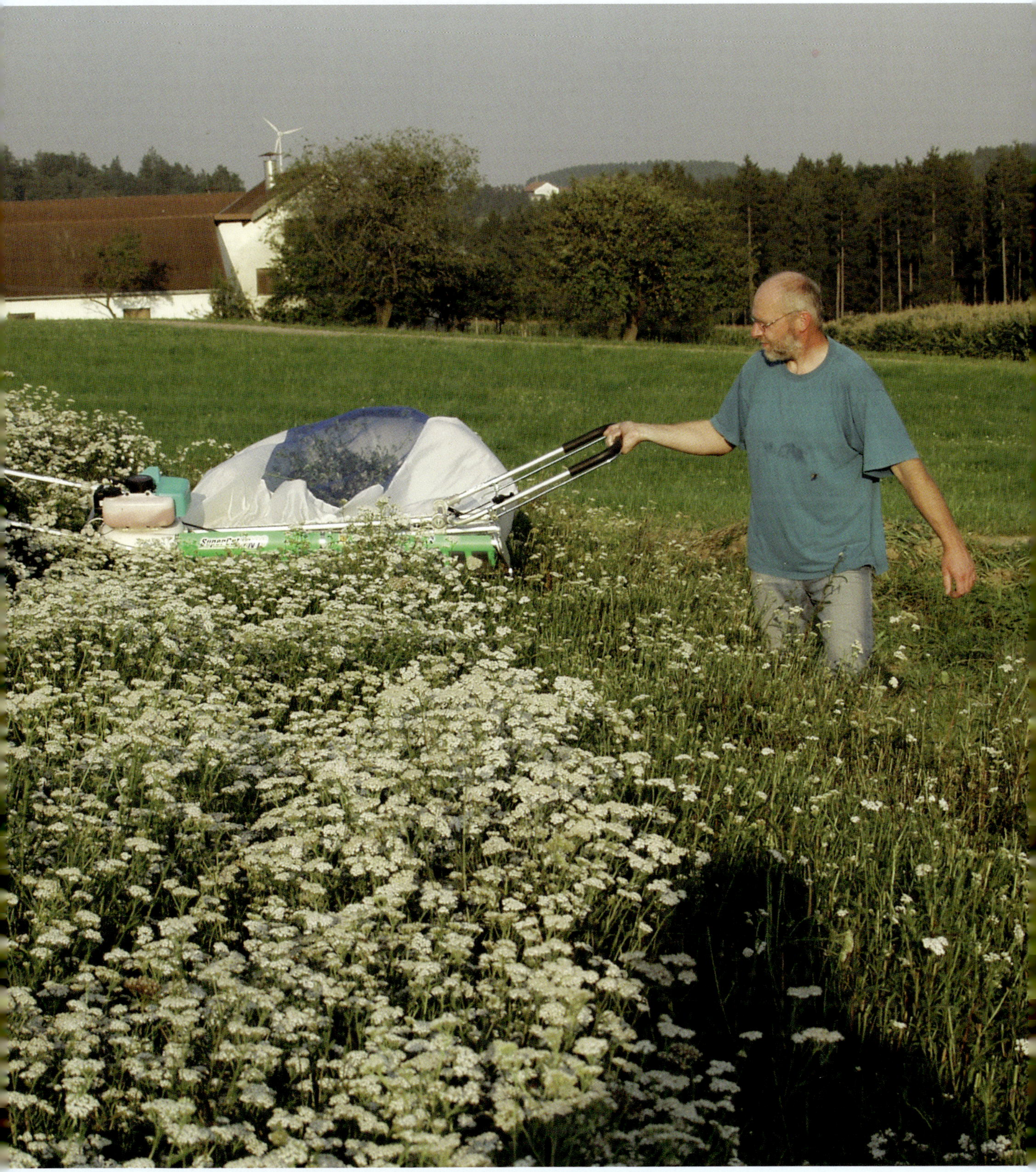

wird beispielsweise Terpentinöl gewonnen. Die Methode der Wasser-Dampf-Destillation liefert hohe Ausbeuten. Dabei wird die Droge zunächst mit Wasser vormazeriert und dann destilliert. Eukalyptus-, Pfefferminz-, Kümmel-, Anis-, Fenchel-, Nelken- und Zimtöl werden so gewonnen. Der Nachteil dieser beiden Verfahren ist, dass die ätherischen Öle erst bei hohen Temperaturen von 150 bis 300 Grad ins Auffanggefäß des Geräts übergehen. Bei der dritten Variante, der schonenden Dampf-Destillation, liegt die Temperatur mit 96 Grad Celsius wesentlich niedriger.

Der Nachteil aller Varianten des Destillationsverfahrens ist, dass viele chemische Verbindungen zerstört oder gar nicht mit destilliert werden, sondern im Wasser zurückbleiben wie der Phenylethylalkohol des Rosenöls. Durch Destillation gewonnene Öle riechen deshalb nicht so intensiv wie die durch Extraktion gewonnenen.

Wasserdampfdestillierte Öle enthalten häufig Verunreinigungen, die die Geruchs- und Geschmacksqualität beeinträchtigen, und werden deshalb für arzneiliche und kosmetische Zwecke noch gereinigt.

Auspressverfahren

Vor allem die Fruchtschalen von Zitrusfrüchten werden mit diesem Verfahren ausgepresst. Man erhält dabei eine Emulsion von Wasser in Öl, aus der das Öl anschließend durch Destillation, Filtrieren, Dekantieren oder Zentrifugieren abgetrennt werden muss.

Extraktion

Die Extraktionsverfahren beruhen

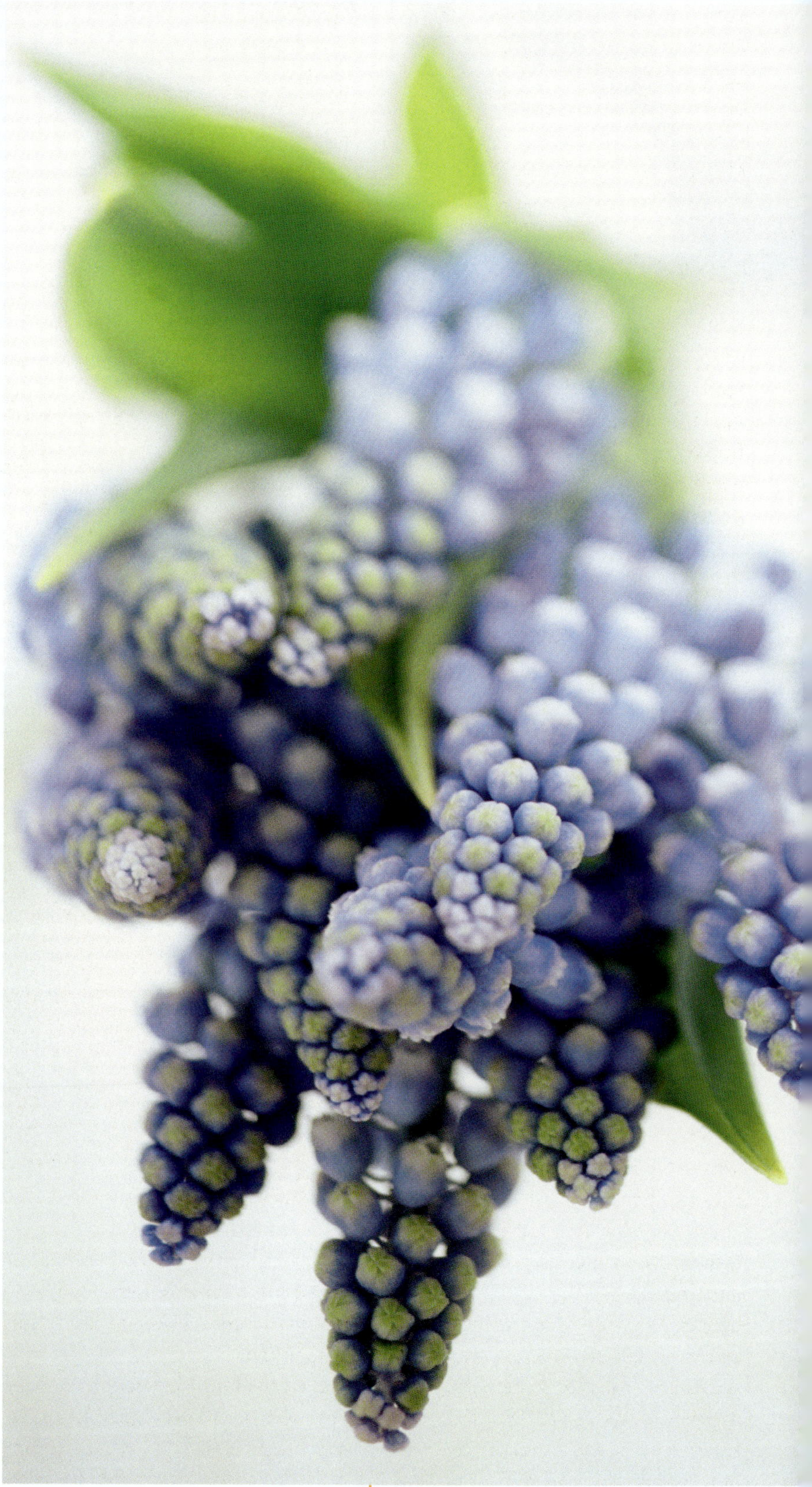

auf der leichten Löslichkeit ätherischer Öle in organischen Lösungsmitteln. Traditionelle organische Lösungsmittel sind Rindertalg oder Schweinefett. Mit Hilfe dieser Fette lässt sich auf sehr schonende Weise aus empfindlichen Blüten wie Jasmin der Duft auffangen. Dieses Verfahren erfordert allerdings sehr viel Handarbeit. Handarbeit ist teuer, deshalb sind die Hersteller längst zu dem billigen Verfahren der Extraktion mit flüchtigen Lösungsmitteln wie Benzol übergegangen. Genau genommen gibt es drei Extraktionsverfahren: das *Enfleurage-Verfahren*, die *Mazeration* und die *Lösungsmittelextraktion*.

Beim *Enfleurage-Verfahren* werden frisch geerntete Blüten auf mit Fett bestrichene Glasplatten gestreut. Das Fett nimmt die Duftstoffe der Blüten auf. Nach Stunden oder Tagen werden neue Blüten aufgeschüttet und die Prozedur wiederholt – bis das Fett mit den ätherischen Ölen gesättigt ist. Die ätherischen Öle werden dem Fett mit Hilfe der Alkoholextraktion entzogen. Diese Methode war im südfranzösischen Grasse, dem Zentrum der Parfümherstellung, bis etwa 1960 gebräuchlich. Sie wurde vor allem für Pflanzen mit einem geringen Anteil an ätherischen Ölen wie Jasmin-, Tuberosen-, Narzissen- und Orangenblüten angewandt.

Bei der *Mazeration* werden die Blüten in 50 bis 80 Grad warmes Fett gegeben und die Blütenladungen mehrmals erneuert, bis sich das ätherische Öl angereichert hat. Seit Mitte des 18. Jahrhunderts war

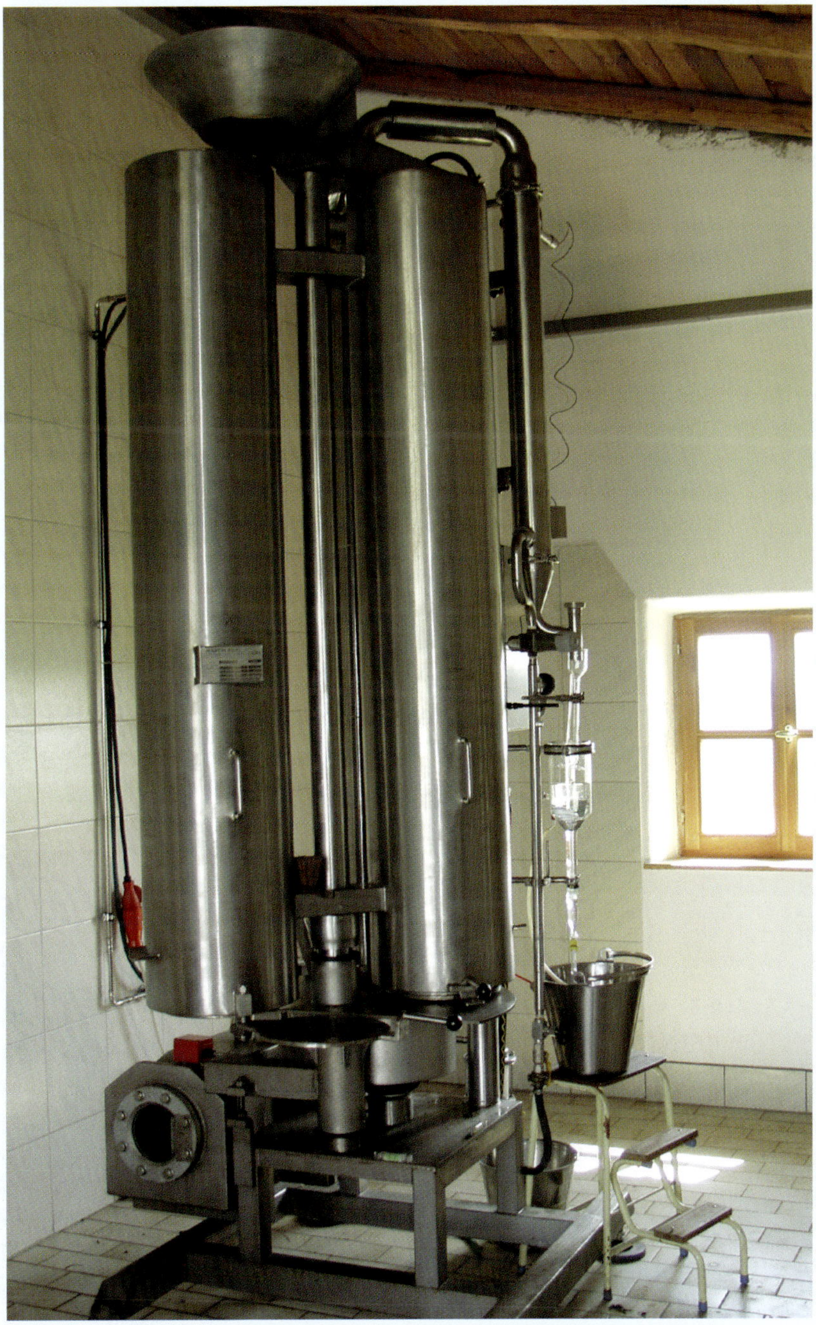

dieses Verfahren in Frankreich zur Gewinnung von Rosen-, Nelken-, Veilchen- und Hyazinthenöl gebräuchlich.

Die alten handwerklichen Verfahren sind heute weitgehend durch das im großen Stil praktizierbare Verfahren der *Lösungsmittelextraktion* ersetzt worden. 80 Prozent der Blütenöle werden heute in Frankreich auf diese Weise gewonnen. Die giftigen Lösungsmittel Petroläther oder Benzol werden nach der Extraktion im Vakuum entzogen. Zurück bleibt eine halbfeste oder butterweiche Masse, die so ge-

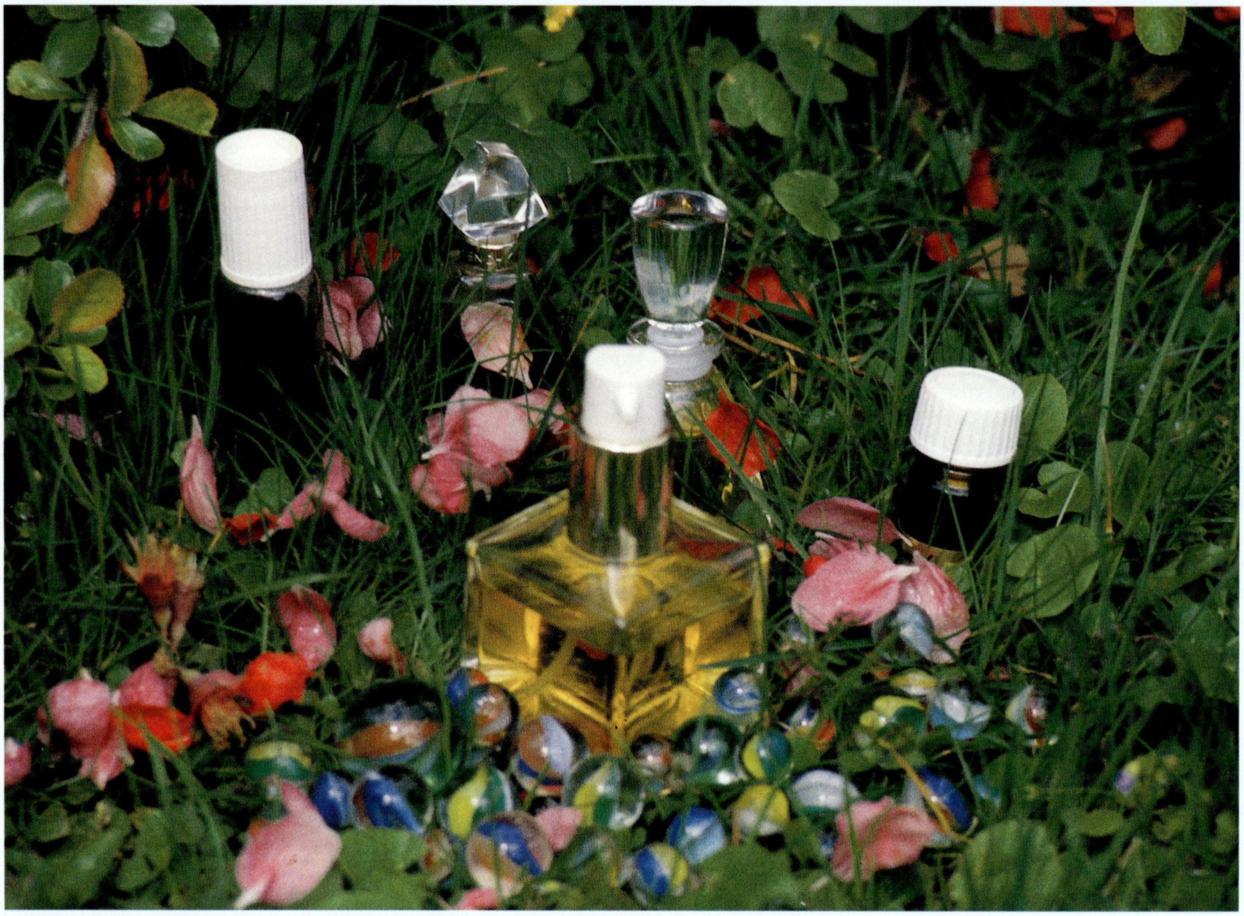

nannte „Essence concrete". Außer dem ätherischen Öl enthält sie noch Wachse und Farbstoffe, die dann durch Alkoholextraktion abgetrennt werden müssen. Erst dann liegt das absolute Öl, die „Essence absolue", vor.

Was man über die Qualität der ätherischen Öle wissen muss

Die Qualität der natürlichen ätherischen Öle hängt sehr stark von der Herkunft der Duftpflanzen ab. Die Zusammensetzung der ätherischen Öle schwankt je nach Herkunft, nach Standortverhältnissen und nach den Gegebenheiten im Jahr. Die Chemiker in der Duftstoffindustrie prüfen die Chargen genau auf die Zusammensetzung an Citral, Citronellol oder Limonen und Alkoholen, Aldehyden, Phenolen oder Terpenen. Sie wollen mit den Tests auch Fälschungen auf die Spur kommen. Denn es wird immer wieder versucht, minderwertige ätherische Öle unterzumischen. Ein klassischer Täuschungsfall ist das Rosenöl. Bestandteile des sehr kostbaren und teuren Rosenöls sind auch im ähnlich riechenden Öl der Rosengeranie enthalten.

Leider hat man als normaler Käufer der Duftstoffe nicht die Möglichkeit, selbst zu untersuchen, ob die Öle echt, gestreckt oder synthetisch hergestellt sind. In aller Regel kann man sich jedoch auf die Deklarationen auf den Fläschchen verlassen. Renommierte Abfüller wie „Primavera" oder „Bergland" legen Wert auf eine gute Kennzeichnung. Diese Firmen haben sich auch darum bemüht, die Anbauer der Ätherisch-Öl-Pflanzen für den ökologischen Anbau zu gewinnen. So gibt es heute von vielen ätherischen Ölen auch etwas teurere Ware aus ökologischem Anbau.

Einen Hinweis auf die Qualität gibt auch der Preis. Öle von Pflanzen, bei denen die Ausbeute an ätherischem Öl niedrig ist, müssen von vorneherein teurer sein. Ein eher hoher Preis deutet auf eine gute Qualität der Produkte hin. Bei billigen ätherischen Ölen, wie sie manchmal auf Weihnachtsmärkten verkauft werden, ist die Qualität manchmal zweifelhaft. Umgekehrt ist aber ein hoher Preis keine Garantie für die Echtheit der Ware.

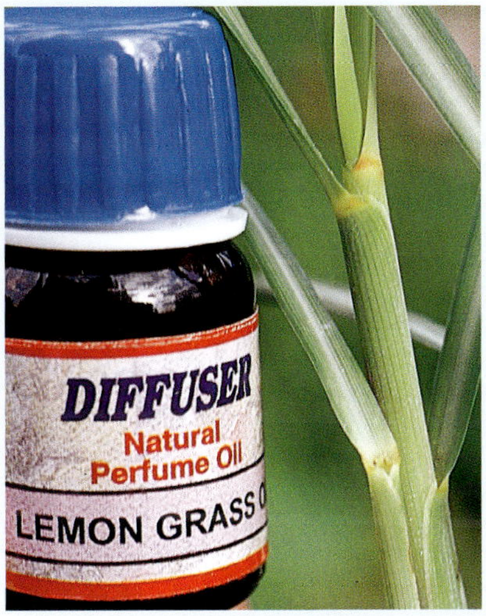

Lagerung und Haltbarkeit

Kühl und dunkel sollte man die ätherischen Öle lagern. Die Zitrusöle stehen am besten im Kühlschrank. Bei langer Lagerung verharzt das Öl oft; die Verschlüsse verkleben und sind dann kaum noch zu öffnen. Die ätherischen Öle verändern nicht nur ihre Konsistenz; sie verlieren auch an Wert – die Stoffzusammensetzung verändert sich. Vor allem bei innerer Einnahme sollte man die Öle nach dem Verfall des Haltbarkeitsdatums nicht mehr verwenden. Gegen das Anwenden in der Duftlampe oder als Badezusatz gibt es keine Bedenken. Seien Sie dann einfach ein wenig großzügig mit den an sich kostbaren Essenzen.

Seriöse Abfüller ätherischer Öle vermerken das Haltbarkeits-Datum auf den Etiketten der Fläschchen.

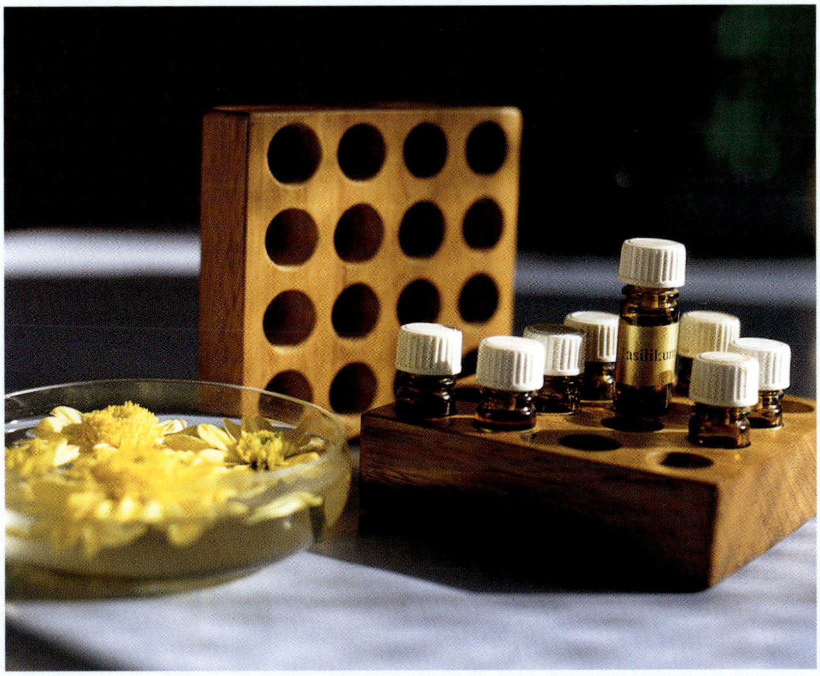

Die Klassifizierung der Gerüche

Schon lange bemühen sich die Menschen, Düfte zu beschreiben, sie für andere nachvollziehbar zu machen. Immerhin gibt es etwa 400 000 Geruchssubstanzen, die irgendwie eingeordnet werden müssen. Unzählige Versuche, Gerüche zu beschreiben, hat es gegeben; häufig fallen Begriffe wie kampferartig, stechend, blumig, minzig, ätherisch, moschusartig, faulig, würzig, harzig. Doch es gibt bis heute kein einheitliches Klassifizierungssystem. Und vielleicht wird es das auch nie geben, denn die Geruchswahrnehmung ist eine äußerst komplizierte Angelegenheit, die sich nicht alleine mit naturwissenschaftlichen Methoden bewerten lässt, vielmehr spielt die Psyche bei der Duftwahrnehmung kräftig mit. Wie Menschen Gerüche wahrnehmen ist sehr individuell und wird beeinflusst von Alter, Geschlecht, Gesundheitszustand, körperlichem und geistigem Befinden, von Rauchgewohnheiten und Umwelteinflüssen. Für die meisten Menschen ist es völlig normal, dass eine Rose wie eine Rose duftet. Genauso wie es Farbenblindheit gibt, gibt es eine „Duftblindheit".

Medizinische Wirkung – Aromatherapie

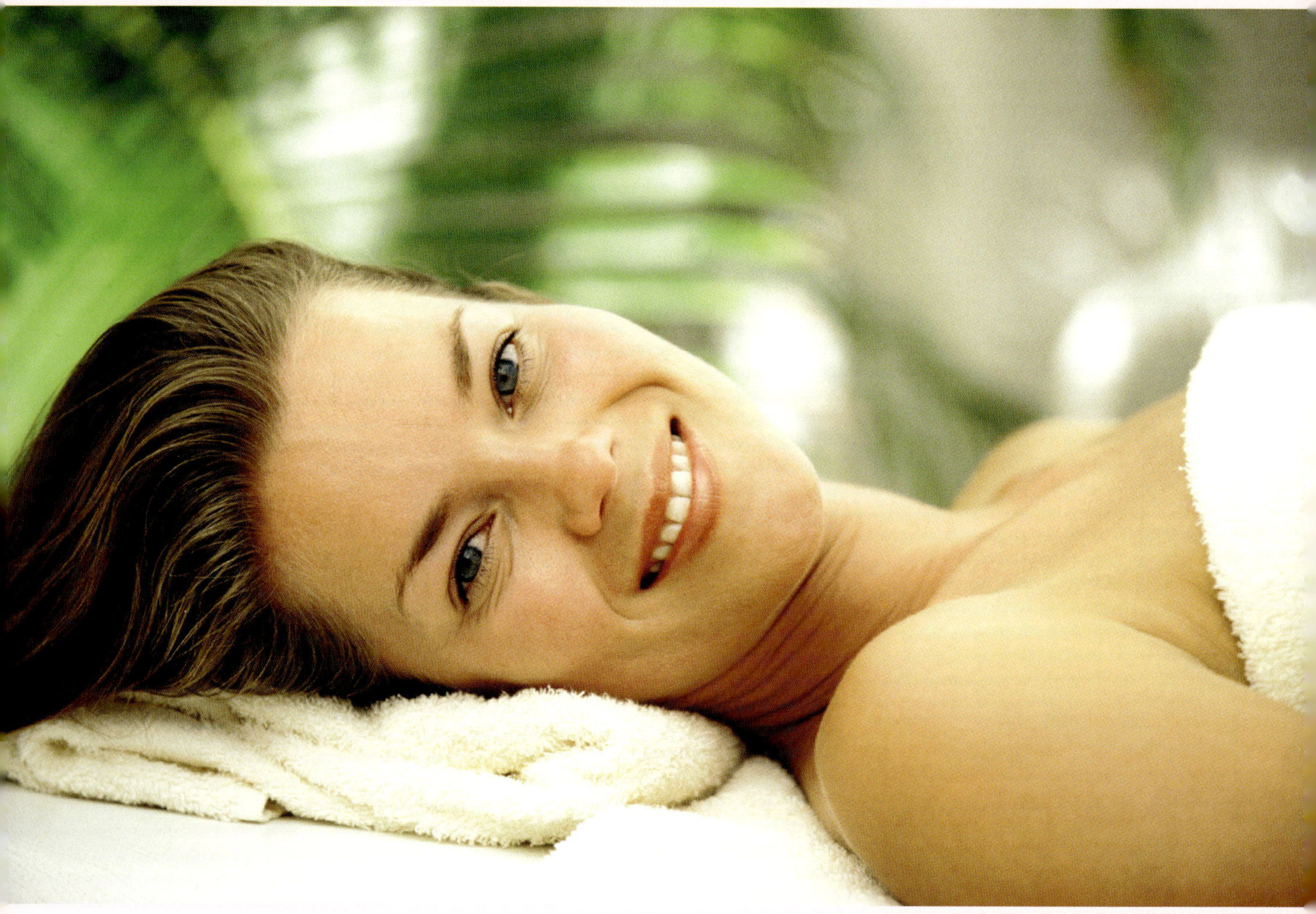

Wie wir riechen

Ätherische Öle werden einerseits über die Haut aufgenommen. Andererseits entfalten die Düfte eine ganz subtile Wirkung über die Nase. Unser Geruchssinn ist ein Wunderwerk der Schöpfung, viel empfindlicher als die anderen Sinnesorgane. Der Mensch kann bis zu zehntausend verschiedene Gerüche auseinander halten und in seinem Gedächtnis speichern; Pfefferminzöl nimmt er noch in einer Verdünnung von 1:100 000 wahr. Die Geruchsmoleküle durchstreichen mit der Atemluft unsere Nase und werden an den Riechschleimhäuten vorbeigeleitet. Die Schleimhäute sind das eigentliche Riechsinnesorgan. Die beiden je etwa 5 cm^2 großen Schleimhäute bestehen aus je etwa 10 Millionen Sinnesnervenzellen, die je wiederum 6 bis 8 Flimmerhärchen tragen. Diese Flimmerhärchen sind die Rezeptoren für Gerüche. Sie geben den Reiz direkt ans Gehirn weiter, genau genommen zunächst an den Riechkolben im Vorderhirn, von wo die Reize an die entsprechenden Gehirnteile weitergeleitet werden. Die Gerüche wirken in den Steuerzentren des Gehirns ähnlich wie Hormone und können den Körper anregen, schmerzstillende Stoffe wie Endorphin oder beruhigende Stoffe wie Serotonin abzugeben.

Im Tageslauf schwankt die Geruchswahrnehmung. Früh morgens ist das Riechvermögen noch nicht so gut. Es nimmt gegen Mittag zu und lässt zum Abend hin wieder nach.

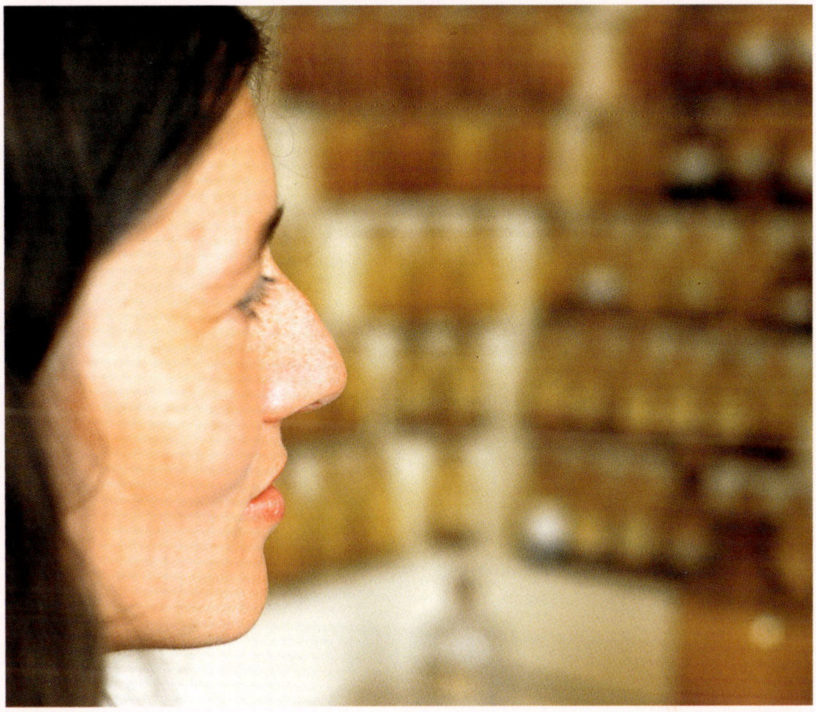

Das Unterbewusstsein spielt mit

Was sich in unserem Riechsinnesorgan abspielt, entzieht sich unserem Bewusstsein. Die Geruchsreize gelangen vielmehr ins Unterbewusstsein und beeinflussen das vegetative Nervensystem mit all seinen Stimmungen, Gefühlen, Wahrnehmungen und Motiven. Dadurch erklärt sich, was empfindsamen Menschen ohnehin klar ist, dass der Duft einer Blume eine bestimmte Stimmung wie Wohlbehagen hervorrufen kann oder dass wir auf den Geruch anderer Menschen reagieren. Die Redensart „jemanden nicht riechen können“ deutet darauf hin.

Wenn wir davon ausgehen, dass Gerüche das vegetative Nervensystem beeinflussen, können wir uns selbst und unseren Mitmenschen mit Düften Gutes tun. Das kann ohne bestimmte Zielrichtung für das allgemeine Befinden geschehen, aber auch als gezielte medizinische Therapie.

Die Wirkung der Duftstoffe auf das Unterbewusstsein der Menschen machen sich Werbestrategen zunutze. Sie parfümieren alle möglichen Konsumgüter – wie man weiß Waschmittel oder Kosmetika, aber ebenso Kleidungsstücke, Papier oder Lenkräder im Auto und hoffen, damit den Verkauf anzukurbeln. Ich persönlich reagiere ausgesprochen „allergisch“ auf zu viel Parfümierung. Ich betrete keine Läden, aus denen einem eine Duftwolke billig-

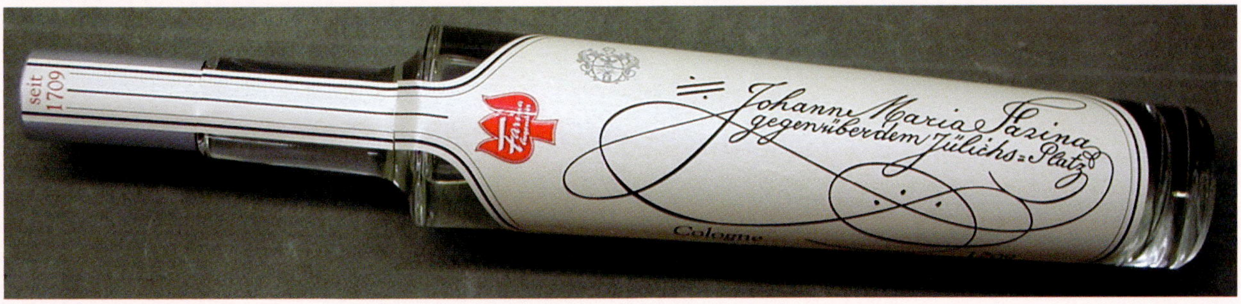

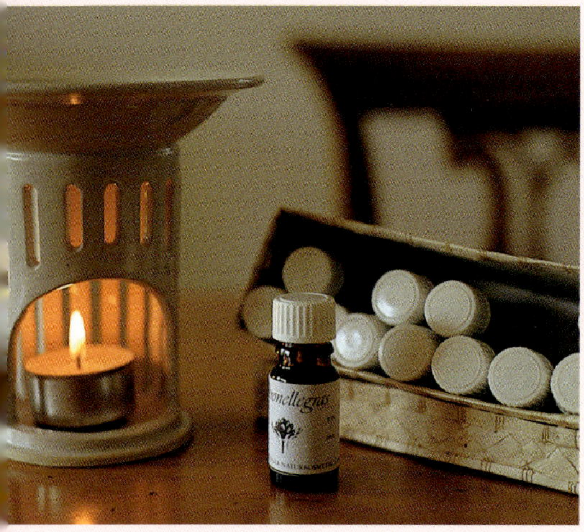

ster Aromen entgegen schlägt. Bei mir funktioniert die Manipulation nicht, vielleicht dank einer fein geübten Nase/feinen Duftwahrnehmung.

Ätherische Öle zum Inhalieren und in der Sauna

Sehr viel intensiver als bei der Duftlampe wirken die ätherischen Öle auf den Organismus ein, wenn man sie inhaliert. Man gibt jeweils etwa fünf bis zehn Tropfen in heißes Wasser. Diese Anwendungsform ist eine hervorragende Therapie bei Erkältungen, Husten und tief sitzenden, chronischen Verschleimungen. Die ätherischen Öle von Cajeput, Eukalyptus, Kamille, Latschenkiefer, Myrte, Niauli, Thymian, Wacholderbeere, Ysop und Zitrone eignen sich besonders gut dafür. Und einen wohl tuenden Effekt auf die Haut haben die Dampfbäder ebenfalls: Der heiße Wasserdampf öffnet die Poren und bereitet sie so für die anschließende Gesichtsreinigung vor. Ätherisches Kamillenöl ist besonders günstig für die Hautpflege. Die einfachste Methode beim Inhalieren ist die „Handtuch-über-den-Kopf-Methode". Das Dampfbad wird in einem Topf oder einer großen Schüssel angerichtet, man hält den Kopf darüber und breitet ein Frottierhandtuch wie ein Zelt darüber. Etwas komfortabler sind spezielle Inhaliergeräte. Gönnen Sie sich nach dem Inhalieren ein wenig Ruhe und halten Sie sich von kalter Luft fern.

Auf Reisen und bei der Arbeit ist es kaum möglich zu inhalieren. Als kleinen Ersatz kann man ein Fläschchen mit ätherischem Öl bei sich tragen und öfters daran schnuppern. Es gibt auch ein spezielles Nasenöl zur Schleimlösung, das man in die Nase tupft. Es ist eine Mischung aus einem ätherischen Öl mit einem fetten Öl.

Der Aufguss in der Sauna wirkt im Prinzip wie Inhalieren. Der typische Saunaduft rührt von Fichtennadel-, Kiefernnadel- oder Wacholderduft her.

Baden mit ätherischen Ölen

Ein Bad in angenehmen Kräuterdüften kann wie ein wahrer Jungbrunnen wirken. Mit den heilsamen ätherischen Ölen gelingt es zu entspannen, anzuregen oder der Haut etwas Gutes zu tun. Beim Baden

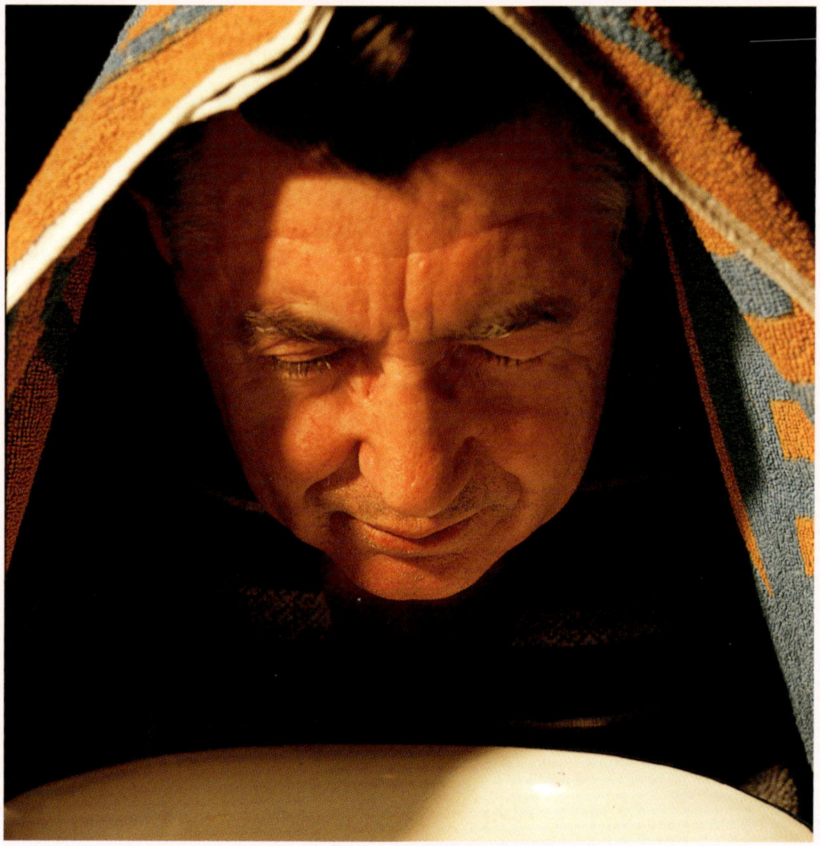

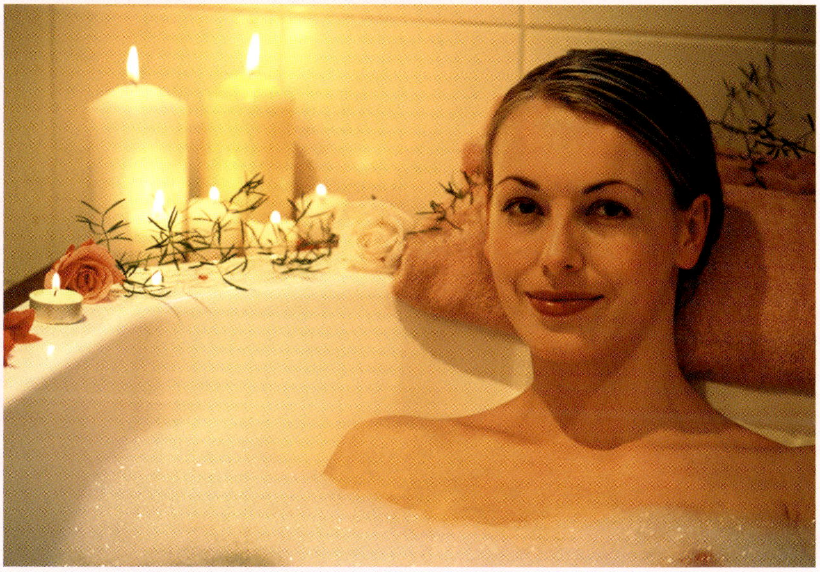

Grundrezept für Badeöle

90 ml Sonnenblumen-, Mandel- oder Jojobaöl
2 ml ätherische Öle, gemischt, je nach gewünschtem Effekt
8 ml Lecithin-Emulgator

Alle Zutaten in einem Schraubglas oder einer -flasche mischen. Die Menge kann beliebig reduziert werden. Für ein Vollbad genügt ein Zehntel der Menge.

Ätherische Öle fürs Bad

Entspannend, für ein Bad am Abend	Lavendel, Majoran, Melisse Rose, Sandelholz
Anregend, Blutdruck steigernd, für ein Bad am Morgen	Rosmarin, Wacholder, Zitrone
Haut pflegend	Geranie, Kamille, Neroli, Orange, Rose
Erfrischend, stärkend, für ein Bad nach einem langen Arbeitstag	Bergamotte, Eisenkraut, Myrte, Wacholder
Bei Erkältungen	Eukalyptus, Fichtennadel, Latschenkiefer, Salbei, Thymian
Dem Alltag entrückend, sinnlich stimmend	Patschuli, Rose, Sandelholz, Vetiver, Ylang-Ylang

Bitte beachten

Bergamotteöl macht empfindlich für Sonnenlicht. Manche Menschen reagieren empfindlich auf Petit-Grain-Öl und auf das Öl der anderen Zitrusfrüchte. Schwangere dürfen nicht in ätherischem Salbeiöl baden. In der akuten Phase von Krankheiten kein Vollbad nehmen.

wird das vegetative Nervensystem unseres Körpers angeregt. Zusätzlich nimmt der Körper über die Haut einen Teil der Kräuteröle in sich auf. Substanzen in den ätherischen Ölen wie die Monoterpene dringen leicht durch Zellmembranen in die die Haut und können bereits nach wenigen Minuten im Blut nachgewiesen werden. Außerdem wirken die Dämpfe der ätherischen Öle heilend auf die Atmungsorgane.
Deshalb sollten Badezusätze ätherische Öle enthalten – sei es in Fertigprodukten oder in selbst Komponiertem. Ganz einfach ist ein starker Aufguss von getrockneten Kräutern, von Heublumen oder Lavendel. Noch viel wirksamer ist es, die ätherischen Öle selbst zuzusetzen. Aber es genügt nicht, sie einfach in das Badewasser zu tröpfeln. Ätherische Öle lösen sich nämlich nicht in Wasser. Sie schwimmen nur an der Wasseroberfläche und verdampfen von dort sehr schnell. Mit Hilfe eines kleinen Tricks gelingt es, sie ins Badewasser zu brin-

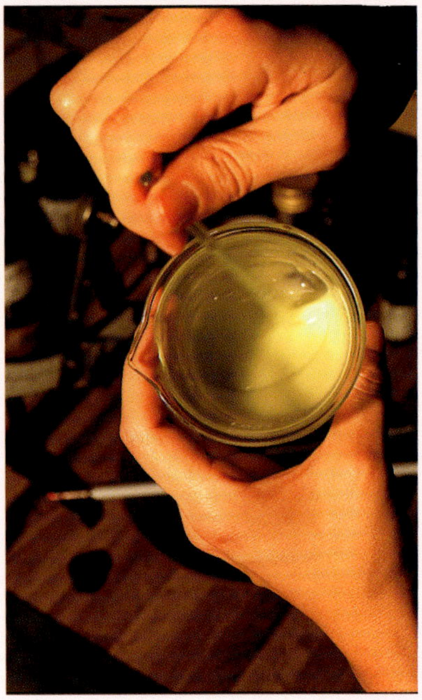

gen. Man braucht einen Emulgator. Das klingt recht chemisch. Darunter versteht man aber auch natürliche Stoffe wie Honig oder Sahne. Man muss nur einige Tropfen der gewünschten ätherischen Öle in eine solche Grundlage träufeln – und schon hat man einen fertigen Badezusatz. Zu drei Esslöffeln flüssigem Honig oder Sahne fügt man 5 bis 10 Tropfen eines ätherischen Öls hinzu. Für die Honigvariante nimmt man zum Verrühren ein kleines Schälchen; die Sahne gibt man in ein Schraubglas und schüttelt kräftig, damit sich das ätherische Öl gut verteilt.

Ein wohliges Gefühl stellt sich beim Baden mit natürlichen Zusätzen aus Honig oder Sahne ein. Die Haut wird weich und geschmeidig. Außerdem schützt die von der Sahne zurückbleibende Fettschicht vor Austrocknung.

Ätherische Öle lösen sich außer in Honig und Sahne auch in den so genannten fetten Ölen, wozu Oliven-, Mandel- oder Sonnenblumenöl gehören. So lassen sich wunderbare Körper- und Massageöle kreieren. Fürs Badewasser taugen sie jedoch nicht; dicke Fettaugen würden auf der Oberfläche des Badewassers schwimmen. Um ein Badeöl zu erhalten, muss man wieder einen Emulgator beimischen. Ein geeigneter natürlicher Emulgator wird aus Sojabohnen hergestellt. Er ist zum Beispiel unter der Bezeichnung Fluidlecithin im Handel. Man kann damit gleich eine größere Menge Badeöl für ein paar Monate auf Vorrat herstellen – so lange hält es sich auf jeden Fall, ohne ranzig zu werden. Ich persönlich ziehe es vor, die Badeöle unmittelbar vor dem Bad zu mischen. Für ein abendliches Bad nehme ich gerne Lavendel zum Entspannen. Morgens ist dagegen der Blutdruck steigernde, anregende Rosmarin angebrachter. (Menschen mit hohem Blutdruck sollten Rosmarin jedoch meiden!).

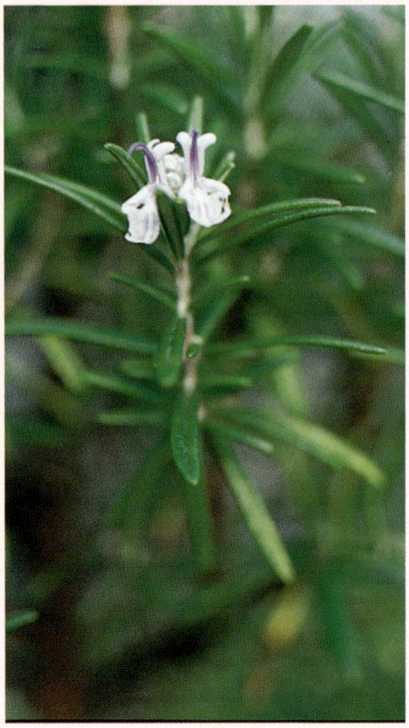

Ätherische Öle in der Mund- und Zahnpflege

Auch Zahnpasten und Mundwässer werden mit ätherischen Ölen hergestellt. Myrrhe, Hamamelis und Kamille kräftigen das Zahnfleisch. Andere Stoffe wie ätherisches Nelkenöl und Thymianöl hemmen Karies und plaqueverursachende Bakterien. Gegen Entzündungen wendet mein Zahnarzt bei seinen Patienten ein Präparat namens „CMP" an. Es besteht aus Campher, Menthol und Propolis.

Ich putze mir die Zähne sehr gerne mit einem so genannten Zahnschaum, der echtes Mitchamöl enthält. So macht das Zähneputzen richtig Spaß. Viele Zahnpasten enthalten als Geschmacksstoff Pfefferminzaroma. Die Pfefferminze verleiht einen frischen Geschmack im Mund und guten Atem. Manche Hersteller mischen Spearmintöl in die Zahnpasta. (Billige Zahnpasten enthalten künstliches Minzaroma.) Außerdem gibt es Zahnseide mit Minzaroma. In Mundwässer werden – je nach Herstellerrezept – auch ätherisches Salbeiöl, Melissenöl oder Anisöl gemischt.

Vorsicht vor Nebenwirkungen

Wer mit ätherischen Ölen umgeht, möchte damit dem Körper etwas besonders Gutes tun. Doch Vorsicht bei der Auswahl der Zutaten! Denn manche Grundstoffe können Reizungen, phototoxische oder

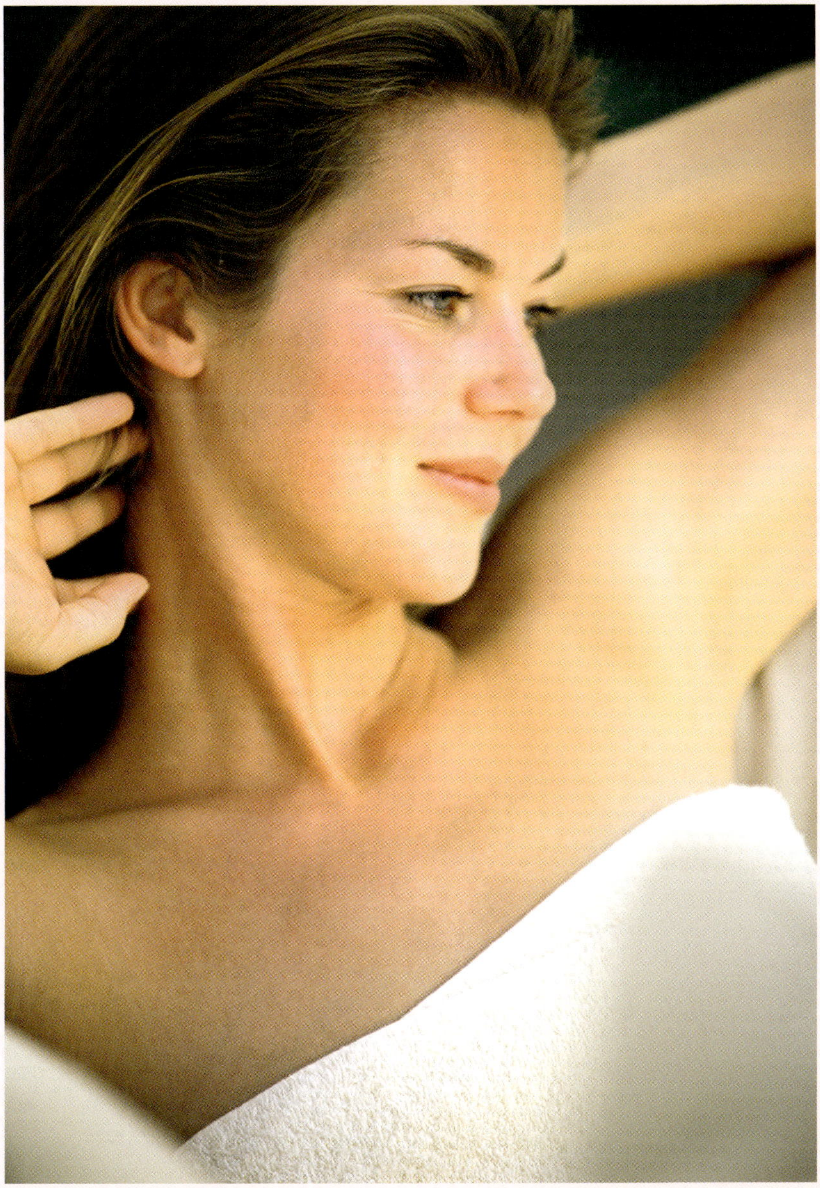

photoallergische Reaktionen und sogar Allergien auslösen. Vermeiden Sie unbedingt, dass die Öle direkt auf die Haut kommen! Vermischen Sie sie immer mit Trägersubstanzen wie fettem Öl. Die einzigen Öle, die direkt auf die Haut dürfen, sind ätherisches Lavendelöl und Teebaumöl.

Es gibt einige ätherische Öle, die relativ häufig Allergien oder Unverträglichkeiten auslösen: Terpentinöl, Zimtöl, Zitrusöle, Lorbeeröl und die Öle vieler Korbblütler wie Arnika, Kamille oder Schafgarbe.

Bevor Sie in die Aromaküche einsteigen, sollten Sie einen einfachen Test machen. Man kann einzelne Öle nacheinander oder mehrere gleichzeitig auf der Haut testen. Dazu wird das jeweilige Öl mit etwas fettem Öl (Sonnenblumenöl oder Olivenöl) im Verhältnis 1:10 gemischt und auf die Haut getupft. Die Armbeuge ist dafür eine geeignete Stelle. Nun lässt man das Ölgemisch, eventuell geschützt durch ein Pflaster, ein bis zwei Tage lang einwirken. Wenn die Haut sich an einer Stelle rötet, reagiert sie auf den dort aufgetragenen Stoff allergisch oder gereizt und er sollte aus dem persönlichen Duftstoffrepertoire gestrichen werden. Andere Stoffe wie die Furanocumarine können beim Zusammenwirken mit Sonnenlicht phototoxische Reaktionen auslösen und die Haut röten und verfärben; es können sogar Blasen entstehen. Bergamotteöl, das in Kölnisch Wasser enthalten ist, kann ein solches Phänomen auslösen. Aus dem Grund sollte man sich vor einem Sonnenbad nicht mit Kölnisch Wasser parfümieren und auch keine Duftwässer nehmen, die Sandelholz- oder Angelikaöl enthalten.

Die richtige Dosierung

Ätherische Öle dürfen nie nach dem Irrglauben „viel hilft viel" angewandt werden, eher nach dem Grundsatz „weniger ist mehr". Empfohlene Dosierungen sollten nicht überschritten werden. Besonders wichtig ist das bei Innerer Anwendung. Sehr vorsichtig sollte man mit Salbei- und mit Thymianöl sein, deren Wirkung schlägt schnell ins Giftige um.

Ätherische Öle in der Kosmetik

Körper- und Massageöle

Die Haut lechzt geradezu nach pflegender Behandlung mit rückfettenden Substanzen. Wohltuend ist das Massieren des Öls in die Haut. Dazu kommt natürlich der angenehme Kräuterduft, der sich wie ein Parfüm lange hält. Und am schönsten ist es, wenn ein lieber Mensch uns den Liebesdienst des Einölens erweist.

Ein Körperöl lässt sich einfach zusammenmischen. Man braucht dafür lediglich eine Auswahl an pflanzlichen Ölen als Basis und für den Wohlgeruch und zur Heilwirkung ätherische Öle als Zusatz. Die pflanzlichen Öle werden in der Lebensmittelkunde als „fette Öle" bezeichnet. Das sind Öle, die auf einem Blatt Papier einen bleibenden Fettfleck hinterlassen, im Unterschied zu den ätherischen Ölen, die sich nach einer gewissen Zeit verflüchtigen. Aus der Schatzkiste der Natur können wir das Passende aussuchen. Ich verwende für meine Körperöle kalt gepresste, unraffinierte Öle. Die Öle haben unterschiedliche Eigenschaften.

Sonnenblumenöl ist in fast jedem Haushalt vorhanden. Sein Nachteil ist der starke Eigengeruch. Außerdem wird es durch den hohen Gehalt an ungesättigten Fettsäuren schnell ranzig.

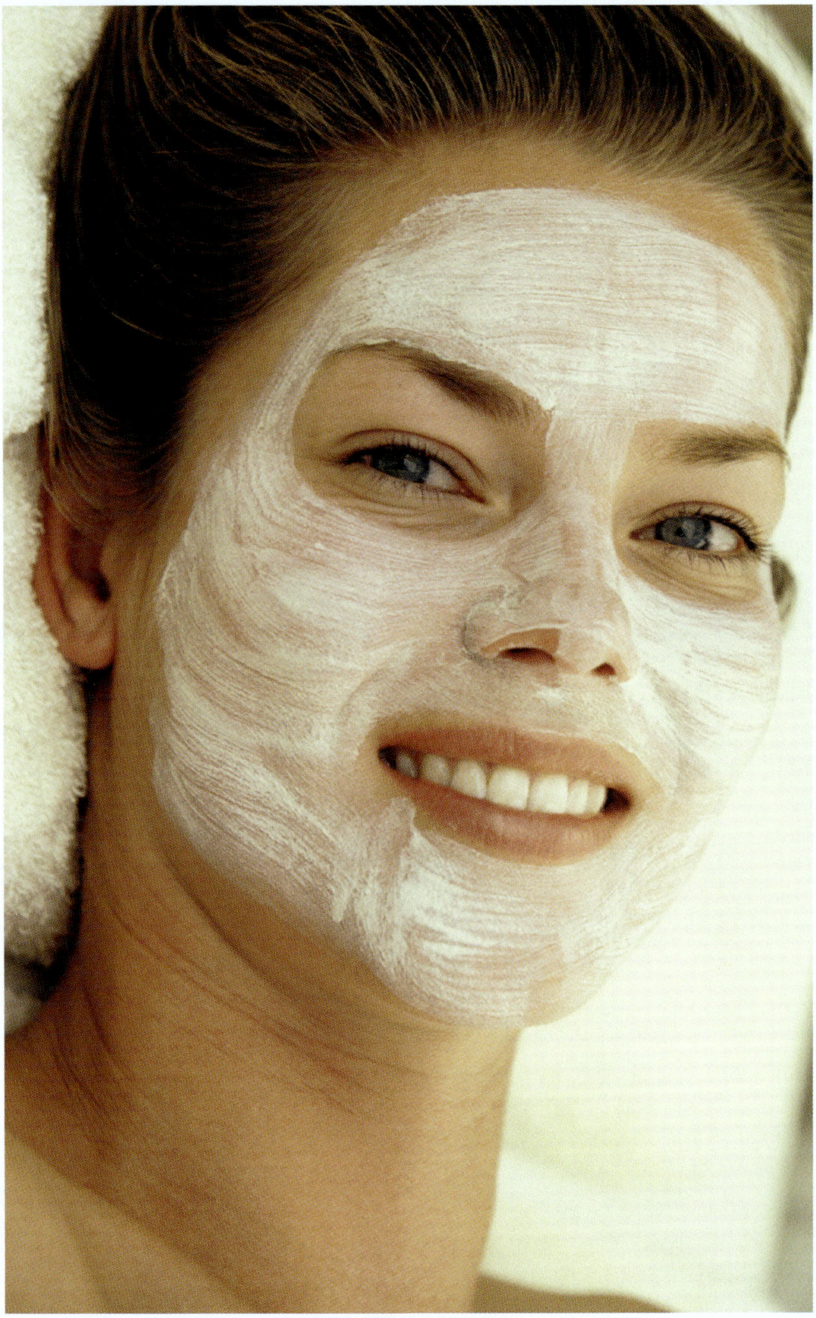

Konzentration der ätherischen Öle in der Naturkosmetik

Honig- oder Sahnebad	1–2 %
Badeöl	1–2 %
Gesichtswasser	0,1–0,2 %
Gesichtsöl	0,5–1 %
Körper- oder Massageöl	1–2 %
Deodorant	1–4 %
Parfüm, Parfümöl	10–20 %

Weizenkeimöl enthält mehrfach ungesättigte Fettsäuren und sehr viele Vitamine (Vitamin E, Provitamin A und D). Es eignet sich gut zum Mischen mit anderen Ölen. Dann wird auch der charakteristische frische Geruch überdeckt. Es neigt ebenfalls zum Ranzigwerden. Besonders trockene, alternde Haut profitiert aber von Weizenkeimöl.

Süßes Mandelöl hat in der Kosmetik seinen festen Platz. Es riecht neutral, ist mild und wird nicht so schnell ranzig. Es zieht gut in die Haut ein und bereitet ein angenehmes Gefühl. Es eignet sich sehr gut für Körper-, Massage- und Gesichtsöle.

Haselnussöl ist ebenfalls ein recht feines Öl, das sich gut für strapazierte und trockene Haut eignet.

Avocadoöl ist in der Kosmetikküche unentbehrlich. Es ist eines der wenigen Öle, die gar nicht ranzig werden. Außerdem enthält es viele Vitamine und Lecithin und wird von der Haut sehr gut aufgenommen. Es eignet sich für Hautcremes, für Körper-, Massage- und Gesichtsöle.

Olivenöl reinigt und pflegt gleichzeitig die Haut. Es hat aber einen starken Eigengeruch, der manchen geradezu abstößt. Außerdem verteilt es sich nicht so gut wie andere Öle.

Jojobaöl hat einen wahren Siegeszug angetreten. Es stammt aus der Nuss eines kleinen Buchsbaumgewächses, das in den Wüstengebieten Nordamerikas zu Hause ist, mittlerweile aber in vielen Trockengebieten der Welt angebaut wird. Genau genommen ist es gar kein Öl, sondern ein flüssiges Wachs, das bei niedrigen Temperaturen erstarrt. Es riecht neutral, lässt sich gut auf der Haut verteilen und zieht gut ein. Ein ideales Öl (genauer ein Wachs) für alle Cremes und Körperöle.

Es gibt noch viele andere pflanzliche Öle. Ich empfehle, für die Körperpflege mit Mandelöl und mit Jojobaöl zu experimentieren.

Am besten ist es, die Haut nach dem Baden oder Duschen mit einem Körperöl zu verwöhnen, denn in die feuchte Haut zieht es sehr gut ein. Nehmen Sie den Duft, der Ihnen am meisten zusagt. Probieren Sie ruhig immer wieder etwas Neues aus. Oder nutzen Sie die subtilen Wirkungen der ätherischen Öle gezielt, zum Beispiel Körperöl mit Lavendelöl zum Entspannen, Rosenöl zur Harmonisierung von Haut und Seele. Welche Wirkung von den einzelnen ätherischen Ölen zu erwarten ist, steht im Kapitel über die Badezusätze bzw. bei den Einzeldarstellungen.

Etwas vorsichtig sollte man mit den Zitrusölen umgehen. Manche Menschen reagieren auf sie empfindlich. Mit einer kleinen Menge Öl wird deshalb auf der Innenseite des Unterarmes zunächst die Reaktion getestet, bevor die Haut am ganzen Körper damit in Kontakt kommt. Bergamotteöl sollte für Körperöle und für Gesichtsöle möglichst gar nicht verwendet werden, weil es die Haut lichtempfindlich macht.

Manche ätherischen Öle tun der Haut jedoch auch gezielt Gutes. Wer Kosmetik selbst herstellt, kann diese Öle fein dosiert untermischen. Die Hersteller von Naturkosmetik nutzen die hautpflegende Wirkung der ätherischen Öle für bestimmte Hauttypen.

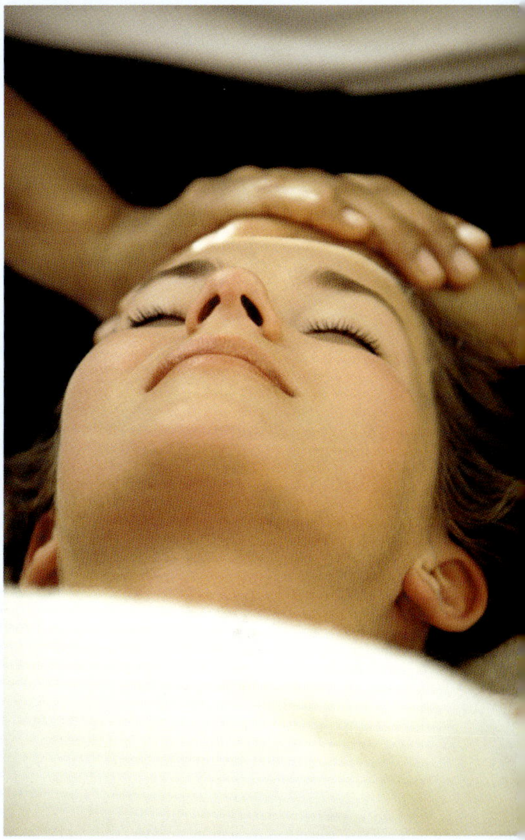

Grundrezept für ein Gesichtsöl

20 ml Jojobaöl mit etwas Weizenkeimöl
ca. 5 Tropfen ätherisches Öl

Alles gut miteinander verschütteln.

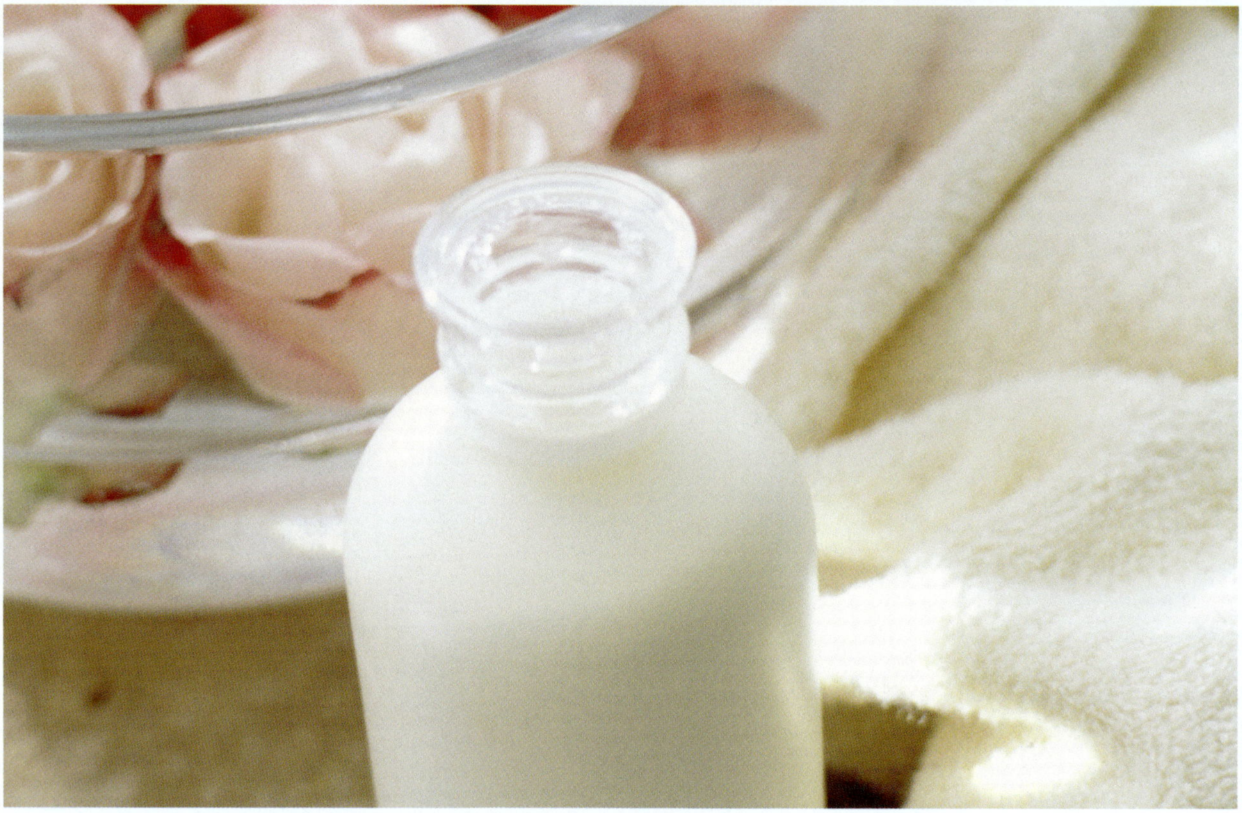

Grundrezept für ein Körper- oder Massageöl

100 ml Mandel- oder Jojobaöl
20-30 Tropfen ätherisches Öl

Die Öle miteinander verschütteln. Die ätherischen Öle lösen sich im fetten Öl. Innerhalb weniger Monate verbrauchen, da die Essenzen sich nach und nach verflüchtigen und das Öl unter Umständen ranzig wird.

Haarpflege mit ätherischen Ölen

Pflanzliche Zubereitungen aus Birke und Brennnessel werden häufig für Haarpflegemittel verwendet.

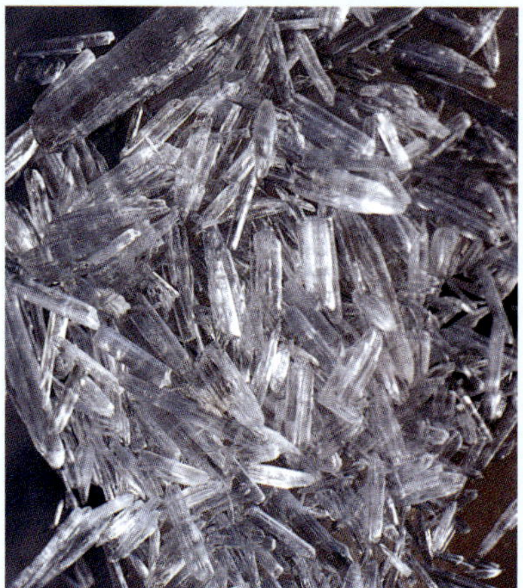

Einige ätherische Öle eignen sich hervorragend zur Haarpflege. Zitrusöle wirken zum Beispiel gegen Schuppen und helfen gegen Haarausfall. Ein bekanntes Haarwasser einer Traditionsmarke enthält zum Beispiel Mandarinenschalenöl.

Rasierwasser

Neben Alkohol ist Menthol ein wichtiger Bestandteil von Rasierwässern. Es wird aus Minzearten gewonnen und kühlt und erfrischt die Haut. Atherische Öle verleihen den Produkten den typischen Geruch, zum Beispiel Mixturen aus Bergamotteöl, Limonenöl, Nelkenöl, Moschus.

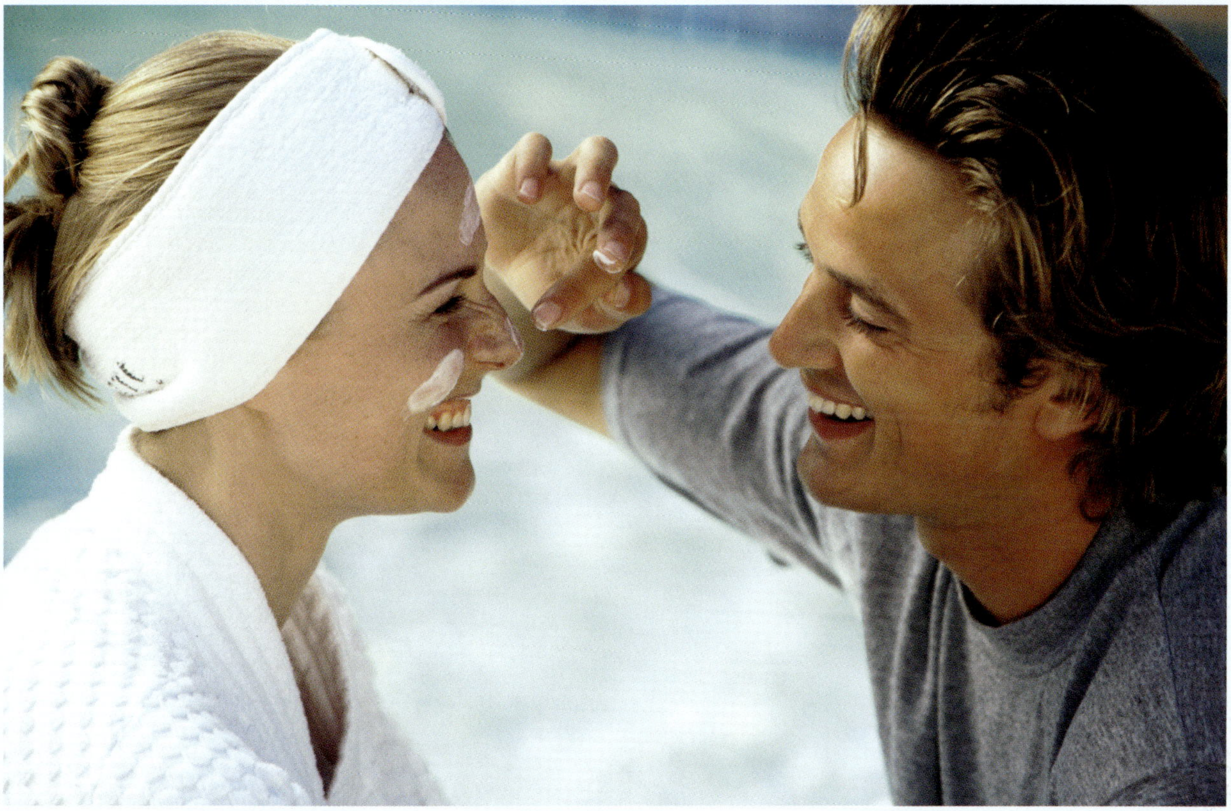

Ätherische Öle für die Gesichtshaut

Bei normaler Haut	Kamille, Lavendel, Neroli, Petit Grain, Rose
Bei trockener Haut	Geranie, Grapefruit, Kamille, Rose, Rosenholz, Sandelholz, Ylang-Ylang
Bei fetter Haut	Geranie, Lavendel, Minze, Patschuli, Rose, Wacholder, Zitrone, Zypresse
Gereizte Haut	Kamille, Petit Grain, Rose, Schafgarbe
Altershaut	Lavendel, Neroli, Rose, Vetiver Weihrauch
Bei Akne	Cajeput, Kamille, Lavendel, Patschuli Rose, Zitrone

Seifen

Seifen bringen die meisten Menschen in Kontakt mit ätherischen Ölen. Bei den feinen, handgesiedeten Seifen wird in die Grundsubstanz aus pflanzlichen Ölen (oft Olivenöl) ätherisches Öl gemischt – Lavendelöl, Zitronenöl, Zitronenverbene, Lorbeeröl. Menschen mit empfindsamen Nasen bieten sie wunderbare Dufterlebnisse im Alltagsleben. Nicht zu vergleichen mit den künstlichen Duftstoffen in den heute so verbreiteten Flüssigseifen, die auf feine Nasen eher abstoßend wirken.

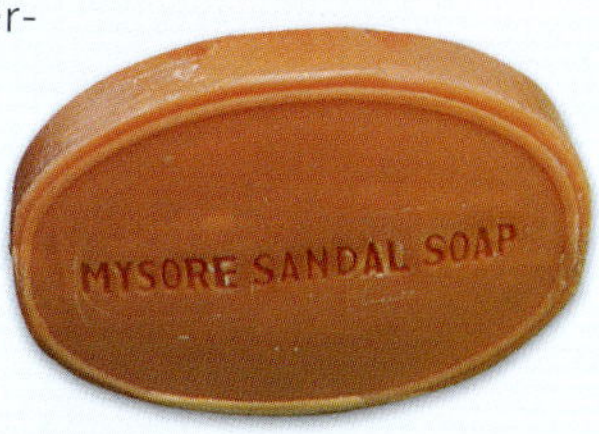

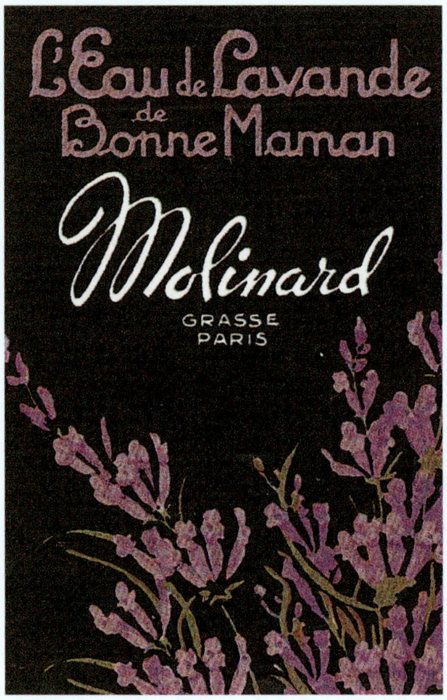

Parfümöle

Die Gabe, ein Parfüm zu kreieren, haben nur wenige Menschen. Es ist eine Kunst, die man nicht erlernen kann, sondern für die man eine besondere Veranlagung mitbringen muss. Nicht umsonst sind die „Nasen" der großen Parfümhäuser gesuchte Persönlichkeiten. Die Parfümeure können für ihre Kompositionen aus über 5000 Riechstoffen wählen. Nur etwa 5 Prozent davon stammen aus natürlichen Quellen. Für unsere Duftkompositionen reichen wenige natürliche ätherische Öle völlig aus. Das Ergebnis kann sich sehen, pardon, „riechen" lassen, auch wenn man bei den Eigenkreationen keine solchen Klassiker wie „Opium" oder „Chanel Nr. 5" erwarten darf. Hobby-Parfümeure haben eben nicht die ganze Klaviatur zur Verfügung.

Wie soll man beim Mischen des Parfüms vorgehen?

Ahmen wir ein Grundprinzip der Parfümeure nach: Diese unterscheiden bei einem Parfümöl drei Komponenten: Kopfnote, Mittelnote oder Herznote und Basisnote. Der Kopfnote werden leichte, spritzige Riechstoffe zugeordnet, die sofort wahr genommen werden, aber relativ flüchtig sind. Frische Düfte der Zitrusgewächse (Orange, Bergamotte, Zitrone) gehören hierher. Die Düfte der Mittel- oder Herznote sind weniger flüchtig, duften blumig; sie bringen Harmonie und Wärme in die Komposition. Die Basisnote schließlich ist der Leitgeruch, der lange haften bleibt. Dickflüssige ätherische Öle von Vetiver, Ylang-Ylang oder Sandelholz sowie Extrakte aus tropischen Hölzern steuern ihn bei. Die Abfüllerfirma Primavera ordnet die ätherischen Öle den jeweiligen Duftnoten zu und hat ein spezielles Markierungssystem auf den Ätherisch-Öl-Fläschchen entwickelt.

Die Parfüms werden grob nach Geruchsnoten eingeteilt. Da gibt es Blumen-Noten, Aldehydartige Noten, Grün-Noten, Zitrus-Noten, Lavendel-Noten, Chypre-Noten, Fougeré-Noten, Gewürz- und Orientalische Noten, Holz-Noten-, Tabak-Noten und Leder-Noten. In umfangreichen Genealogien werden die großen Parfüme diesen Geruchsnoten zugeordnet.

Die Parfümöle werden nicht direkt verwendet, sondern verdünnt, meistens mit hochprozentigem Ethanol (Weingeist). Echte Parfüms haben etwa einen Gehalt an ätherischen Ölen von 10-20 Prozent. Eau de Parfum, Eau de Toilette, Eau de Cologne bzw. Echt Kölnisch Wasser 2-4 Prozent.

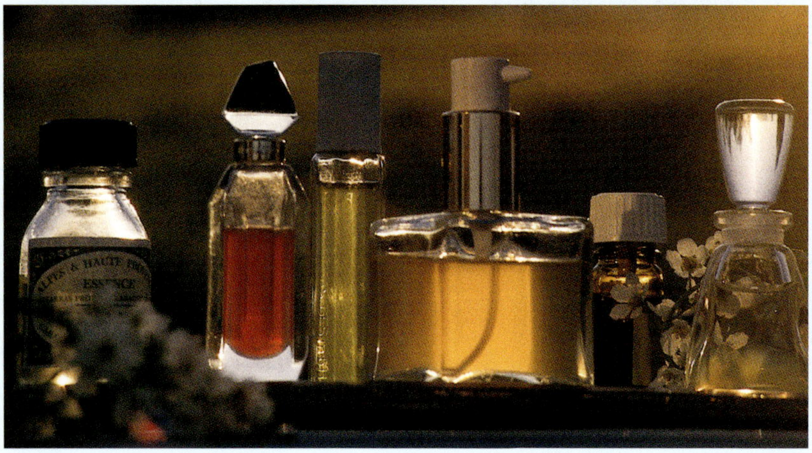

Ätherische Öle für Parfüms und Deodorants

Kopfnote
Orange, Bergamotte, Petit Grain, Neroli, Mandarine, Lemongras, Limette

Mittel- oder Herznote
Jasmin, Lavendel, Rose, Geranie, Rosmarin

Basisnote
Sandelholz, Ylang-Ylang, Vetiver, Patschuli

Parfüm selber machen

Als Grundlage für individuelle Parfümkompositionen können wir entweder Weingeist verwenden oder ein „fettes“ Öl wie beispielsweise Jojobaöl. Die ätherischen Öle verbinden sich sowohl mit dem Alkohol als auch mit dem Öl sehr gut. Bei der Auswahl der ätherischen Öle muss man sich vom Gefühl leiten lassen und die Düfte nehmen, die man mag. Es ist lediglich darauf zu achten, dass aus jeder Kategorie – Kopf-, Mittel- und Basisnote – Düfte in die Komposition kommen. Besonders wichtig ist , dass das Parfüm auch ein fixierendes ätherisches Öl wie Vetiver, Ylang-Ylang, Patschuli oder Sandelholz enthält, damit der Duft einen ganzen Tag lang anhält. Und noch etwas rate ich Ihnen: Schreiben sie die Rezepturen auf, damit Sie gut gelungene Kompositionen wiederholen können.

Grundrezept für ein Parfümöl oder ein Pafüm

10 ml Jojobaöl oder 10 ml Weingeist
25-30 Tropfen ätherische Öle

Zunächst in einem kleinen Fläschchen die ätherischen Öle mischen, dann erst zu dem fetten Öl oder zum Weingeist geben. Das Parfüm muss etwa zwei Wochen lang (oder länger) reifen.

Deodorant selbst herstellen

Seit 1902 gibt es Deodorants. Seither wird gesprüht oder gestäubt oder gerollt, um den schlechten Geruch der sich zersetzenden Bakterienflora auf der Haut zu überdecken. Körpergeruch entsteht, wenn das Schweiß-Talg-Gemisch auf der Haut durch die natürliche Flora zersetzt wird. Wie stark der Körper riecht hängt ganz von den Umständen, beispielsweise von der Kleidung oder vom Geschlecht ab. Frauen tragen mehr Keime auf der Haut, deshalb bildet sich hier schneller ein typischer Körpergeruch aus als bei Männern. Körpergeruch ist ganz

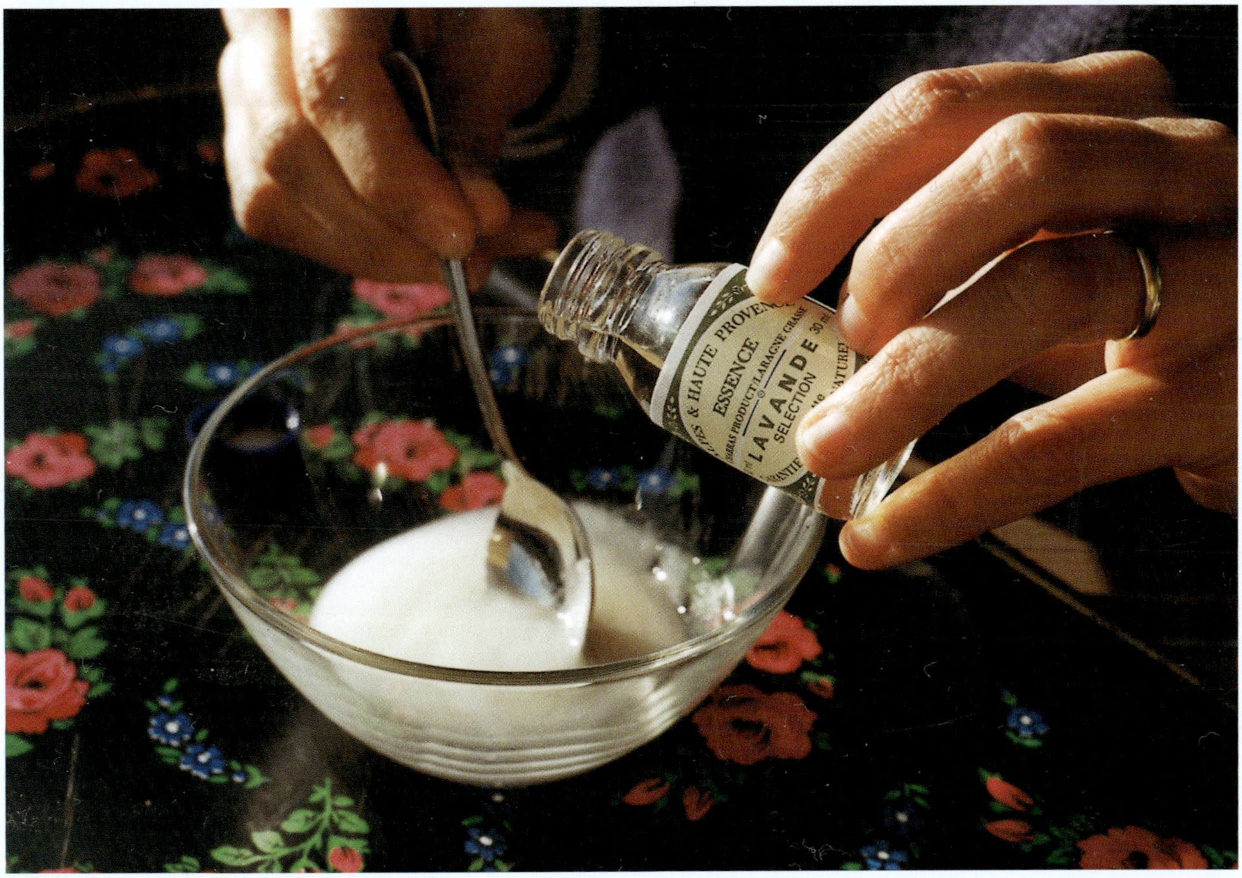

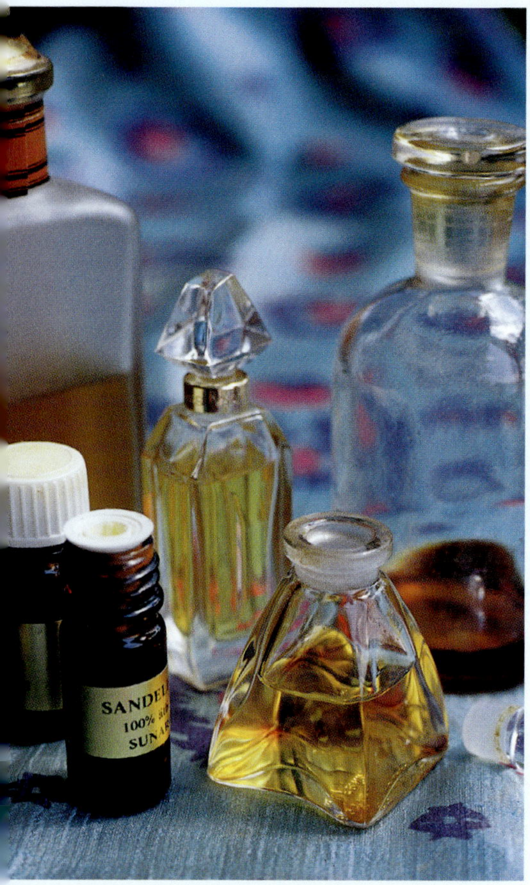

natürlich, kann aber bei unserem heutigen Geruchsempfinden unangenehm sein – er widerspricht den gesellschaftlichen Konventionen. Der Wunsch etwas dagegen zu tun, ist deshalb mehr als verständlich. Deodorants stoppen die übermäßige Vermehrung der Bakterienflora und unterdrücken damit die Geruchsbildung.

Deodorants kann man ganz einfach selbst herstellen. Die Grundstoffe dafür sind leicht zu beschaffen. Ich mache meine Deodorants seit über 15 Jahren selbst. Und nehme dafür alte Zerstäuberfläschchen – mein persönlicher Beitrag zum Recycling.

90- bis 96prozentiger Alkohol bildet die Grundlage für ein Deodorant. Das kann entweder der teuere, da hoch besteuerte Weingeist sein, der in der Apotheke erhältlich ist, oder billigeres, leicht parfümiertes kosmetisches Haarwasser. Es handelt sich dabei um vergällten (daher steuerfreien) Ethylalkohol, dem 1 Prozent Phthalsäurediethylester und 0,5 Prozent hautpflegendes Panthenol hinzugefügt sind. Ein Teil des Alkohols kann auch durch hautpflegendes Hamamelis- oder Orangenblütenwasser ersetzt werden. Alkohol wirkt antiseptisch; er verhindert also, dass sich die Bakterien auf der Haut übermäßig vermehren. Ganz unterdrücken kann er sie aber nicht. Deshalb werden noch spezielle desinfizierende Substanzen hinzugefügt. Das kann das natürliche ätherische Öl des Salbeis oder des Eukalyptus sein. Beide wirken stark desinfizierend. Viele Pflanzen wie die Lindenblüten enthalten einen desinfizierenden Stoff namens Farnesol, der uns in der Deodorantküche als natürlicher Extrakt oder als synthetisch hergestelltes Produkt zur Verfügung steht. Farnesol kann statt Salbei- oder Eukalyptusöl verwendet werden, denn viele Menschen mögen den strengen Salbeigeruch nicht, der auch noch trotz starker Verdünnung im Deodorant anklingt. Die dritte Komponente bei unseren Eigenkreationen ist eine Mischung aus ätherischen Ölen, die wir wie bei den Parfüms zugeben.

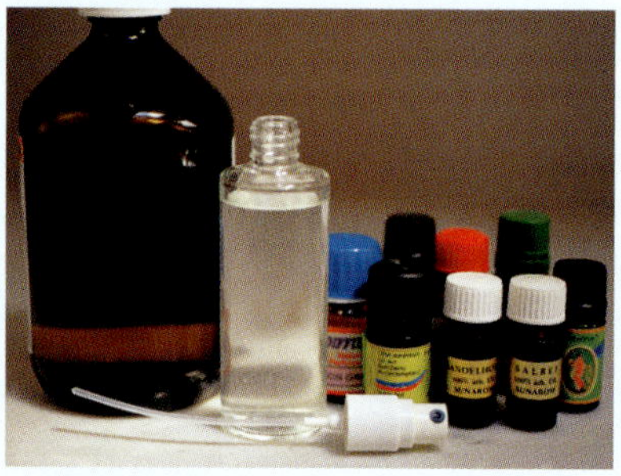

Grundrezept 1 für ein Deodorant

50 ml Weingeist oder kosmetisches Haarwasser
1,25 ml Salbeiöl oder 20 Tropfen Farnesol
1 ml (entspricht 25-30 Tropfen) ätherische Öle
Die Mischung gut verschütteln und etwa zwei Wochen lang reifen lassen. Fläschchen etikettieren, die Zutaten auflisten.

Grundrezept 2 für ein Deodorant

35 ml Weingeist
15 ml Hamamelis- oder Orangenblütenwasser
20 Tropfen Farnesol
1 ml (entspricht 25-30 Tropfen) ätherisches Öl

Mild-blumiges Deodorant

35 ml Weingeist
15 ml Orangenblütenwasser
20 Tropfen Farnesol
25 Tropfen Orangenöl
2 Tropfen Jasminöl

Holzig-exotisches Deodorant

50 ml Weingeist
40 Tropfen Salbeiöl
30 Tropfen Melissenöl oder Citronellöl
15 Tropfen Sandelholz

In dieser Mischung etwas mehr Parfümöl verwenden, um den starken Salbeigeruch zu überdecken.

Ätherische Öle im Haushalt

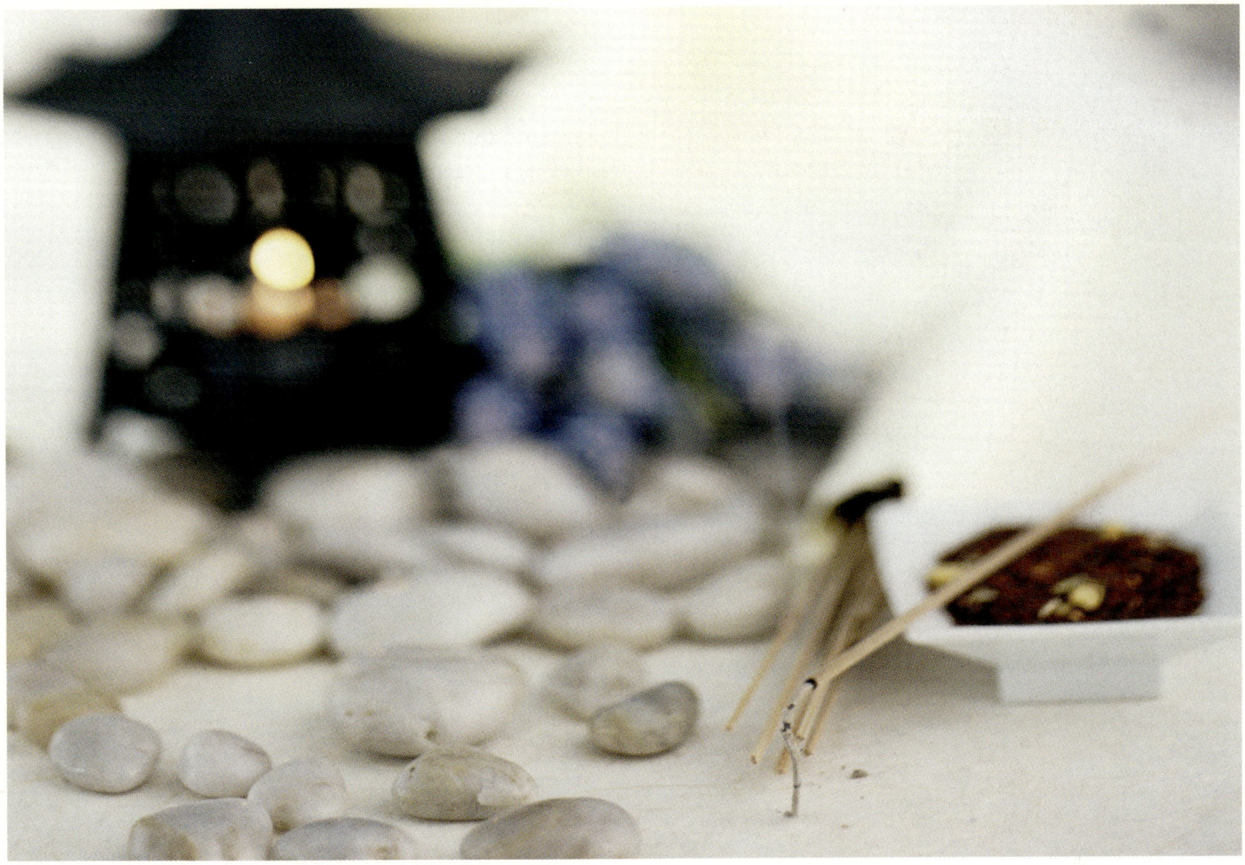

Der Einstieg in die Welt der ätherischen Öle, der Düfte, gelingt am einfachsten über das Riechen. Die Natur hält uns hier ein reich gefülltes Schatzkästlein bereit. Man denke nur an die vielen duftenden, wild wachsenden Kräuter wie den Thymian oder die Kamille. Im 16. Jahrhundert war es Mode, diese Gewächse – wohl aus hygienischen Gründen – in die Räume auszustreuen. Die starke keimtötende Wirkung des Thymians ist bekannt. In England kultivierten die Landbewohner spezielle Kräuter zum Einstreuen ins Haus – zur Desinfektion und zum Überdecken schlechter Gerüche.

Von Duftlampen, Pomandern und Potpourris

Duftlampen bieten die einfachste Möglichkeit, Räume mit ätherischen Ölen zu parfümieren. Sie verbreiten eine angenehme Atmosphäre. Fein dosiert verströmen sie die Duftstoffe in der Raumluft. Duftlampen gibt es aus den verschiedensten Materialien – Keramik, Porzellan, Messing, Alabaster. Sie funktionieren nach dem Stövchen-Prinzip. Mittels eines Teelichts wird das Wasser in der Schale darüber erwärmt und verdampft nach und nach. Beim Verdampfen reißt es die Duftmoleküle mit sich und verbreitet sie in der Raumluft. Zum Beduften gibt man einige Tropfen ätherischen Öls in die Was-

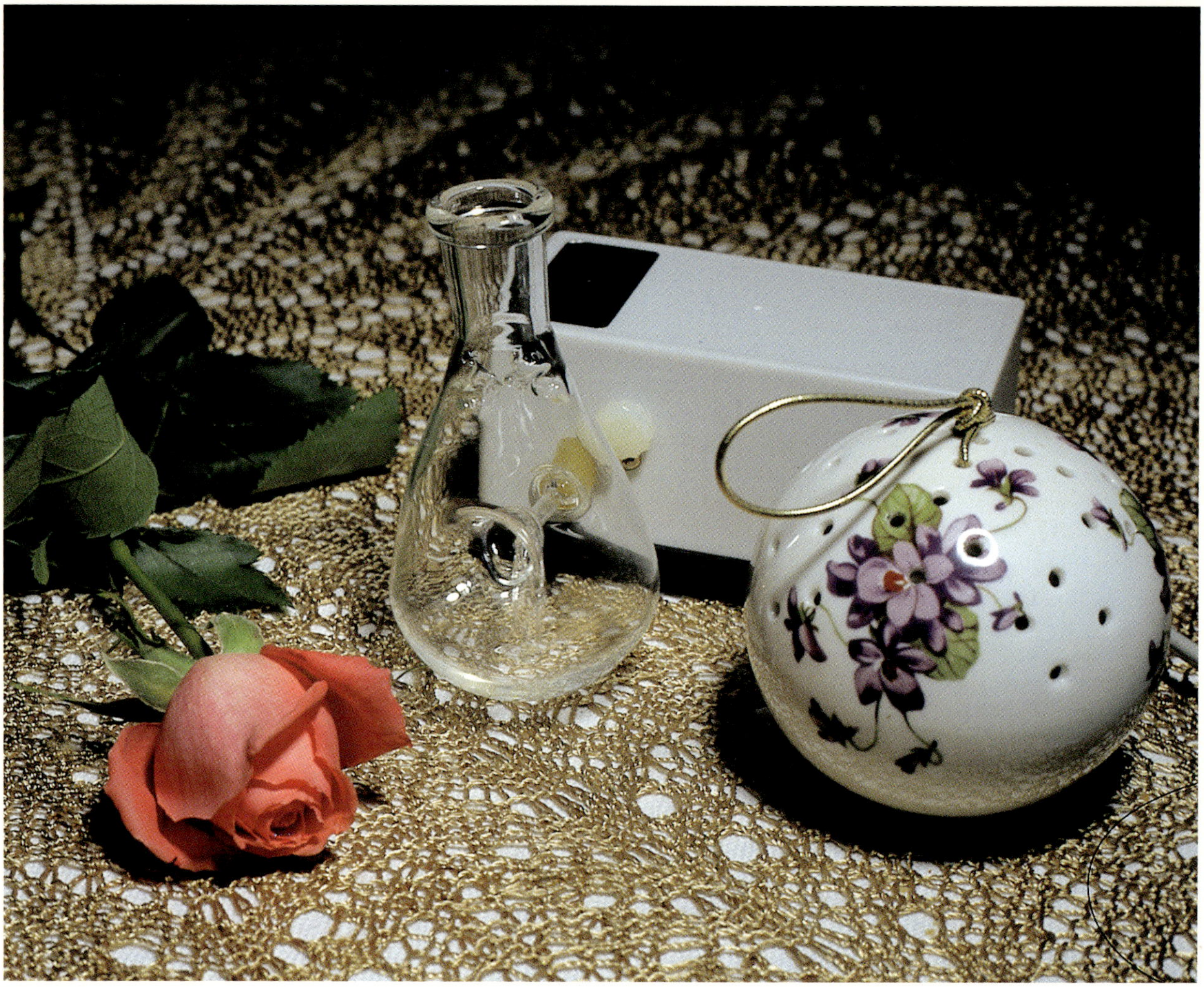

ser gefüllte Schale. Dann riecht es frisch nach Lemongras oder Zitrone oder schwer nach Zimt oder Muskatellersalbei. Diese Düfte riechen nicht nur angenehm, sondern entfalten im menschlichen Organismus ihre Wirkung. Die frischen Düfte beleben, die schweren gleichen aus und machen sinnlich und wieder andere, wie der Lavendel, beruhigen und entspannen. Sogar schlechte Gerüche – Küchendunst oder Zigarettenqualm – lassen sich mit würzigen ätherischen Ölen wie Lemongras, Rosengeranie oder Muskatellersalbei neutralisieren. Einige Pflanzendüfte vertreiben sogar Stechmücken oder Motten.

Auf dem Markt der Düfte gibt es allerhand andere Hilfsmittel und Apparaturen, die die ätherischen Öle in die Raumluft befördern, von einfachen Duftsteinen oder Wunderbäumen fürs Auto bis hin zu elektrischen Vernebelungsgeräten, die fein dosiert arbeiten.

Die ätherischen Öle verbinden sich nicht mit dem Wasser, sondern schwimmen wie „Fettaugen" oben auf und verflüchtigen sich nach und nach. Dickflüssige ätherische Öle wie Patschuli, Sandelholz oder Vetiver sollte man mit Weingeist verdünnen.

Bei einigen Ölen sollte man Vorsicht walten lassen: Kinder oder

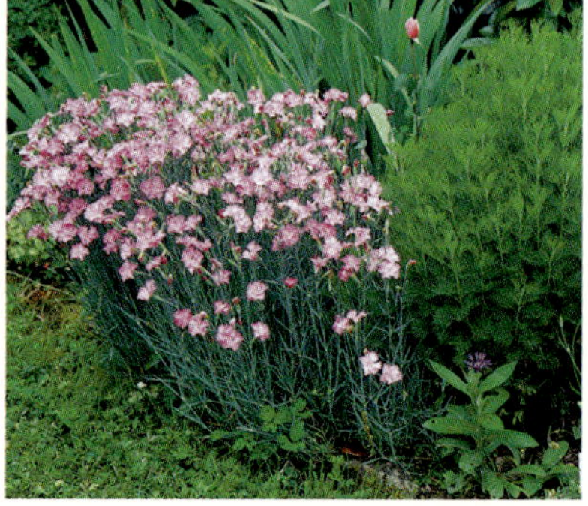

Wie ätherische Öle wirken

Anregend, belebend (morgens anwenden oder fürs Arbeitszimmer)	Bergamotte, Eisenkraut, Lemongras, Pampelmuse, Petit Grain, Rosmarin, Zitrone
Die Konzentration fördernd	Bergamotte, Petit Grain
Beruhigend, entspannend, Schlaf fördernd (abends und bei Stresszuständen in die Duftlampe geben)	Lavendel, Melisse, Neroli, Niauli, Myrte, Orange, Sandelholz
Sinnlich stimmend, aphrodisiakisch	Bohnenkraut, Neroli, Rose, Sandelholz, Ylang-Ylang, Zimt
Antiseptisch, gut bei Erkältungen	Cajeput, Eukalyptus, Kiefer, Lavendel, Minze, Nelke, Niauli, Origano, Salbei,Thymian, Zimt, Zypresse
Auswurffördernd, gut bei Husten	Anis, Eukalyptus, Fenchel, Fichtennadel, Kiefer, Thymian, Ysop
Gegen üble Gerüche, zur Aromatisierung der Raumluft	Eisenkraut, Geranium, Lemongras, Muskatellersalbei, Salbei, Wacholder
Gegen Stechmücken, Zecken und Motten	Cajeput, Citronelle, Eukalyptus, Geranium, Lavendel, Minze, Nelke, Sandelholz, Vetiver, Zeder

empfindliche Erwachsene könnten zum Beispiel auf Thymian in zu hoher Konzentration mit Schleimhautreizungen reagieren. Abends sollte man keine anregenden Düfte wie Rosmarinöl oder Petit-Grain-Öl in die Duftlampe träufeln.
Um eine bestimmte Stimmung zu verbreiten, mischen die Abfüller der ätherischen Öle Substanzen mit ähnlichen Wirkungen. So entstehen Kreationen zur Beruhigung und Entspannung, Weihnachtsdüfte („Wintertraum") oder frische Zitrusdüfte.

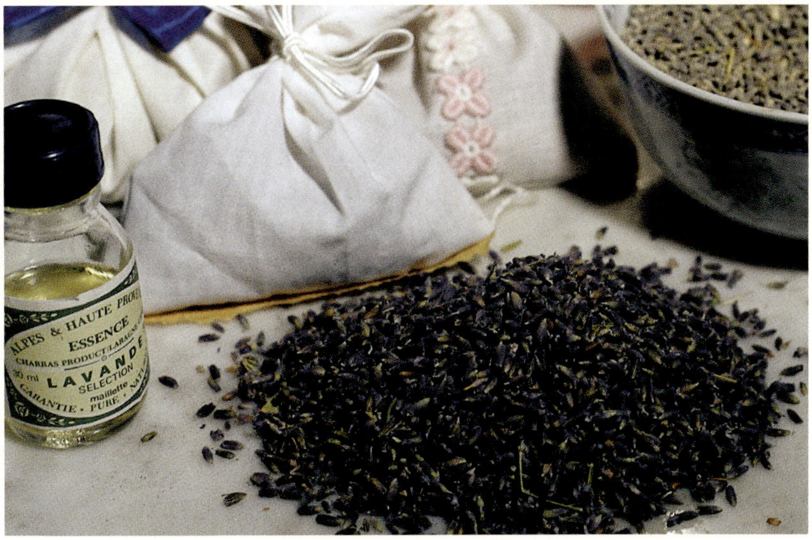

Einige Duftmischungen, Menge reicht jeweils für ca. 1 Tag:

Gegen Erkältungen

10 Tropfen Eukalyptusöl
10 Tropfen Kiefernöl
10 Tropfen Origanumöl
20 Tropfen Thymianöl
50 Tropfen Weingeist, wenn vorhanden

Zur Beruhigung und Entspannung

10 Tropfen Orangenöl
10 Tropfen Niauliöl
30 Tropfen Sandelholzöl
50 Tropfen Weingeist, wenn vorhanden

Lästige Insekten vertreiben

Zecken und Stechmücken nehmen Reißaus vor einigen ätherischen Ölen. Dazu zählen Eukalyptus, Cajeput, Zedernholz, Citronelle, Zitrus, Nelke, Lavendel, Rosmarin. Man

kann sie in der Duftlampe vernebeln oder Körperpflegemitteln zusetzen. Fertigprodukte zum Einsprühen oder Einreiben gibt es im Handel.
Einige dieser Duftstoffe vertreiben auch Motten. Besonders effektiv in dieser Hinsicht sind Zedernholzöl und Lavendelöl; Lavendelöl in Form von Duftkissen, Zedernholz in Form von Klötzchen. Beides gibt es in speziellen Verpackungen zum Einhängen in den Kleiderschrank.

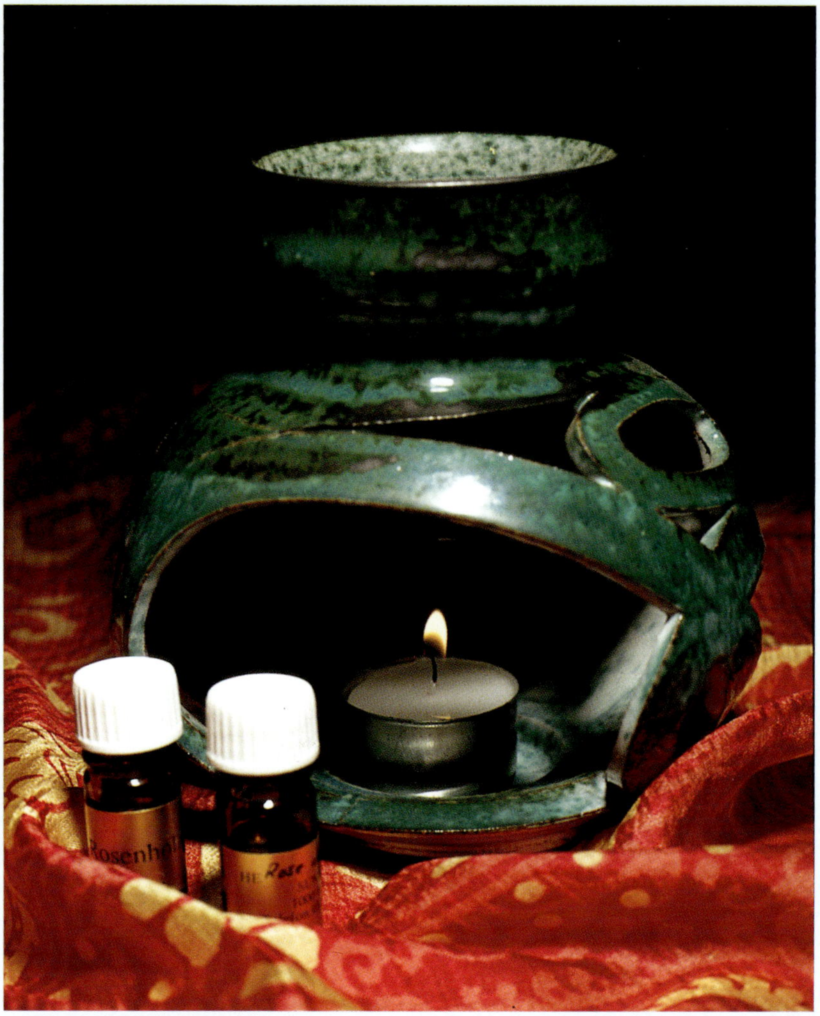

Rezept Düftemix zum Vertreiben von Stechmücken

10 Tropfen Eukalyptusöl
10 Tropfen Geraniumöl
20 Tropfen Lavendelöl
10 Tropfen Nelkenöl
50 Tropfen Weingeist, wenn vorhanden

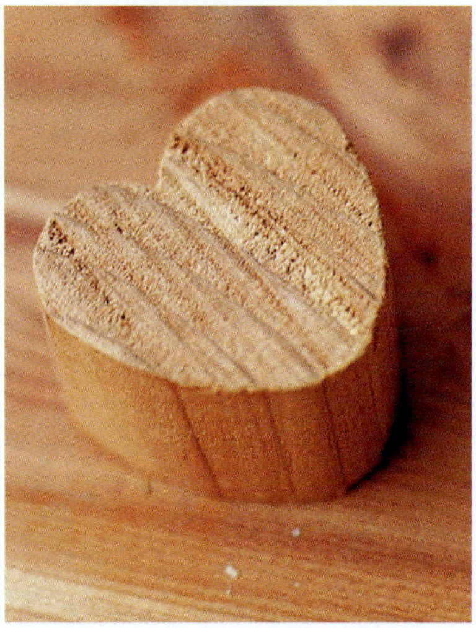

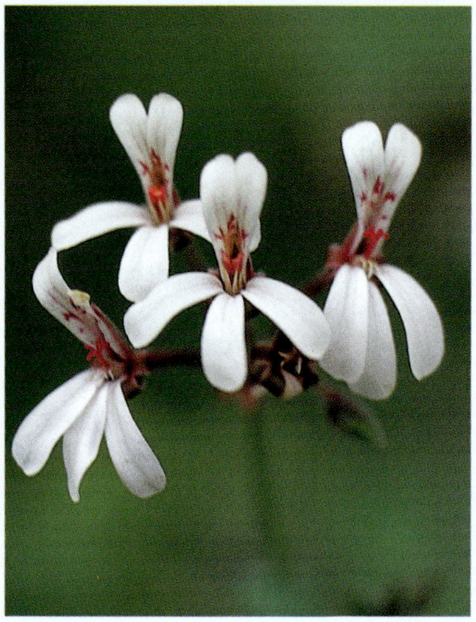

Duftstoffe zum Putzen und für die Möbelpflege

Ein paar Spritzer Citronelle, Zitrone oder Orange machen das Putzen zu einem duftigen Ereignis. Die ätherischen Öle lassen sich problemlos in flüssige Schmierseife einrühren. Die wiederum eignet sich zu allerhand Putzzwecken im Haushalt – zum Geschirr spülen, zum Boden putzen, für Fliesen, etc.

Kochen mit ätherischen Ölen

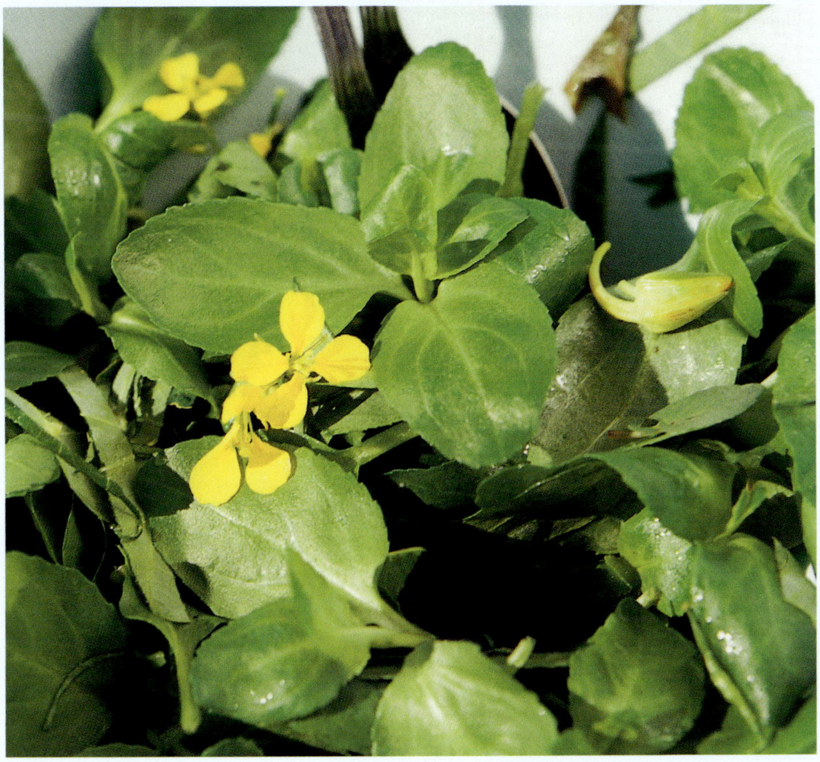

Eine ungewöhnliche Verwendung der ätherischen Öle ist, damit Gerichte zu würzen. Der intensive Duft und Geschmack der wertvollen Ingredienzien teilt sich auch dem Essen mit. Selbstverständlich darf man nur sparsam dosieren. Es bietet sich an, die ätherischen Öle von den Gewächsen zu nehmen, die man auch sonst in der Küche verwendet. Das sind also alle Zitrusdüfte, die aromatischen Kräuterdüfte von Basilikum, Majoran, Rosmarin, Thymian, Zitronenmelisse. Auch das ätherische Öl von Anis, Fenchel, Koriander, Kümmel eignet sich gut zum Würzen. Und für das Weihnachtsgebäck sind Nelke, Vanille, Piment und Zimt wichtig, ebenso Rosenwasser für Marzipan. Nur etwa 3 bis 5 Tropfen genügen zum Würzen von Salaten, für Süßspeisen, für Getränke und andere Gerichte. Da sich die ätherischen Öle nicht direkt mit wässrigen Flüssigkeiten verbinden, sollte man sie zunächst in ein fettes Öl beziehungsweise in Sahne oder in Honig einrühren. Dies alles sind Trägersubstanzen für die ätherischen Öle.

Würzmischung für Salatsauce

50 ml Olivenöl
20 ml Weißweinessig
1/2 TL Dijon-Senf
1 Tr. Zitronenöl
1 Tr. Zitronenmelisseöl
1 Tr. Estragonöl

Würzmischung für Süßspeisen wie Obstsalat, Cremes, Pudding

1 EL flüssiger Honig
1 Tr. Orangenöl
1 Tr. Limette oder ein anderes Zitrusöl
1 Tr. Vanille

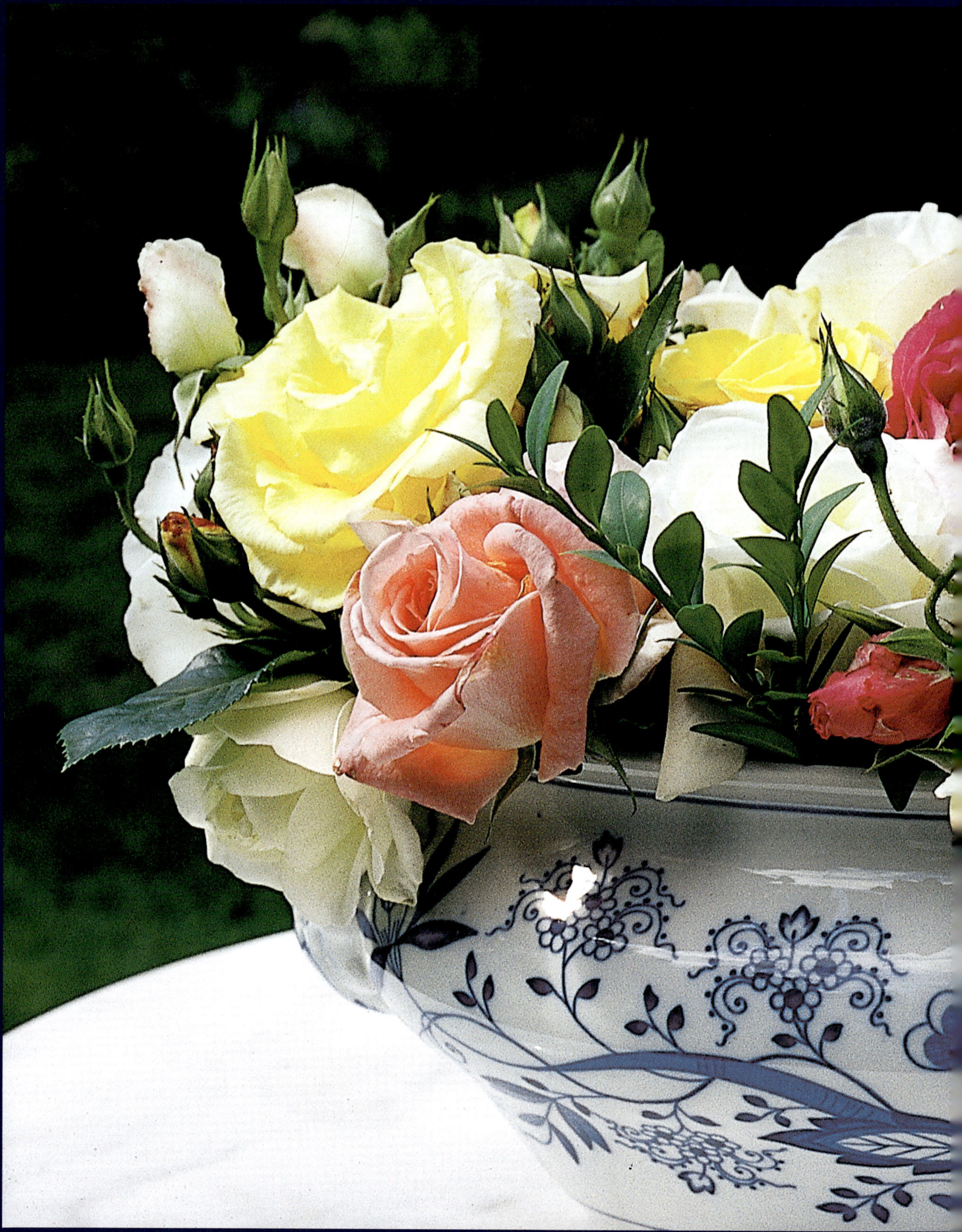

Duftpflanzenporträts

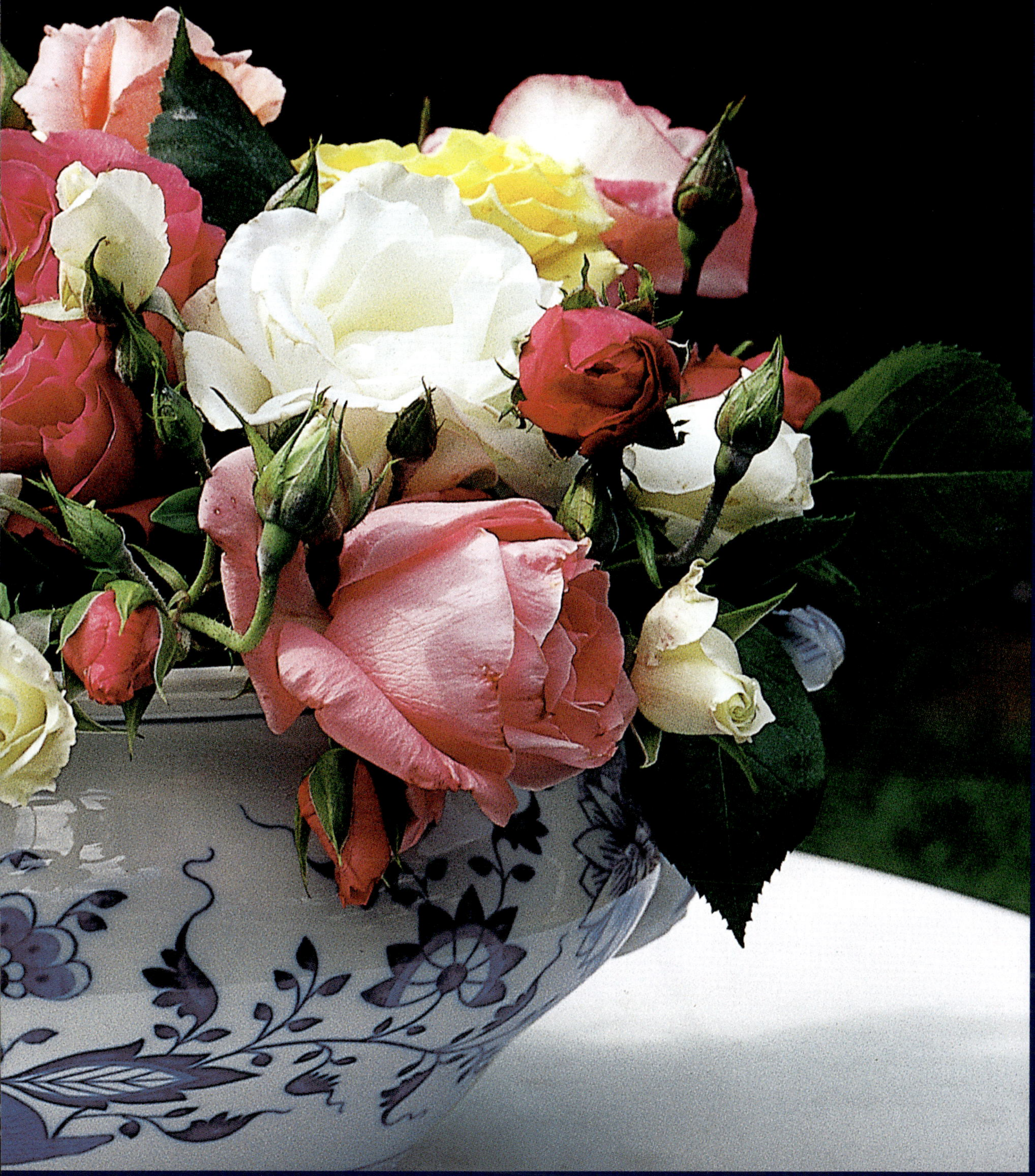

Zitrusgewächse (Rautengewächse)

Zitrone (Citrus limon)

ZITRONEN SIND IMMERGRÜNE, kleine Bäume. Bei den Früchten handelt es sich um „Beerenfrüchte", die in der Schale viele Ölbehälter aufweisen. Die Zitrone stammt, wie andere Zitrusfrüchte auch, aus Asien; angebaut wird sie jedoch hauptsächlich auf Sizilien, in Spanien, Griechenland, Kalifornien, Brasilien und Argentinien. Spitzenqualitäten stammen aus Sizilien; dort werden Zitronenbäume auch biologisch angebaut. In Mitteleuropa lassen sich Zitrusfrüchte in Kübeln kultivieren und somit zum Überwintern leicht ins Haus holen.

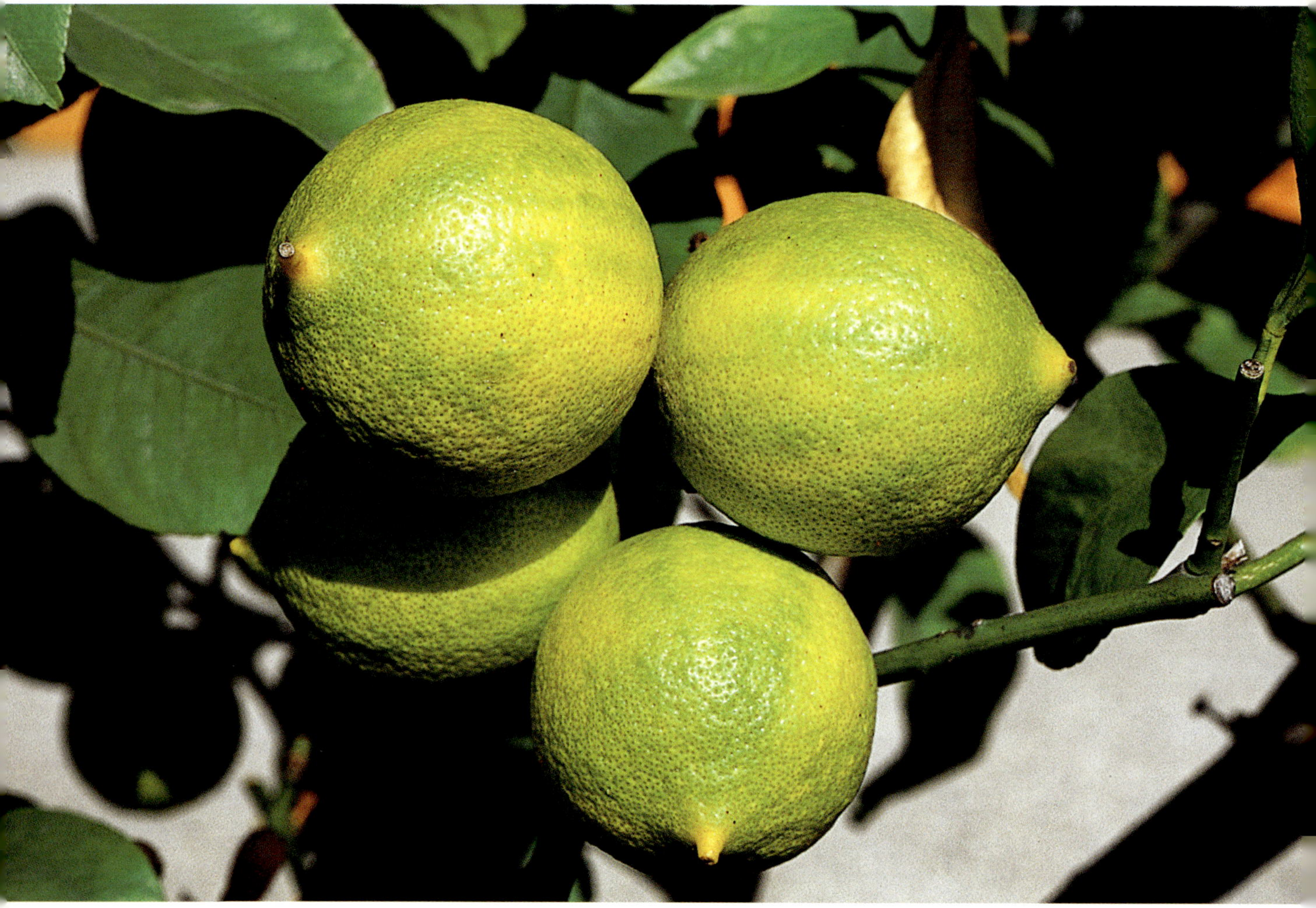

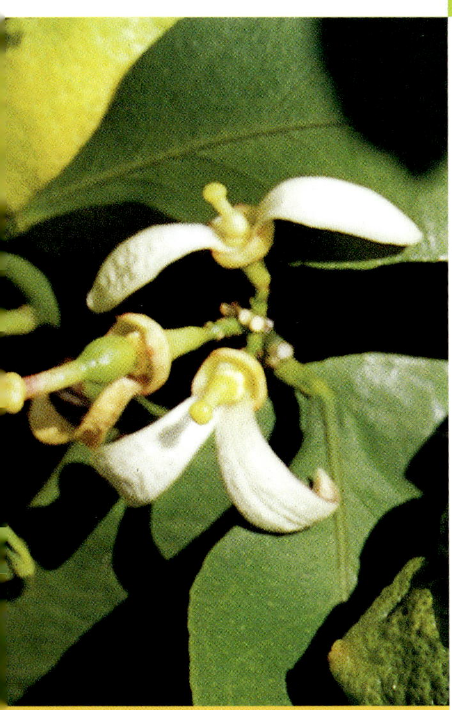

Bitte beachten

Zitronenölhaltige Produkte sollte man nicht vor dem Sonnenbad verwenden, da ein Stoff namens Furanocumarin der Haut schaden kann; es können Pigmentflecken entstehen.

Ätherisches Öl

Gewinnung durch Kaltpressung aus den Schalen, Gehalt etwa 2,5 Prozent

Die Ausbeute an ätherischem Öl ist verglichen mit anderen Aromapflanzen relativ hoch. Für 1 l Zitronenöl benötigt man etwa 200 kg Zitronen. Der größte Teil der Öle wird für die industrielle Weiterverarbeitung entwachst; für die Aromatherapie ist das jedoch nicht wünschenswert. Entsprechende Qualitäten sind nicht entwachst.

Hauptbestandteile Limonen (ca. 70 Prozent), Terpineol, Pinen, Citral

Citral verleiht dem Zitronenöl den charakteristischen Duft. Dieses Citral kann man auch auf chemischem Wege herstellen; gelegentlich wird Zitronenöl damit verfälscht.

Konsistenz und Farbe flüssig, zitronengelb

Ätherisches Zitronenöl kühl, am besten im Kühlschrank aufbewahren.

Duft frisch, zitrusartig, leicht herb

Verwendung und Heilwirkung

Zitronenöl ist ausgesprochen vielseitig und wird in der Medizin, in der Kosmetik und im Lebensmittelbereich eingesetzt. Der Vitamin-C-reiche Saft stärkt die Widerstandskräfte und ist ein altes Hausmittel bei Erkältungskrankheiten. Der Saft stärkt auch die Blutgefäße und hilft bei Kreislaufproblemen.

Innere Anwendung Das ätherische Öl wirkt keimtötend, stärkt die Widerstandskraft des Organismus, fördert die Verdauung und wirkt gegen Magenübersäuerung. Sehr sparsam dosieren. Zum Beispiel für Mundspülungen 5 Tropfen Öl auf 1 TL Trägeröl.

Äußere Anwendung Bei brüchigen Nägeln und bei fetter Haut.

Verwendung in der Kosmetik Für Parfüms, Deodorants, Seifen, als Badezusatz in Form von Badeöl und als Körperöl. Ätherisches Zitronenöl ist ein wichtiger Bestandteil von Kölnisch Wasser.

Verwendung in der Küche Ätherisches Zitronenöl lässt sich anstelle oder zusammen mit Zitronensaft für Salatsaucen, für Desserts oder zum Kuchenbacken verwenden.

Orange und Blutorange (Citrus sinensis)

DIE ORANGE IST die bedeutendste Zitrusfrucht. Sie wird weltweit im subtropischen Klima angebaut. Günstige Wuchsbedingungen findet sie zum Beispiel im Mittelmeergebiet. Es gibt eine große Sortenvielfalt mit Sortengruppen wie Navel-, Blut- und Zuckerorangen.

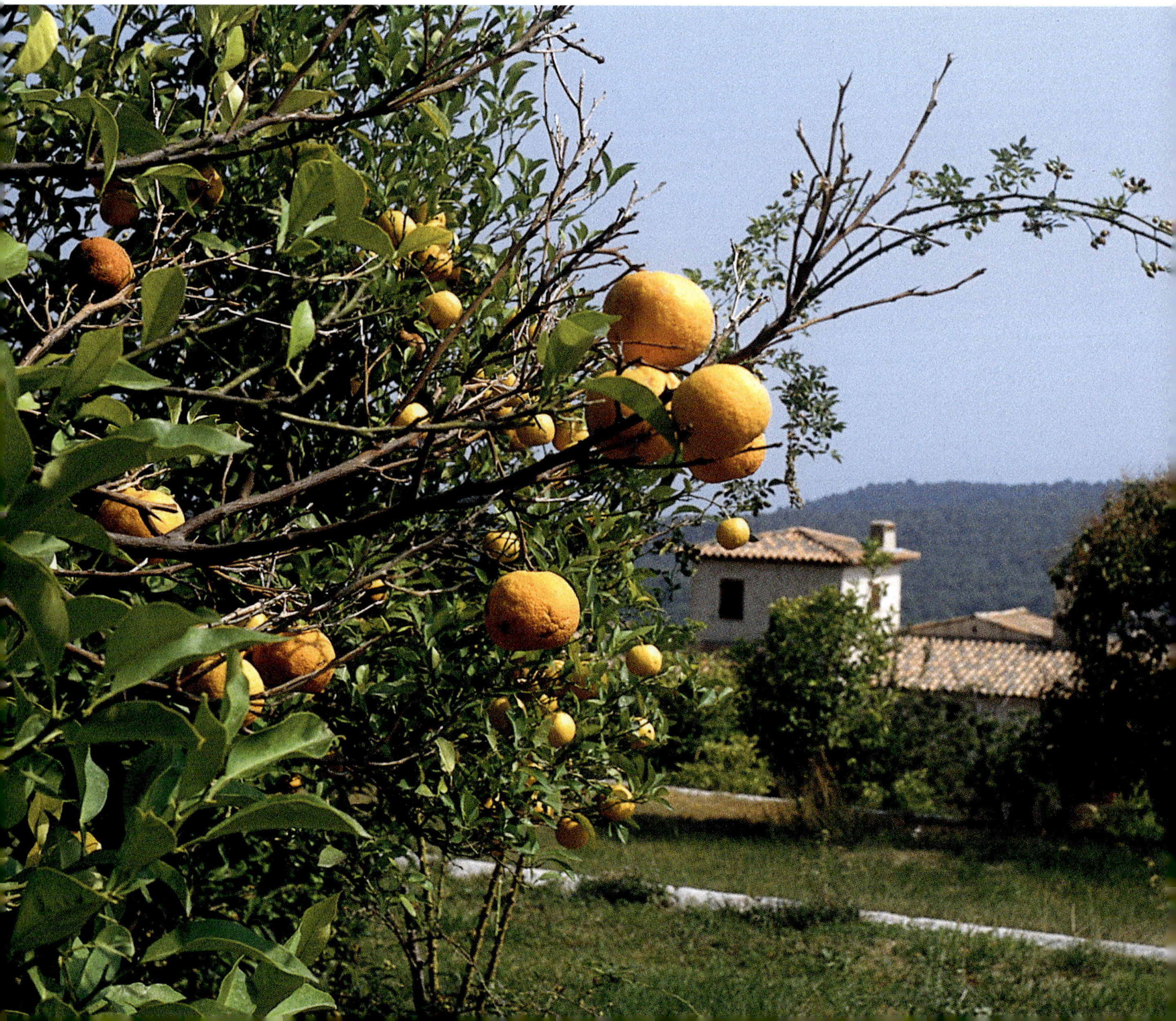

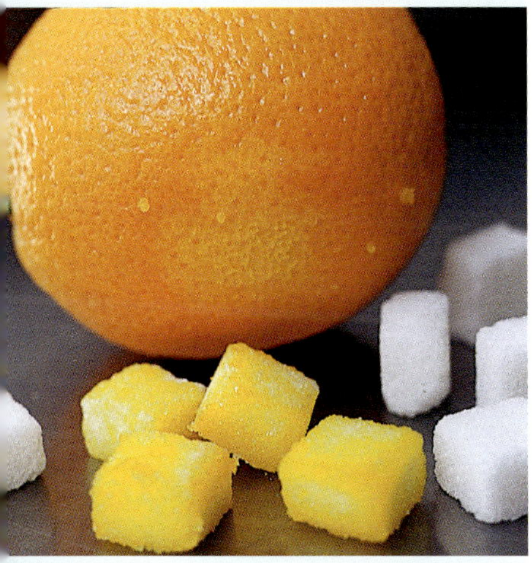

Bei den Zitrusfrüchten sind die ätherischen Öle in den Schalen gespeichert. Mit einem einfachen küchentechnischen Trick lassen sie sich direkt gewinnen: Einfach mit Würfelzucker an der Schale von (ungespritzten) Orangen reiben. Der Zuckerwürfel saugt das ätherische Öl auf und färbt sich orange. Mit den Würfeln lassen sich Getränke und Backwaren aromatisieren und färben.

Ätherisches Öl

Gewinnung durch Kaltpressung aus den Schalen.

Ausbeute 1000 Orangen ergeben 500 bis 600 Gramm ätherisches Öl.
Hauptbestandteile Limonen, Sinensal, Citronellal, Citral

Duft der Orange mild, abgerundet, warm, beruhigend.
Obwohl die Orange eng mit den anderen Zitrusgewächsen verwandt ist, wird ihr Duft anders empfunden. Er ist nicht so spritzig anregend wie der der Zitrone, sondern eher beruhigend und entspannend. Das ätherische Orangenöl passt deshalb so richtig zum Ausklang des Tages.

Duft der Blutorange frisch, fruchtig, süß

Verwendung und Heilwirkung

Innere Anwendung Orangenöl weckt die Sinne und regt den Appetit an.

Äußere Anwendung In der Aromatherapie gilt Orangenöl als Mittel gegen Cellulitis. Ob es tatsächlich hilft, muss ausprobiert werden. Auf jeden Fall pflegt das Öl die Haut.

Verwendung in der Kosmetik Wegen der hautpflegenden Eigenschaft ist Orangenöl als Zusatz in Cremes, Hautölen und Deodorants sehr beliebt.

Verwendung in der Küche Orangenöl verleiht Desserts ein herrliches Aroma.

Bitterorange, Pomeranze

(Citrus aurantium ssp. aurantium)

Die Pomeranze wächst zu einem etwa 10 Meter hohen Baum mit immergrünen Blättern heran. Ursprünglich stammt die Pomeranze aus dem tropischen Asien. Traditionelles Anbaugebiet der Pomeranze ist Südfrankreich und in Spanien die Gegend um Sevilla. Pomeranzenkulturen gibt es heute in vielen tropischen und subtropischen Regionen. Das Fruchtfleisch ist nicht genießbar. Wertvoll sind die ätherischen Öle in der Schale.

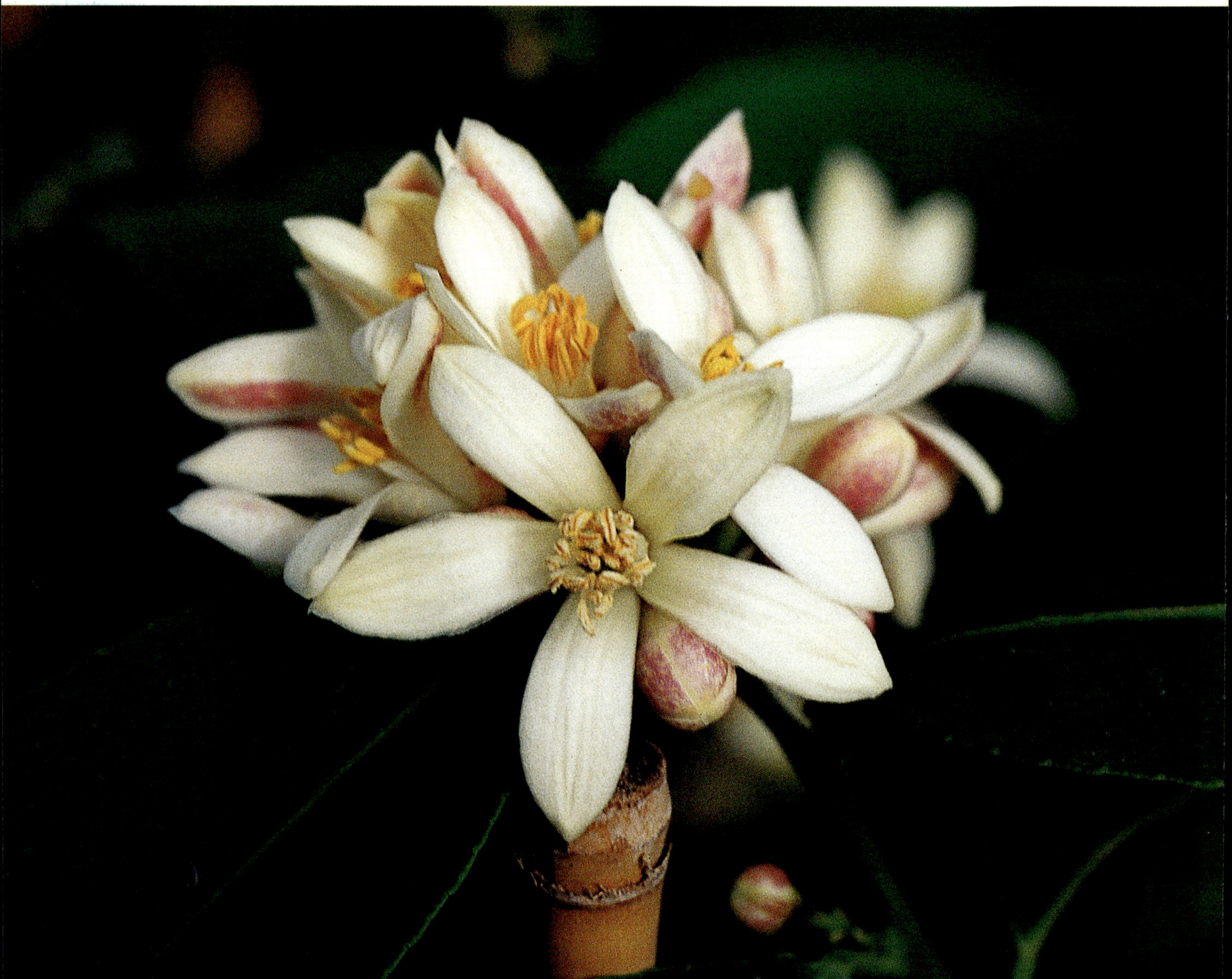

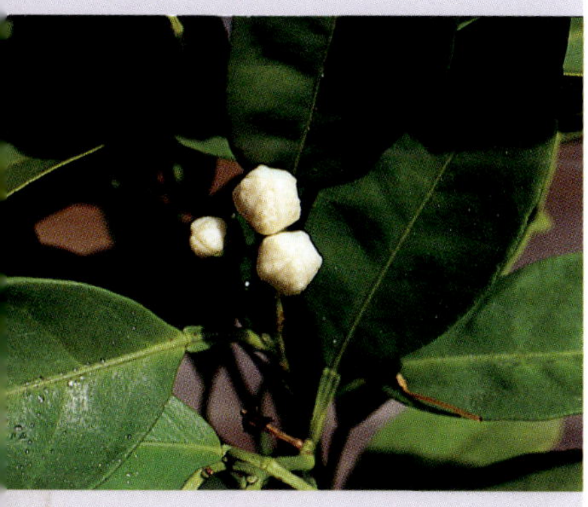

Gewinnung

Bei der Destillation entsteht außerdem ein sehr gefragtes Nebenprodukt, das Orangenblütenwasser. Es wird bei der Kosmetikherstellung, zum Beispiel für Deodorants, und in der Konditorei genutzt.

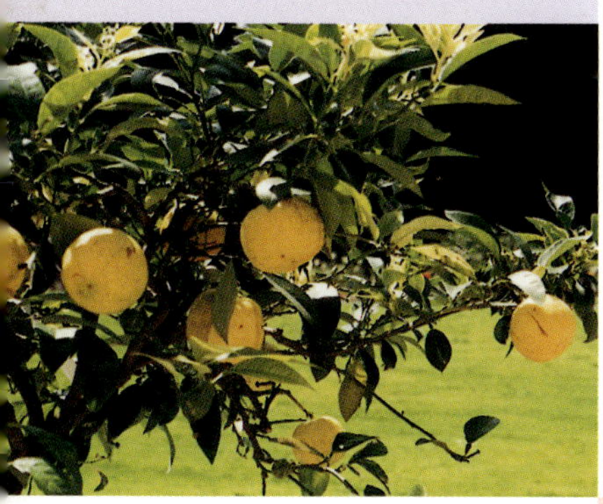

Ätherisches Öl

Gewinnung Aus der Bitterorange lassen sich dreierlei Öle gewinnen:

1. *Pomeranzenschalenöl* durch Auspressen der Schalen (Hauptbestandteil: ca. 90 Prozent Limonen),
2. *Neroliöl* durch Wasserdampfdestillation aus den Blütenknospen und den offenen Blüten (Hauptbestandteil: Linalool, ca. 35 Prozent),
3. *Petit-Grain-Öl* durch Wasserdampfdestillation aus Blättern, Zweigen und unreifen Früchten (Hauptbestandteil: Linalylacetat).

Bei der Wasserdampfdestillation ist die Ausbeute wesentlich geringer als beim Pressverfahren. 1000 Kilogramm Pomeranzenblüten ergeben nur 1 Liter ätherisches Neroli-Öl. Beim Petit-Grain-Öl werden etwa 350 Kilogramm Pflanzenmaterial für 1 Liter ätherisches Öl benötigt. Petit-Grain-Öl wird auch aus anderen Zitrusfrüchten gewonnen. Auf die Herkunft deutet jeweils eine Zusatzbezeichnung hin. Das ätherische Öl der Bitterorange heißt Petit-Grain Bigarde.

Duft des Neroliöls lieblich, leicht frisch, blumig

Duft des Petit-Grain-Öls zitronig, herb, grün, leicht frisch

Verwendung und Heilwirkung

Neroliöl ist eine wohlduftende Komponente teurer Parfüms.
Das Destillat aus den Blüten der Bitterorange wirkt angstlösend, beruhigend und stimmungsaufhellend. Neroliöl pflegt darüber hinaus speziell empfindliche, dünne und trockene Haut mit Rötungen und feinen sichtbaren Äderchen (Couperose). Die krampflösenden Eigenschaften von Neroliöl wirken wohltuend bei Herzklopfen, Bluthochdruck, Kopfschmerzen, Menstruationsbeschwerden sowie Magen- und Darmproblemen.

Petit-Grain-Öl hat innerlich und äußerlich angewandt eine stimulierende Wirkung. Es fördert die Konzentration und geistige Leistungsfähigkeit. Der spritzige, herbe Duft entfaltet sich besonders gut in der Duftlampe. Und ein Riechfläschchen mit Petit-Grain-Öl ist ein hilfreicher Begleiter bei der Computerarbeit – einfach öfters daran schnuppern, so wie die Autorin beim Entstehen dieses Buches!

Bergamotte (Citrus aurantium ssp. bergamia)

Der immergrüne Bergamottebaum wird etwa 5 Meter hoch. Er stammt wie die Zitrone aus Asien. Angebaut wird er hauptsächlich in Süditalien, in Frankreich und in Westafrika. Die Früchte dienen allein dazu, aus den Schalen das ätherische Bergamotteöl zu gewinnen.

Der immergrüne Bergamottebaum wird etwa 5 Meter hoch. Er stammt wie die Zitrone aus Südost-Asien und gelangte im 15. oder 16. Jahrhundert nach Süditalien (Kalabrien). Namensgeber ist vermutlich die türkische Stadt Bergama. Wegen der köstlich duftenden Schale wurde das Zitrusgewächs bald in großem Stil angebaut. (Das Fruchtfleisch schmeckt bittersauer und wird normalerweise nicht verwendet.) Das aus den Schalen gepresste ätherische Öl wurde zur wichtigen Ingredienz des neuen Duftwassers „Aqua admirabilis“. Der Italiener Gian Paolo Feminis nahm das Rezept mit nach Köln, das Duftwasser nannte er „Kölnisch Wasser“ und ließ die Formel patentieren. Er und seine Erben, die Brüder Farina und deren Nachkommen, wurden mit Kölnisch Wasser beziehungsweise Eau de Cologne weltberühmt.

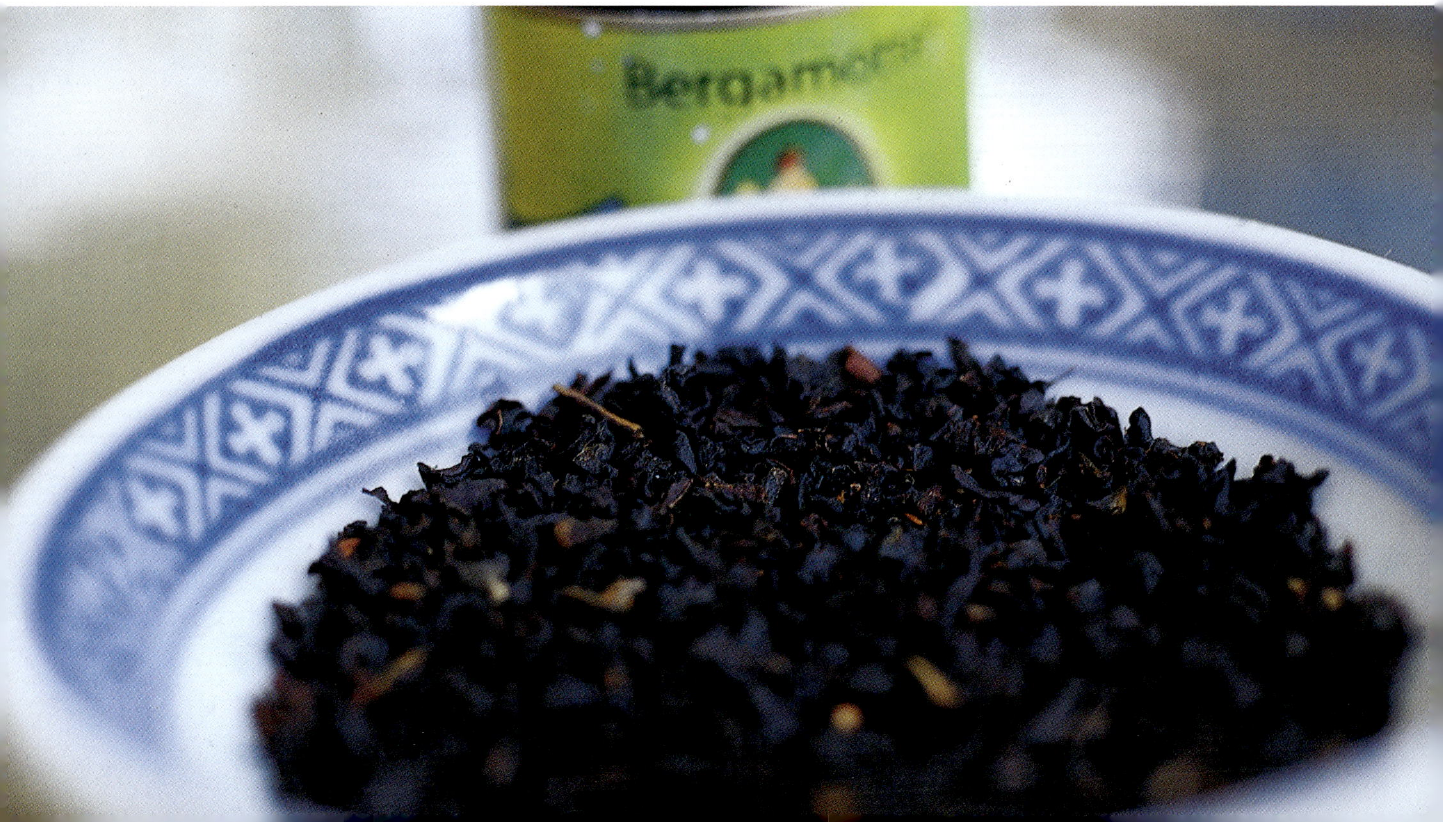

Bitte beachten

Wegen des Bergapten-Gehalts muss man mit dem Bergamotteöl vorsichtig umgehen. Der Stoff macht die Haut lichtempfindlich und ruft Hautentzündungen hervor. Bergamotteöl darf deshalb nicht in Hautöle oder Sonnenschutzmittel gemischt werden.

Duftmischung für Eau de Cologne bzw. Kölnisch Wasser

2 g Rosenessenz,
40 g Jasminessenz,
40 g Geranienessenz,
120 g Neroli-Öl,
40 g Lavendelöl,
10 g Rosmarinöl,
120 g Petit-Grain-Öl,
240 g Bergamotte-Öl
auf 36 Liter 94%igen Alkohol und 4 Liter Orangenblüten-Wasser.
Die Mischung muss 2 bis 3 Monate reifen.

Ätherisches Öl

Gewinnung durch Kaltpressung aus den Schalen, Ausbeute: 200 Kilogramm Früchte ergeben 1 Liter Öl.

Hauptbestandteile Limonen (ca. 50 Prozent), 35 bis 45 Prozent Linalylacetat (ca. 35 bis 45 Prozent), Linalool (20 bis 30 Prozent), Bergapten (eine Furanocumarin-Verbindung)

Duft fruchtig, zitronenartig-frisch, leicht süßlich

Verwendung und Heilwirkung

Innere Anwendung Bergamotteöl wirkt keimtötend und krampflösend. Außerdem wird es bei Appetitlosigkeit angeraten. Alte Damen sollen früher auf Reisen Bergamotteöl in Riechfläschchen mitgenommen haben, um bei üblen Gerüchen daran zu schnuppern.

Äußere Anwendung Wegen der desinfizierenden und wundheilenden Wirkung kann das Öl verdünnt zur Behandlung von Wunden verwendet werden.

Verwendung in der Kosmetik Den typischen Bergamotteduft kennt man von Kölnisch Wasser.
Außerdem passt Bergamotteöl in Parfüms und Deodorants, in Körperöle und als Badezusatz.

Verwendung in der Küche Teefreunde genießen Duft und Geschmack im aromatisierten Earl-Grey-Tee. Bergamotte-Öl wird auch zum Aromatisieren von Pfeifentabak verwendet.

Mandarine (Citrus reticulata)

Die Mandarine wächst als sehr dorniger Strauch oder kleiner Baum. Sie wird vor allem in Ost-Asien angebaut. Bei den Früchten sitzt die Schale locker und lässt sich leicht abpellen. Sie sind deshalb ideal als Zwischenmahlzeit für unterwegs. Das ätherische Öl aus den Schalen mit dem lieblichen, süßen und fruchtigen Aroma gibt Süßspeisen und Gebäck das gewisse Etwas. Ätherisches Mandarinenöl wird auch in der Kosmetik verwendet. Kinder mögen den lieblichen Duft!

Limette

(Citrus aurantiifolia)

Die Limette ist ein tropischer Baum. Er wird hauptsächlich auf den Westindischen Inseln (Haiti, Dominikanische Republik usw.) und in Mexiko kultiviert. Limettenfrüchte sind kleiner als Zitronen. Schale und Fruchtfleisch sind grünlich gefärbt. Limettensaft ist ein sehr erfrischendes Getränk.
Ätherisches Limettenöl aus der Schale mit frischem, zitronenartigem, leicht süßlichen Duft ist in der heutigen Aromatherapie sehr gefragt.

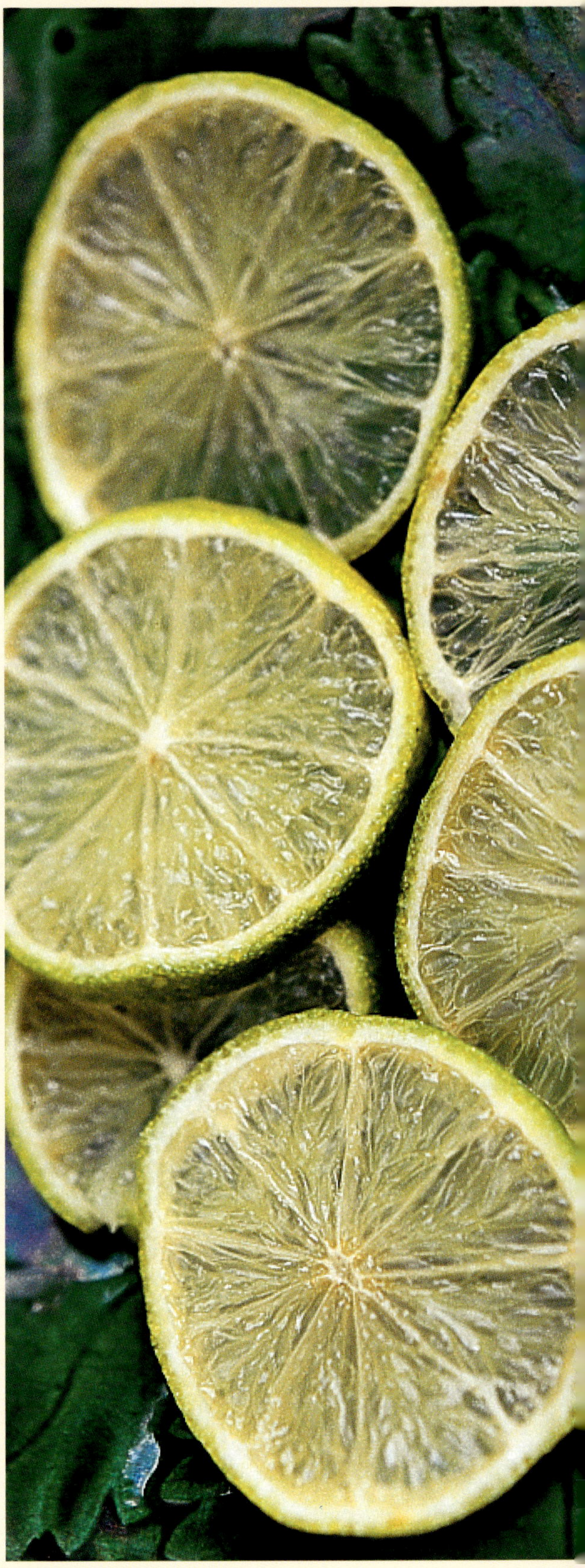

Grapefruit

(Citrus paradisi)

Die Grapefruit ist vor etwa 200 Jahren auf den Westindischen Inseln aus der Pampelmuse entstanden. Grapefruitbäume werden in vielen tropischen und subtropischen Regionen kultiviert, zum Beispiel in Kalifornien und in Israel. Grapefruitsaft schmeckt frisch und leicht bitter. Er weckt die Lebensgeister und macht munter. Eine ideale Frühstücksfrucht, deren halbierte Früchte ausgelöffelt werden. Das ätherische Öl hat ebenfalls einen frischen, fruchtigen, leicht herben Charakter.

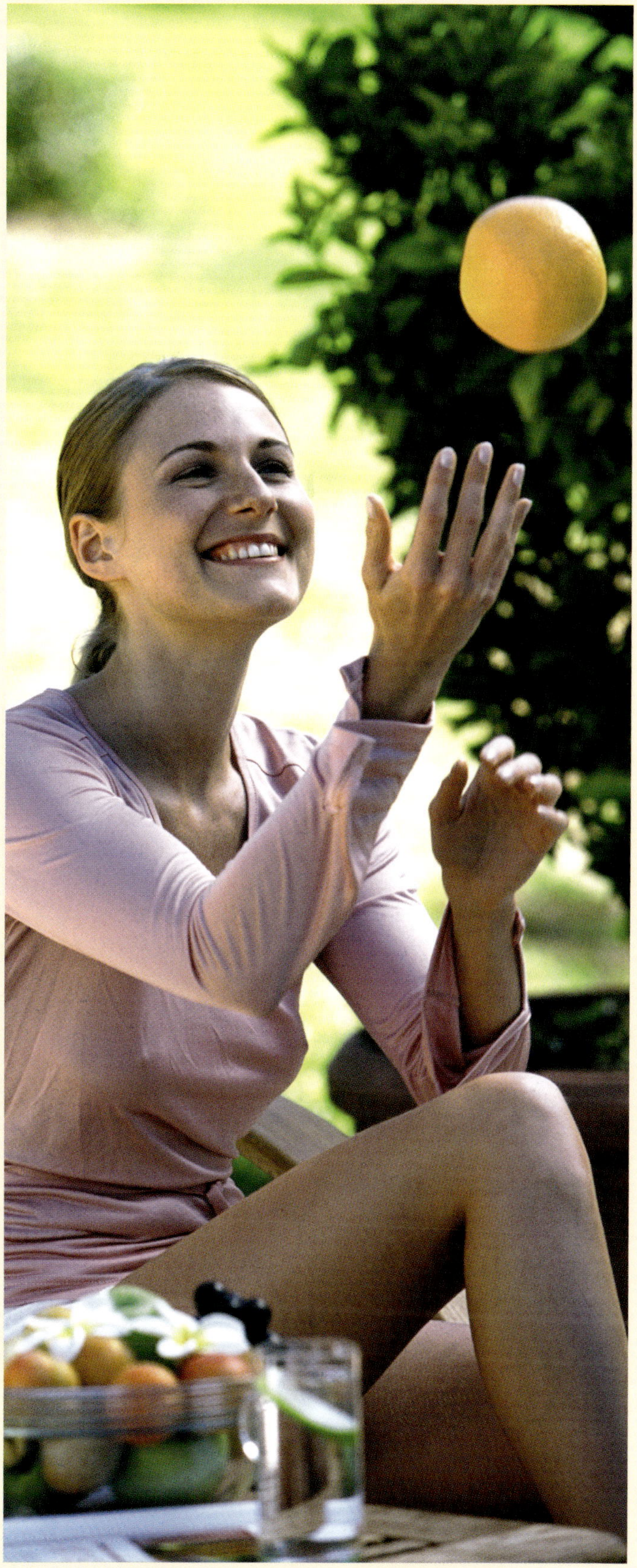

Clementine

(Citrus deliciosa)

Die Clementinen sind eigentlich samenlose Mandarinen. Das ätherische Öl duftet frisch, fruchtig, süß. Ebenfalls ein Kinderduft! Feine Nasen nehmen die belebende, erfrischende und harmonisierende Wirkung wahr.

Lippenblütler

Basilikum (Ocimum basilicum)

Basilikum ist ein einjähriges Würz- und Heilkraut. Es stammt wahrscheinlich aus Indien und kam über die Mittelmeerländer zu uns nach Mitteleuropa. Das Küchenkraut wird an warmen, sonnigen Plätzen im Garten oder in Töpfen auf der Terrasse oder auf dem Balkon kultiviert. In kalten Sommern kümmert das wärmeliebende Gewächs. Den Basilikumpflanzen tut es gut, wenn sie häufig abgeschnitten werden. Ein Erntetipp: Nicht die einzelnen Blättchen zupfen, sondern die Triebe unten mit der Schere oder dem Messer abschneiden, dann treibt die Pflanze wieder kräftig aus und geht nicht so schnell in Blüte.

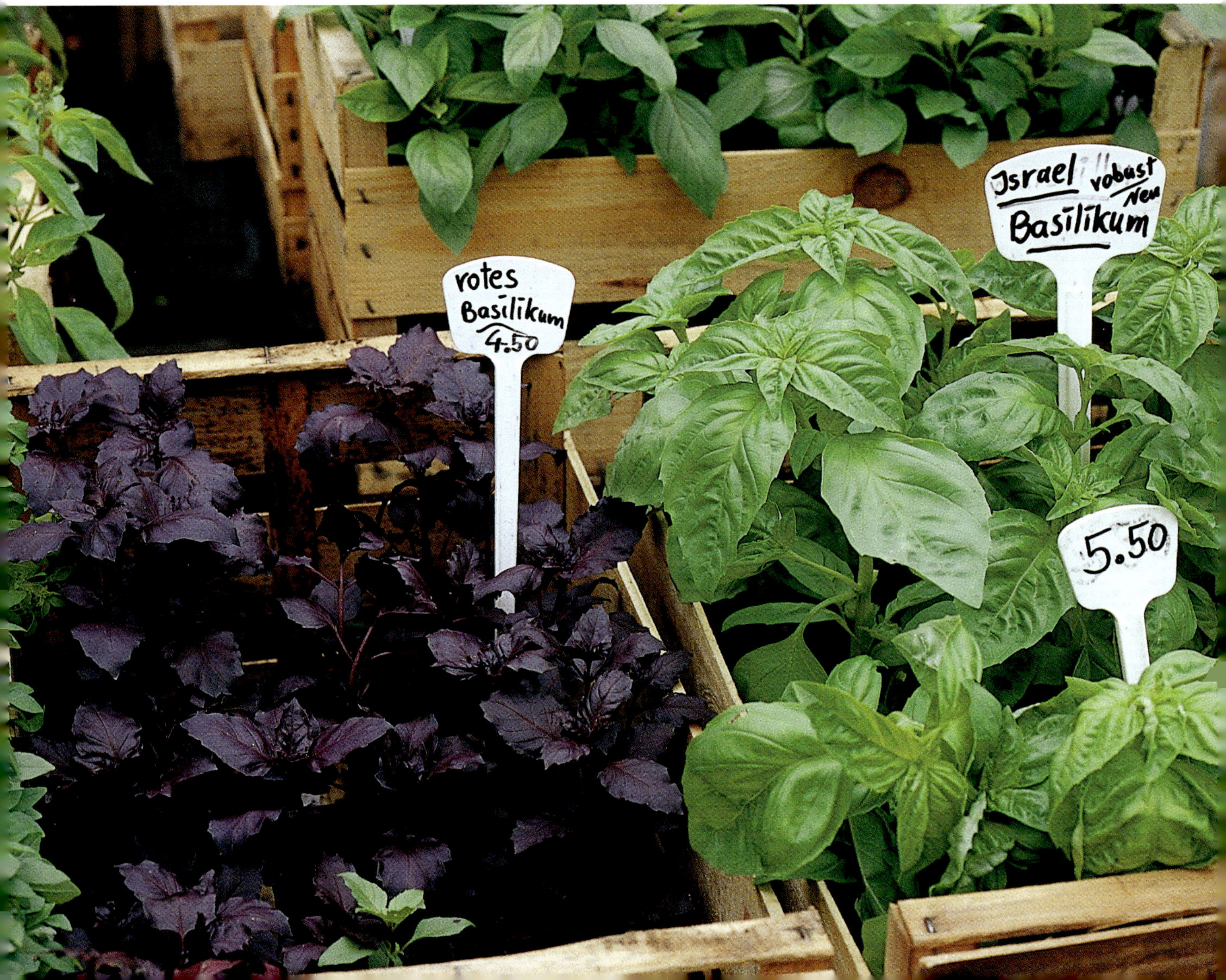

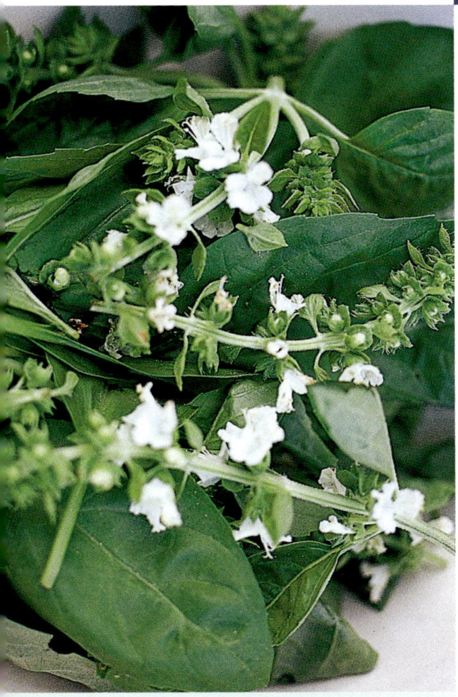

Ätherisches Öl

Gewinnung durch Wasserdampf-Destillation aus dem Kraut
Hauptbestandteile Es gibt verschiedene Typen des Basilikums mit unterschiedlicher Zusammensetzung: Basilikum aus Nordafrika und Nordamerika enthält Methylchavicol und Linalool, der „exotische" Typ aus Reunion, von den Seychellen und von Java enthält 80 bis 90 Prozent Methylchavicol und nur Spuren von Linalool.
Duft würzig, frisch, süßlich

Verwendung und Heilwirkung

Innere Anwendung Basilikum stärkt nach den Erfahrungen der Kräuterkundigen die Nerven. Es wirkt krampflösend, kräftigt den Magen und reinigt den Darm. Das frische oder getrocknete Kraut oder das ätherische Basilikumöl kann bei Beschwerden im Magen-Darm-System helfen.

Äußere Anwendung Die zerriebenen Blätter des Basilikums sind ein probates Mittel bei Insektenstichen.

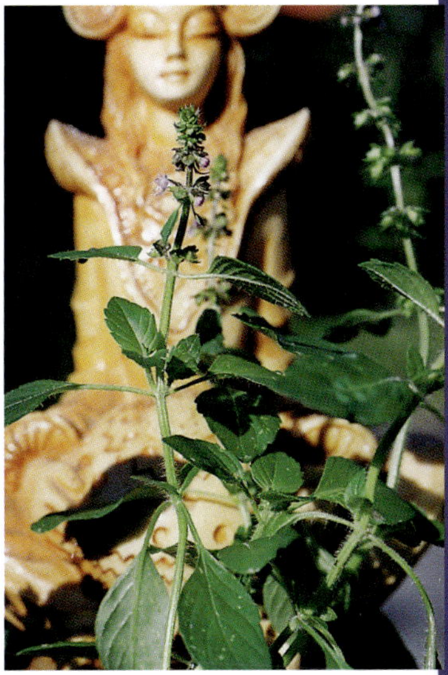

Verwendung in der Kosmetik Eigenen Parfümkreationen und Deodorants fügt Basilikumöl eine würzige, erfrischene Komponente bei. In der Duftlampe verströmt es einen Hauch von Extravaganz.

Basilikum in der Küche Basilikum mit seinem etwas pfeffrigen Geschmack ist als Küchengewürz sehr beliebt – unverzichtbar für alle Tomatengerichte, zu Caprese und für Pesto. Probieren Sie einmal die verschiedenen Sorten mit großen und kleinen, gekrausten und glatten, grünen und roten Blättern! Kenner schätzen Zitronenbasilikum, Limonenbasilikum oder Thai Basilikum mit ihren andersartigen Aromen. Kaum ein anderes Kraut regt so zum phantasievollen Kochen an wie Basilikum!

Gartenbohnen- und Bergbohnenkraut

(Satureja hortensis und S. montana)

Das einjährige Gartenbohnenkraut wird in unseren Breiten hauptsächlich als Würzpflanze gezogen. Wenn es sich im Garten wohl fühlt, kommt es von selbst immer wieder. Wie die meisten Lippenblütler stammt Bohnenkraut aus dem Mittelmeerraum und wird dort auch auf Feldern angebaut. Das ätherische Öl wird jedoch hauptsächlich aus dem Bergbohnenkraut, einem Halbstrauch, gewonnen.

Ätherisches Öl

Gewinnung durch Wasserdampf-Destillation aus dem blühenden Kraut, Bergbohnenkraut enthält etwa 1,6 Prozent ätherisches Öl

Hauptbestandteile Charvacrol, Terpinen-4-ol, Linalool, Terpineol, Borneol

Hauptbestandteile Bergbohnenkraut Charvacrol, p-Cymen, Linalool, Thymol

Duft würzig, etwas dumpf

Verwendung und Heilwirkung

Innere Anwendung Die Heilkraft des Bohnenkrautes wird häufig unterschätzt. Man kennt es hierzulande eigentlich nur als Würzmittel in Bohnengemüse. Aber besonders das Bergbohnenkraut hat auch hervorragende antiseptische Eigenschaften. Das Kraut wirkt sich deswegen in seinen verschiedenen Anwendungsformen segensreich auf den Magen-Darm-Bereich aus und hilft gegen Blähungen und Koliken. Auf jeden Fall verdient es, stärker beachtet zu werden. Die Aromatherapie empfiehlt es auch bei Antriebsschwäche, Überarbeitung und Stress.

Anwendung im Haushalt Bohnenkrautöl eignet sich gut für die Duftlampe und verströmt einen eigenartigen, würzigen Duft. Ich verwende es gern im Sommer gemischt mit Ölen von Lippenblütlern.

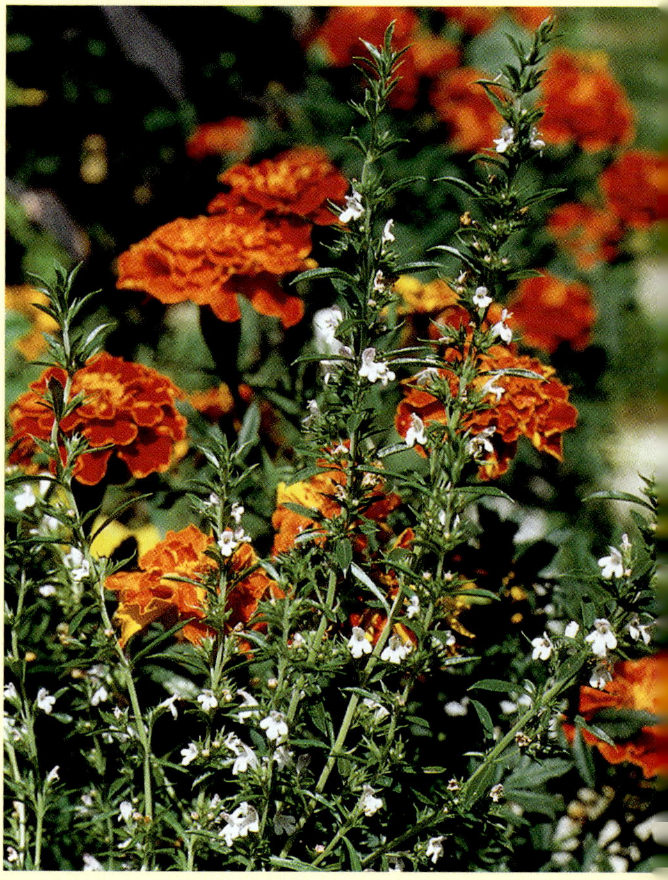

Bitte beachten

Innerlich nur ganz sparsam dosiert mit wenigen Tropfen anwenden. Nicht in der Schwangerschaft anwenden

Patschuli, Patchouli (Pogostemon cablin)

Die Patschulipflanze ist ein exotischer Vertreter der Lippenblütler. Der niedrige, immergrüne Halbstrauch wächst in Indien, Burma, Malaysia, Philippinen und China. Angebaut wird er außerdem auf den Seychellen, auf Madagaskar und in Brasilien.

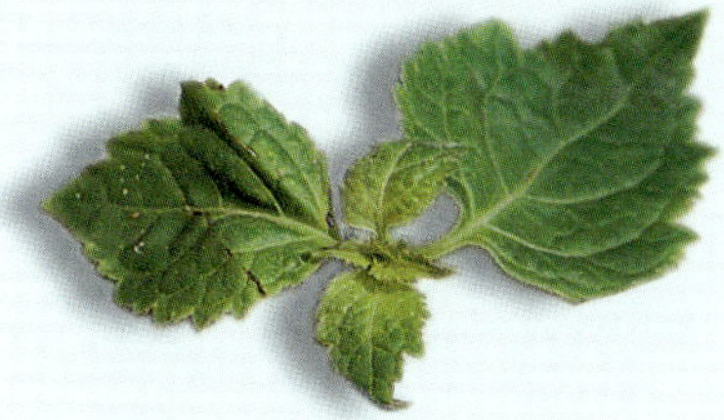

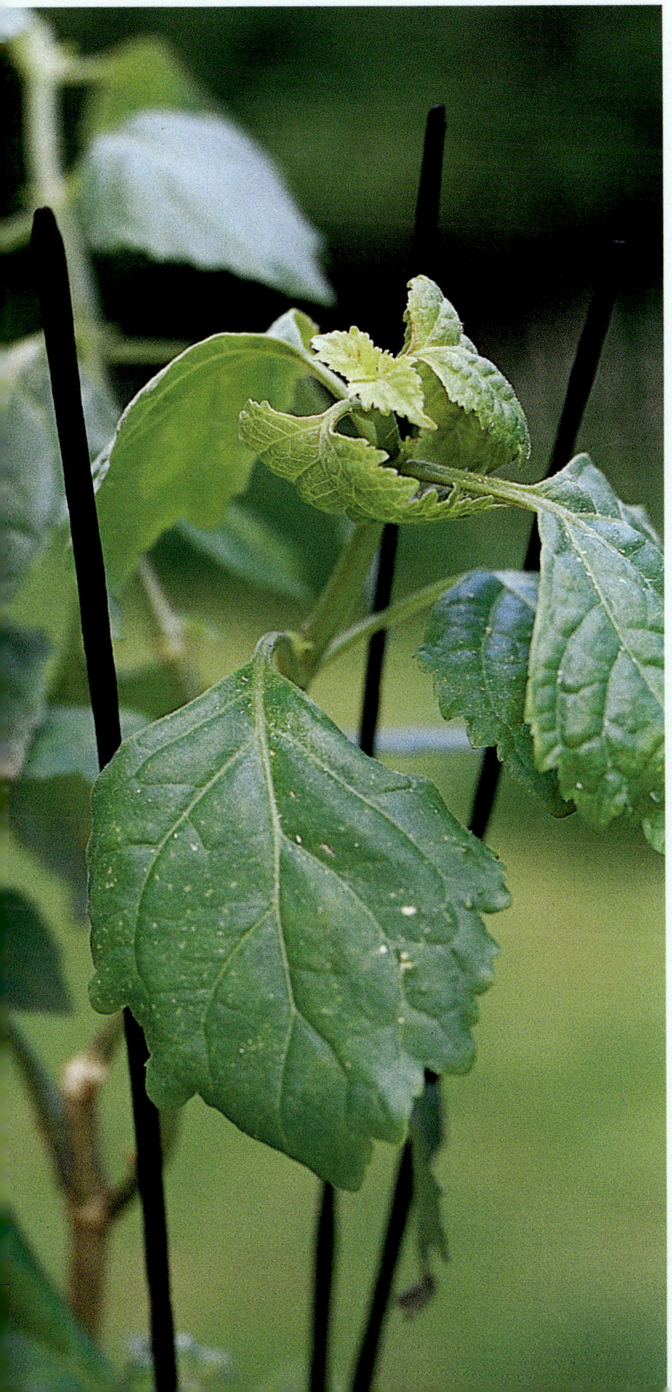

Ätherisches Öl

Gewinnung durch Wasserdampf-Destillation aus den getrockneten Blättern und Stengeln, Ausbeute etwa 2,7 Prozent

Hauptbestandteile Patschulialkohol, Benzaldehyd, Zimtaldehyd, Eugenol

Konsistenz und Farbe Das dickflüssige, dunkel gefärbte Öl wird zweckmäßigerweise zur weiteren Verarbeitung mit Alkohol gemischt.

Duft schwer, erdig, holzig, rauchig, balsamisch

Verwendung und Heilwirkung

Äußere Anwendung Das ätherische Öl hat eine antibakterielle, wundheilende und antirheumatische Wirkung. In selbst hergestellten Bade- und Massageölen kann man die wohltuende Wirkung nutzen.

Verwendung in der Kosmetik Der schwere, holzige, auch etwas muffige Duft verleiht Parfüms eine orientalische Note, ebenso allen anderen Kosmetika, die daraus entstehen. In Parfüms fungiert Patschuliöl als Basisnote, dessen Duft lange anhält.

Verwendung im Haushalt Der schwere Duft, in die Duftlampe oder auf Duftsteine geträufelt, vertreibt Motten. Einene Hauch von Indien holen wir uns mit Patschuli-Räucherstäbchen ins Haus.

Lavendel (Lavandula angustifolia)

BOTANISCH BETRACHTET IST der Lavendel ein ausdauerndes Gewächs, ein Halbstrauch, aus dessen verholzten Teilen jedes Jahr neu das Kraut austreibt. Lavendel fühlt sich an trockenen, warmen Standorten am wohlsten. An der Cote d'Azur und in der Provence findet er die besten klimatischen Voraussetzungen und wird dort feldweise angebaut, ebenso in Griechenland, Dalmatien, Nordafrika und in Rumänien.

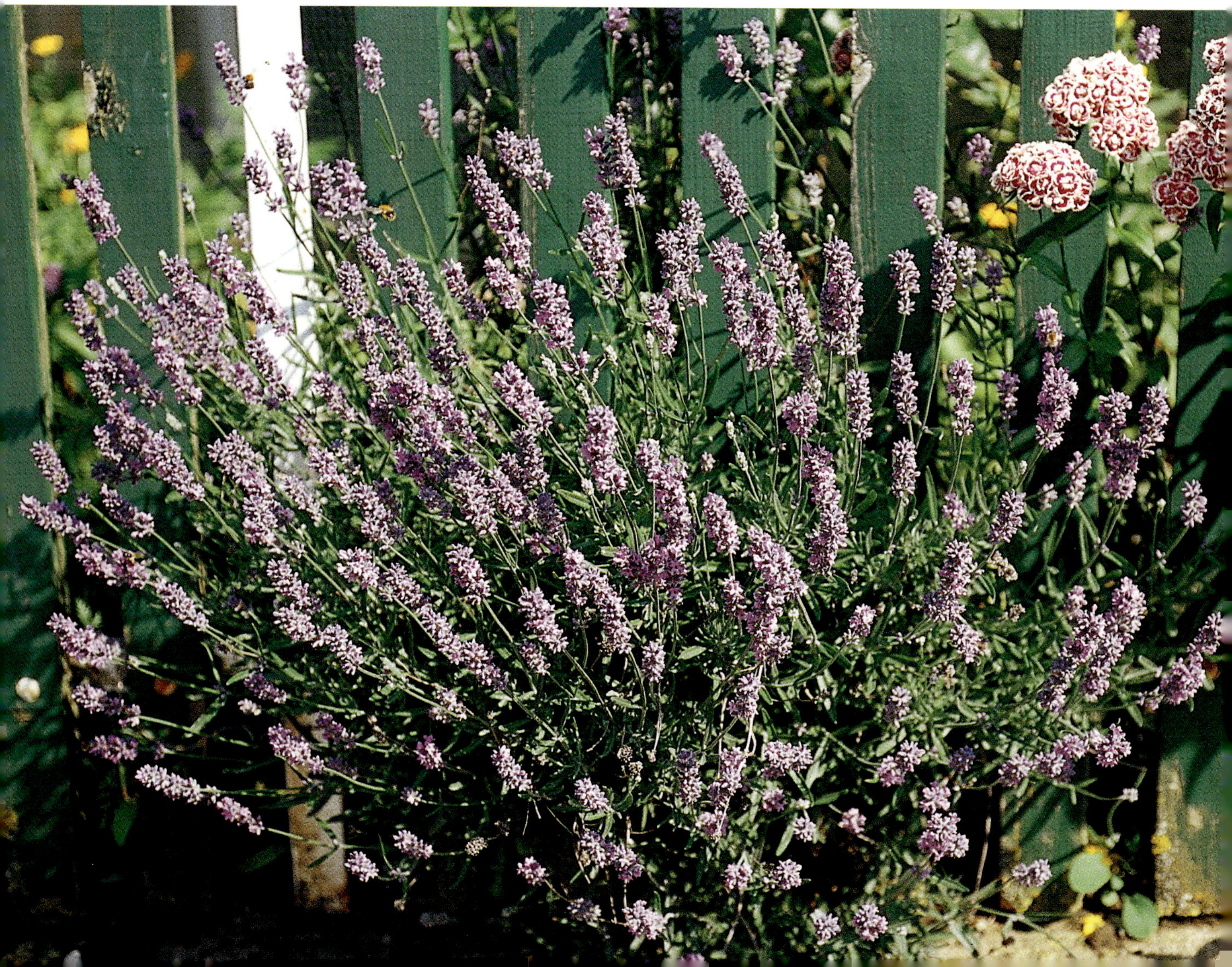

Bitte beachten

Lavendelöl kann als eines der wenigen ätherischen Öle unverdünnt auf die Haut geträufelt werden. Es hilft bei äußeren Verletzungen, bei Insektenstichen und wirkt der Narbenbildung entgegen.

Ätherisches Öl

Gewinnung durch Wasserdampf-Destillation aus der Blütenrispe

Ätherisches Lavendelöl wird in großen Mengen produziert – allein in Frankreich pro Jahr 75000 bis 150 000 Kilogramm Lavendelöl, oft direkt auf dem Feld in fahrbaren Destillationskolonnen. In Südfrankreich gibt es kleine Lavendeldestillen, die von der lokalen Bedeutung des Lavendels zeugen. Echter Lavendel enthält 1 bis 3 Prozent ätherisches Öl.

Hauptbestandteile Linalylacetat (30 bis 60 Prozent), Linalool, Borneol

Die Qualitäten sind je nach Lavendelart und -sorte und nach Herkunft sehr unterschiedlich.

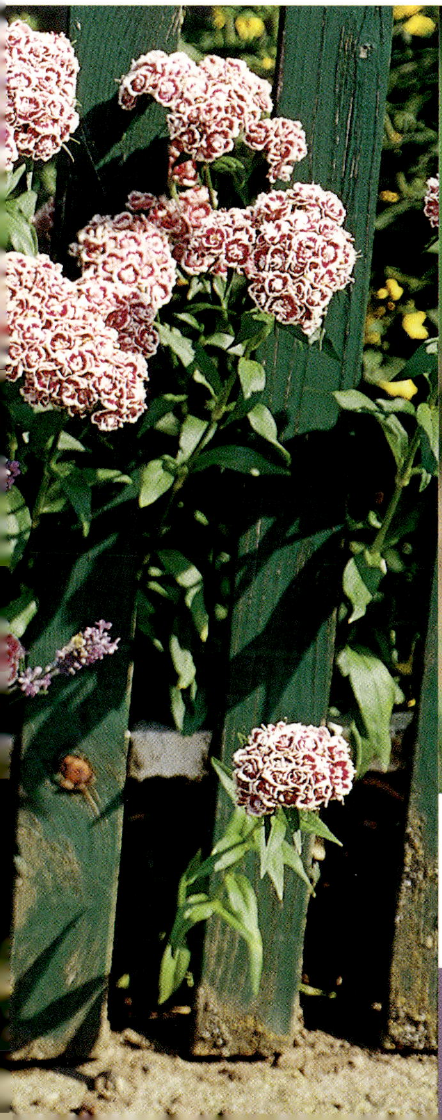

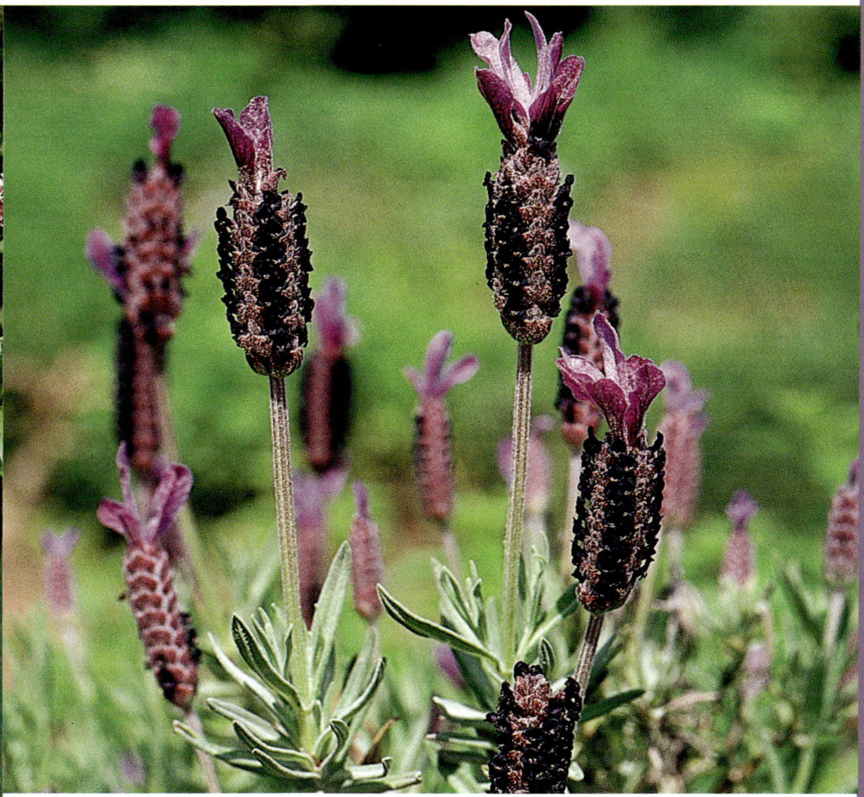

Duft leicht frisch, krautig, blumig, etwas dumpf

Neben dem Echten Lavendel wird Lavandin, eine Hybride aus L. angustifolia und L. latifolia, angebaut. Diese Art ist robuster und es kann eine größere Ausbeute erzielt werden. Eine weitere Art ist der Speik-Lavendel (Lavandula latifolia). Beide Arten werden zu minderwertigem, „echtem Lavendelöl“ für Parfüms und Seifen verarbeitet. In der Medizin haben die beiden keine Bedeutung.

Ein ganz anderes Erscheinungsbild hat der Schopflavendel (Lavandula stoechas). In seiner türkischen Heimat wird Tee aus den Blättern bei vielerlei Beschwerden getrunken. Schopflavendel riecht und schmeckt süßlich nach Zimt. Er gedeiht am besten auf Sandboden. Alle Lavendelarten und Sorten brauchen einen durchlässigen, kalkhaltigen Boden.

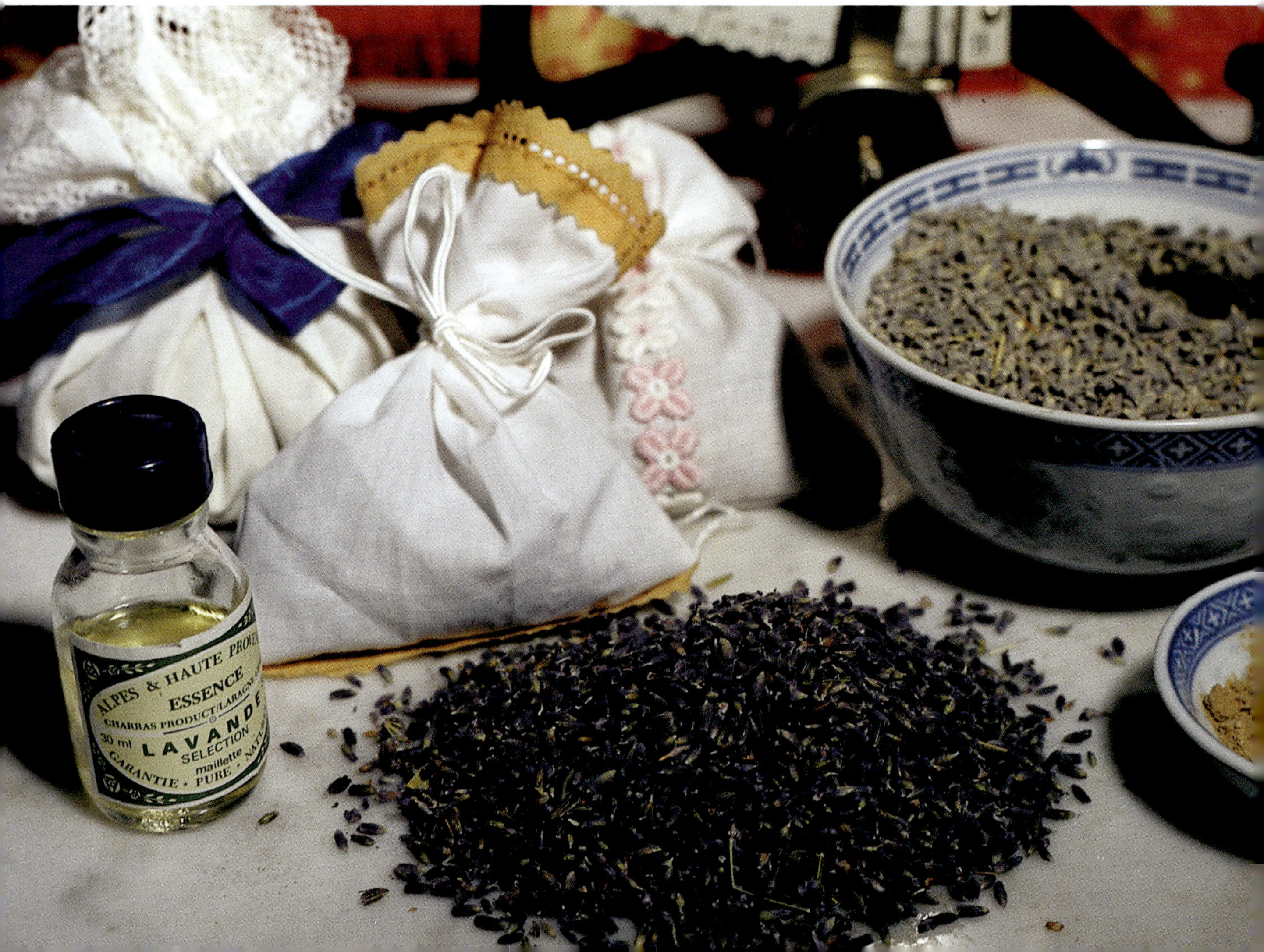

Rezept Duftsäckchen

Zutaten

50 g Lavendelblüten

8 g Veilchenwurzelpulver (Rhizomae iridis) aus der Apotheke, pulverisiert

20 Tropfen ätherisches Lavendelöl

Zubereitung

Lavendelblüten in einer Schale mit dem Veilchenwurzelpulver mischen, das Lavendelöl zugeben. Die Mischung in selbst genähte Säckchen aus Batisttüchern, z.B. alte Taschentücher, einnähen oder einfüllen. Die Säckchen in den Kleiderschrank zwischen die Wollsachen legen. Der Lavendelduft vertreibt nicht nur die Motten, sondern verleiht der Wäsche und den Pullovern einen feinen Duft.

Verwendung und Heilwirkung

Innere Anwendung Die krampflösende, nervenstärkenden und schmerzlindernden Eigenschaften des Lavendels sind geradezu sprichwörtlich. Sie kommen uns als Tee aus der frischen oder getrockneten Droge, als ätherisches Öl innerlich eingenommen (1 bis 3 Tropfen dreimal täglich) oder als Duftkissen zugute. Die Dosierung ist sehr wichtig. Nimmt man mehr als angegeben, können sensible Menschen Kopfschmerzen bekommen.

Äußere Anwendung Äußerlich angewendet wirkt Lavendelöl wundheilend. Es kann im Verhältnis 1:10 verdünnt mit Olivenöl auf Wunden, auch auf Brandwunden aufgetragen werden. Es eignet sich auch zur Behandlung von Narben. Auch Insektenstiche lindert das ätherische Öl. Es wird unverdünnt oder zu gleichen Teilen mit Alkohol gemischt aufgetragen. Insekten nehmen vor dem Lavendelduft Reißaus.

Verwendung in der Kosmetik Lavendel-Seife und Lavendel-Duftwässer muten manchmal etwas altmodisch an. Es hat aber auch Zeiten gegeben, in denen Lavendel-Kosmetik richtig en vogue war. Und heute ist Lavendel wieder sehr beliebter Zusatz in Cremes, Körper- und Badeölen, in Deodorants und Seifen und natürlich in Parfüms.

Verwendung im Haushalt Lavendelblüten und Lavendelöl sind alte Hausmittel zum Vertreiben von allerhand Getier – von Stechmücken und auch von Motten. Der Lavendelduft hilft, in die Duftlampe geträufelt und in Lavendelsäckchen.

Majoran (Origanum majorana)

MAJORAN STAMMT AUS dem östlichen Mittelmeergebiet und wird heute in Mitteleuropa und in Südeuropa sowie in Nordafrika angebaut. Hauptanbauland mit 50 Prozent der Welterzeugung ist Ägypten. In den Gärten wird Majoran einjährig kultiviert, gelegentlich überwintert er. Der Wilde Majoran oder Dost (Origanum vulgare), der in unserem Klima wild wächst, ist dagegen eine andere Art, die anders riecht und schmeckt.

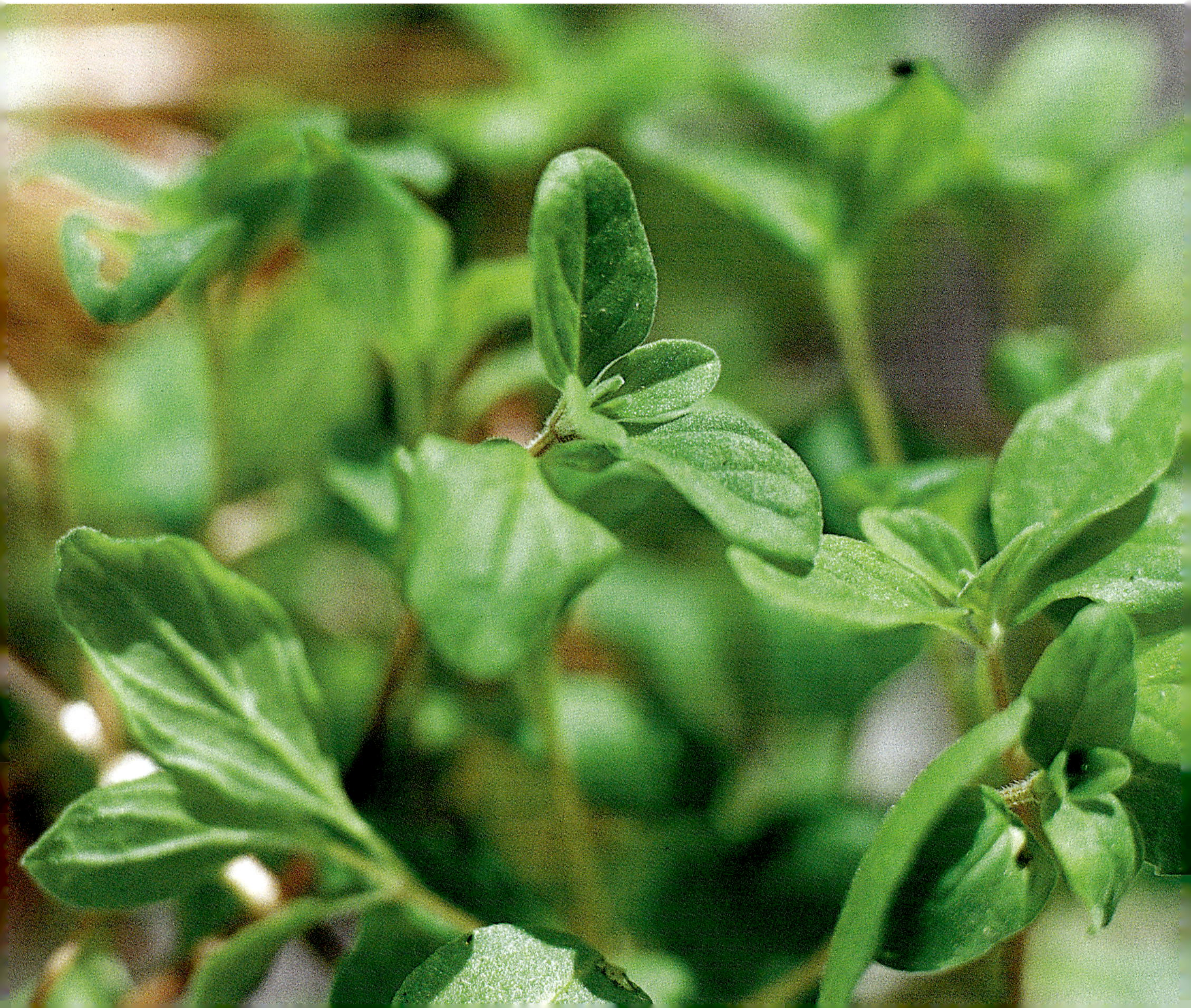

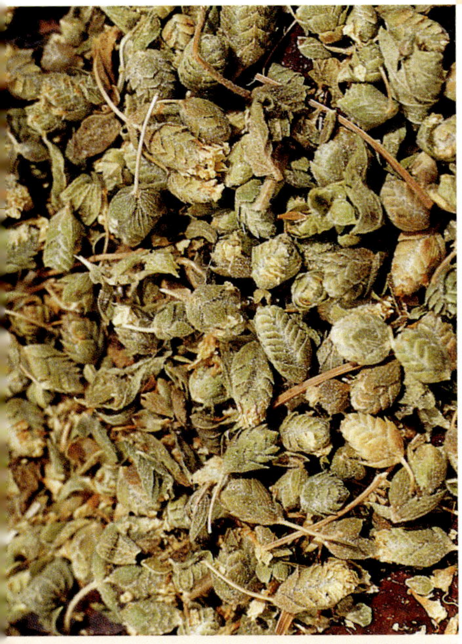

Rezept Warm-würziges Massageöl

Zutaten

100 ml Mandelöl oder ein anderes fettes Öl

2 ml ätherisches Öl (= 50 bis 60 Tropfen), Mischung aus Majoranöl, Lavendelöl und Geranienöl

Alles miteinander verschütteln.

Ätherisches Öl

Gewinnung durch Wasserdampfdestillation aus dem Kraut

Hauptbestandteile im Majoran Charvacrol, Sabinen, Terpinen, Cymen

Hauptbestandteile im Wilden Majoran (Dost) Thymol, Charvacrol, Limonen, Linalool, Terpineol, Pinen

Duft des Majorans würzig, krautig, etwas dumpf, („Wurstgewürz“)

Duft des Wilden Majorans würzig, aromatisch

Verwendung und Heilwirkung

Innere Anwendung Majoran wirkt ähnlich wie Pfefferminze und Thymian keimhemmend, verdauungsfördernd, appetitanregend und krampflösend. Diese Eigenschaften haben sowohl das frische Kraut als auch das ätherische Öl. Majoran ist ein beliebtes Wurstkraut. Man sagt dem würzigen Kraut nach, dass es die sexuelle Lust dämpft. Überlegen Sie also gut, ob Sie Majoran zu sich nehmen.

Äußere Anwendung Majoran wirkt wundheilend, schmerzlindernd und stärkend. Ein mit Majoran angereichertes Körperöl hilft bei Rheuma und Arthritis und es wirkt wunderbar entspannend.

Verwendung in der Kosmetik Der herb-würzige Majoranduft passt überraschenderweise gut in Kosmetika. Die Parfümeure komponieren mit ihm wertvolles Parfüm.

Zitronenmelisse (Melissa officinalis)

DIE ZITRONENMELISSE WÄCHST als ausdauernde Staude in vielen Hausgärten. Die Pflanze kam aus dem Mittelmeerraum in unsere Gärten und fühlt sich hier so wohl, dass sie sich durch Selbstaussaat vermehrt. Die gelblichen Blüten locken Bienen und Hummeln an. Zur Gewinnung des ätherischen Öls wird die Zitronenmelisse in Osteuropa und in Spanien angebaut. Das Kraut der Pflanze ergibt einen sehr wohlschmeckenden Kräutertee für jeden Tag und eignet sich hervorragend zum Mischen mit anderen Tees. Kräuterfreaks probieren besondere Sorten aus wie die aromareiche ‚Citronella' oder Sorten mit gelbbunten Blättern.

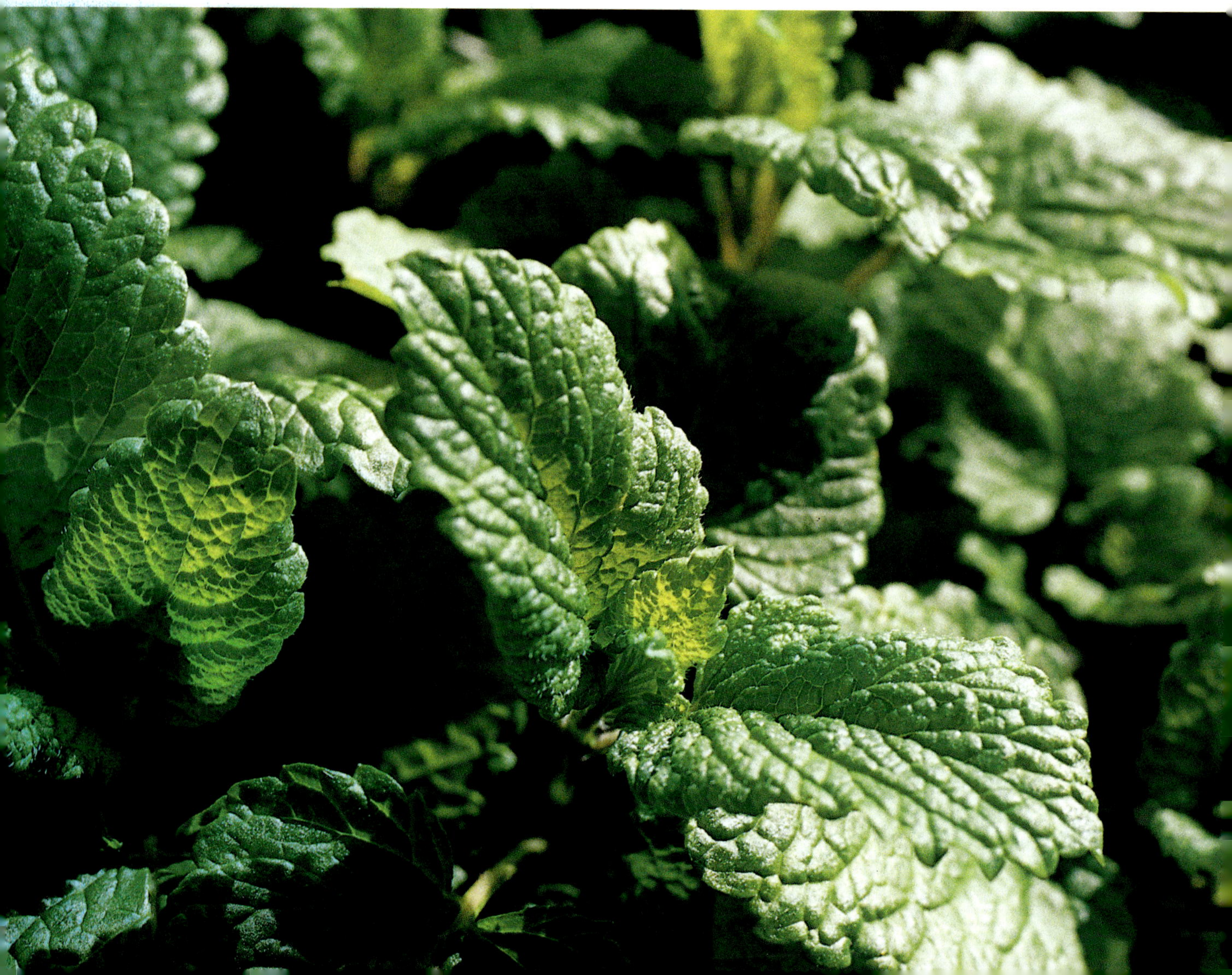

Rezept Melissentinktur

Melissentinktur (in Anlehnung an den Klosterfrau Melissengeist) kann man leicht selbst herstellen. Dazu 10 Gramm Blätter in 100 Gramm 70-prozentigem Alkohol ansetzen.

Melissen-Körperöl

In eine Grundlage aus fettem Öl bzw. Wachs, zum Beispiel Mandelöl oder Jojobaöl, träufelt man Zitronenmelisseöl. Auf 100 ml fettes Öl 2 ml (= 50 bis 60 Tropfen) ätherisches Öl.

Ätherisches Öl

Gewinnung durch Wasserdampf-Destillation aus dem Kraut

Ausbeute Wegen des geringen Gehalts und der geringen Ausbeute von 0,1 Prozent ist das echte Zitronenmelisseöl sehr teuer. In der Kosmetikindustrie wird es deshalb oft durch billigere, ebenfalls nach Zitrone duftende Kräuter ersetzt, also durch Citronell- oder Lemongrasöle, durch Zitronenöl oder über Melissenkraut destilliertes Zitronenöl.

Hauptbestandteile Citral (etwa 30 Prozent), Caryophyllen, Citronellal (etwa 40 Prozent), Linalool, Geraniol

Die Zusammensetzung des ätherischen Öls schwankt stark je Sorte und Anbauort.

Duft zitronig, fein, sanft beruhigend

Verwendung und Heilwirkung

Die Zitronenmelisse zählt als Bestandteil des Klosterfrau Melissengeistes zu den bekanntesten Heil- und Hausmitteln. Aber auch in der Kosmetik wird sie sehr geschätzt.

Innere Anwendung Die Zitronenmelisse wirkt leicht krampflösend, beruhigt die Nerven und fördert damit den Schlaf. Außerdem hat sie eine antibakterielle und eine antivirale Wirkung. Die Kräutermedizin empfiehlt Zubereitungen aus dem Kraut zur Beruhigung bei Nervenleiden, bei nervösen Magen- und Darmstörungen, bei Migräne und nervösen Herzbeschwerden. Der Teeaufguss aus der Zitronenmelisse ist ein beliebter Haus- und Abendtee, der etwas von der Anspannung des Tages nimmt. Das frische oder getrocknete Kraut und das ätherische Öl wirken in dieselbe Richtung.

Äußere Anwendung Innerlich in Form von Tee wie äußerlich in Form von Körperöl zeigt sich die beruhigende Wirkung der Zitronenmelisse (s. Rezept). Zitronenmelisse wirkt antibakteriell und antiviral und wird in der Medizin äußerlich bei Herpes-simplex-Viren eingesetzt. Herpesbläschen an den Lippen kann man damit behandeln. Zitronenmelissesalbe für diesen Anwendungszweck gibt es in der Apotheke.

Verwendung in der Kosmetik Die Kosmetikindustrie verwendet das ätherische Öl in Haar- und Hautpflegepräparaten, beispielsweise gegen übermäßige Fettabsonderung. Sehr wohltuend empfindet man Körperöle mit echtem Zitronenmelisseöl.

Pfefferminze (Mentha x piperita) und andere Minzen

Die Pfefferminze ist eine wuchskräftige, Ausläufer treibende Staude, die in allen gemäßigten Zonen der Erde verbreitet ist. Eine besonders wertvolle Sorte ist die englische Rasse „Mitcham“ mit rötlich überlaufenem Stengel und Blättern. Sie wird in Mitteleuropa, in England und in Russland auf Feldern angebaut und bringt einen hohen Ertrag. Das Kraut der Minze kann mehrmals im Jahr geerntet werden, jeweils am besten kurz vor der Blüte.

Das ätherische Minzöl wird im großen Stil jedoch nicht von unserem bekannten Heilkraut gewonnen, sondern von der Japanischen Minze, von Mentha arvensis ssp. haplocalyx. Dieses Minzöl ist zum Beispiel Bestandteil des „Japanischen“ oder „Chinesischen Heilpflanzenöls“ oder der bewährten „Olbas-Tropfen“.

Eine andere Minzenart, Mentha arvensis var. piperascens, enthält sehr viel Menthol. In den Anbauländern China, Taiwan, Japan und Brasilien wird daraus in großem Maßstab Menthol destilliert.

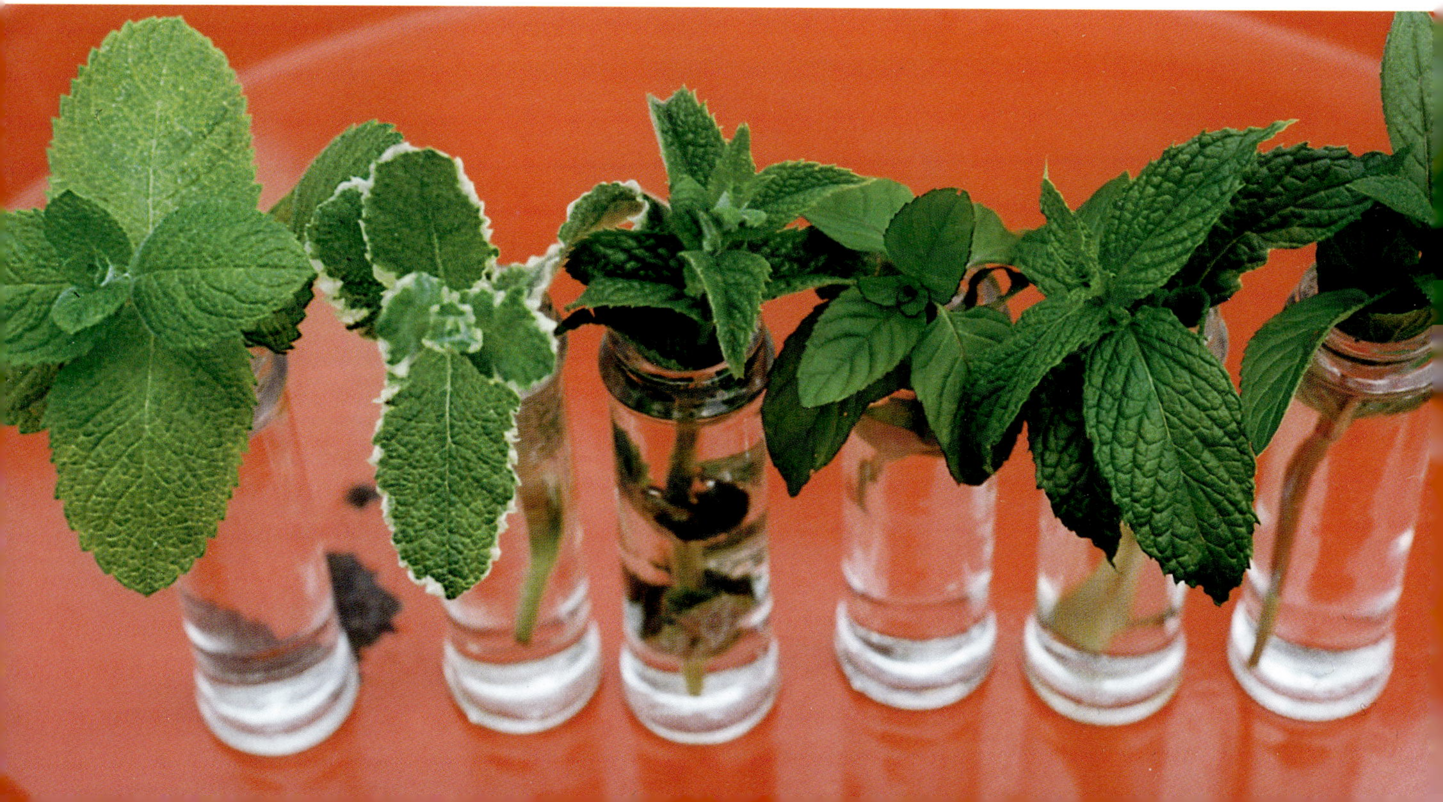

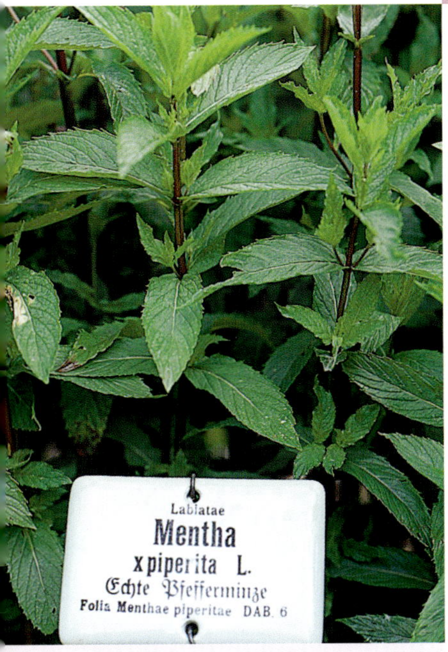

Ätherisches Öl

Gewinnung durch Wasserdampf-Destillation aus dem leicht angewelkten Kraut oder den Blättern, Ausbeute 0,15 bis 0,4 Prozent

Hauptbestandteile Menthol, Estermenthol, Menthon, Jasmon (geringe Konzentration, aber wichtig fürs Pfefferminzaroma)
Die Zusammensetzung des ätherischen Öls schwankt sehr stark, je nach Herkunft und Erntetermin.

Duft frisch, mentholartig

Menthol kristallisiert bei tiefen Temperaturen aus dem Pfefferminzöl aus. Das macht man sich bei der Gewinnung des natürlichen Menthols zunutze, indem man auf – 22 °C abkühlt. Allerdings wird Menthol auch synthetisch hergestellt.

Verwendung und Heilwirkung

Die Pfefferminze ist ausgesprochen vielseitig. Sie wird in der Medizin, in der Kosmetik und auch im Haushalt verwendet. Das getrocknete Kraut gehört zum Grundsortiment der hauseigenen Teeküche.

Innere Anwendung Die Menschen nutzen die Minzen schon seit Jahrtausenden als Medizin. Im alten Ägypten wurden sie in die Gräber der Pharaonen gelegt. Minztee, stark gesüßt, ist auch heute noch ein alltägliches Getränk in arabischen Ländern. Wegen der antiseptischen Wirkung ist er bei Erkrankungen der Atmungs- und Verdauungsorgane angezeigt; aber er wirkt auch entkrampfend auf Magen und Darm. Schon ein bis zwei Tropfen ätherisches Öl in ein Glas warmes Wasser oder in eine Tasse Kräutertee geträufelt, bringen Linderung.
Pfefferminzöl hilft auch gegen Reisekrankheit, indem dreimal täglich ein Tropfen in Wasser verdünnt vor dem Essen eingenommen wird.

Weitere Anwendungsgebiete Kreislaufbeschwerden, Föhn-Fühligkeit, Neigung zu Ohnmacht.

Bitte beachten

Wer homöopathische Medikamente nimmt, sollte auf Pfefferminzzubereitungen verzichten, da die Minze nach den Erfahrungen der Therapeuten der Behandlung entgegen wirkt.

Das ätherische Öl aus der Krauseminze oder Spearmint (Mentha spicata) enthält kein Menthol. Hauptbestandteil ist Carvon. Wir kennen den typischen Geruch und Geschmack vom Kaugummi. Krauseminzeöl ist auch häufiger Bestandteil von Kosmetika wie Seifen und Zahnpasten.
Menthol kristallisiert beim Abkühlen aus Pfefferminzöl aus (siehe Bild auf dieser Seite). Für die eigene Kosmetikküche und für die Herstellung von Heilmitteln wird Menthol in der Form wie unten abgebildet angeboten. Es kann auch synthetisch hergestellt werden. Der Stoff riecht typisch nach Minze. Er ist eine wichtige Zutat zu allerhand Produkten – zum Beispiel zu Zahnpasten, Kaugummi, Zigaretten oder Franzbranntwein.

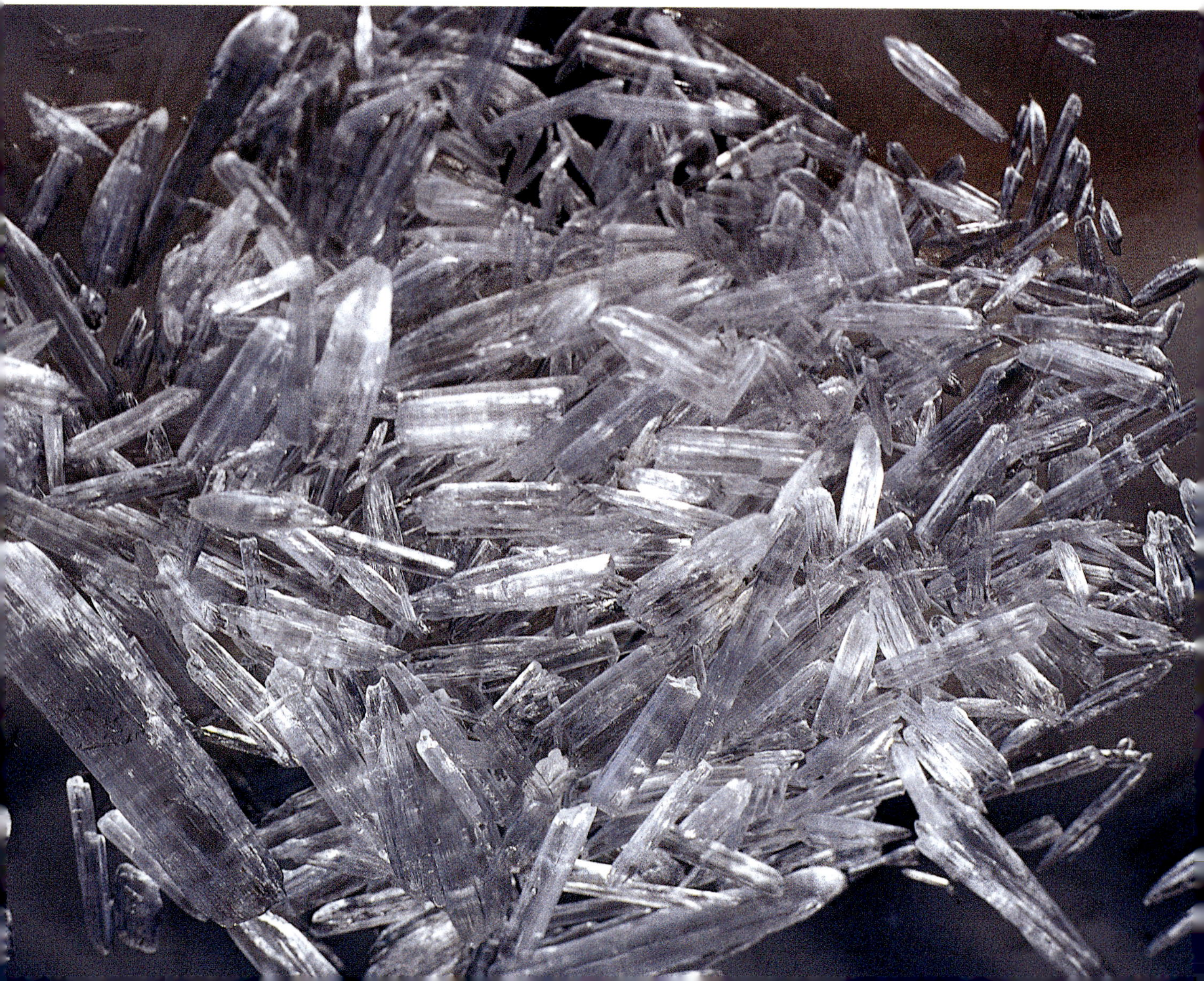

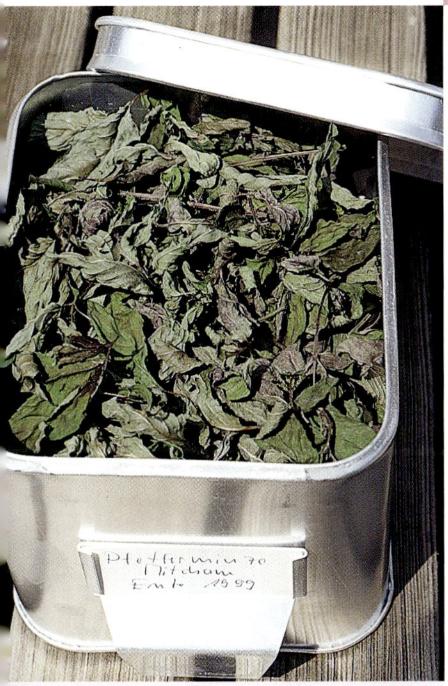

Bitte beachten

Pfefferminzöl wegen des Mentholgehalts nicht bei Säuglingen und Kleinkindern anwenden. Auch keinen Pfefferminztee und keine mentholhaltigen Salben geben. Es besteht Erstickungsgefahr!

Verwendung und Heilwirkung

Äußere Anwendung Äußerlich angewandt haben manche Menschen gute Erfahrung mit der krampflösenden Eigenschaft bei Kopfschmerzen und Migräne gemacht. Dazu massieren Sie einfach ein paar Tropfen unverdünntes Öl sanft in die Schläfen ein. Achten Sie dabei unbedingt darauf, dass nichts von dem scharfen Öl in die Augen und auf die Schleimhäute gelangt.
Das im Pfefferminzöl enthaltene Menthol hat eine anästhesierende und erfrischende Wirkung. Es wird deshalb äußerlich zur Stillung von Juckreiz und für Einreibungen, beispielsweise als „Franzbranntwein“, verwendet.
Selbstverständlich kann man auch mit Pfefferminzöl inhalieren – bei Erkältungen bringt das große Erleichterung. Der lindernde Effekt des Menthols macht sich auch in mit Menthol aromatisierten Papiertaschentüchern bemerkbar.

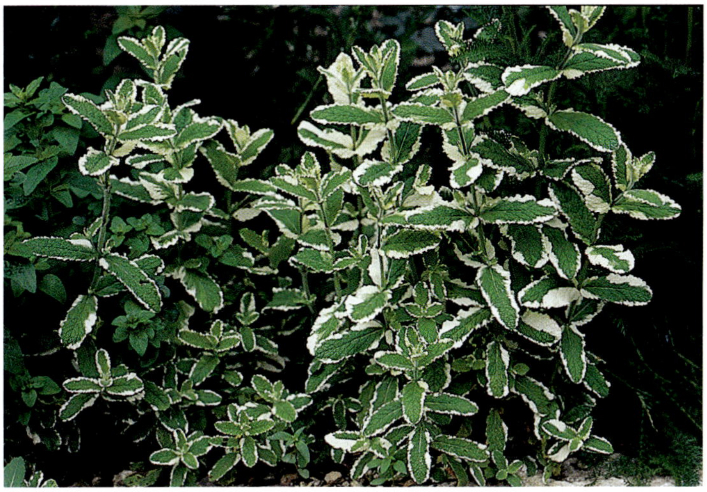

Verwendung in der Kosmetik Ein Gesichtsdampfbad mit ätherischem Pfefferminzöl regt die Hautdurchblutung an, es reinigt die Poren und führt Fettstoffe ab. Parfüms, Zahnpasten, Mundwässern und Deodorants verleiht Pfefferminzöl den charakteristischen frischen Geruch und Geschmack.

Rosmarin (Rosmarinus officinalis)

Schon im Altertum schätzten die Menschen den Rosmarin als Heilkraut. Im wundergläubigen Mittelalter vertraute man sogar darauf, dass er die Geister vertreibt. Der Rosmarin präsentiert sich in seiner Heimat rund ums Mittelmeer als zwei Meter hoher, immergrüner Strauch. In unserem Klima ist er allerdings nicht sicher winterhart; man kultiviert ihn normalerweise in Töpfen oder Kübeln und holt die Pflanzen im Winter ins Haus. Einige Sorten-Neuzüchtungen (u.a. ‚Arp', ‚Veitshöchheim') überstehen tiefe Temperaturen bis etwa –20 °C.

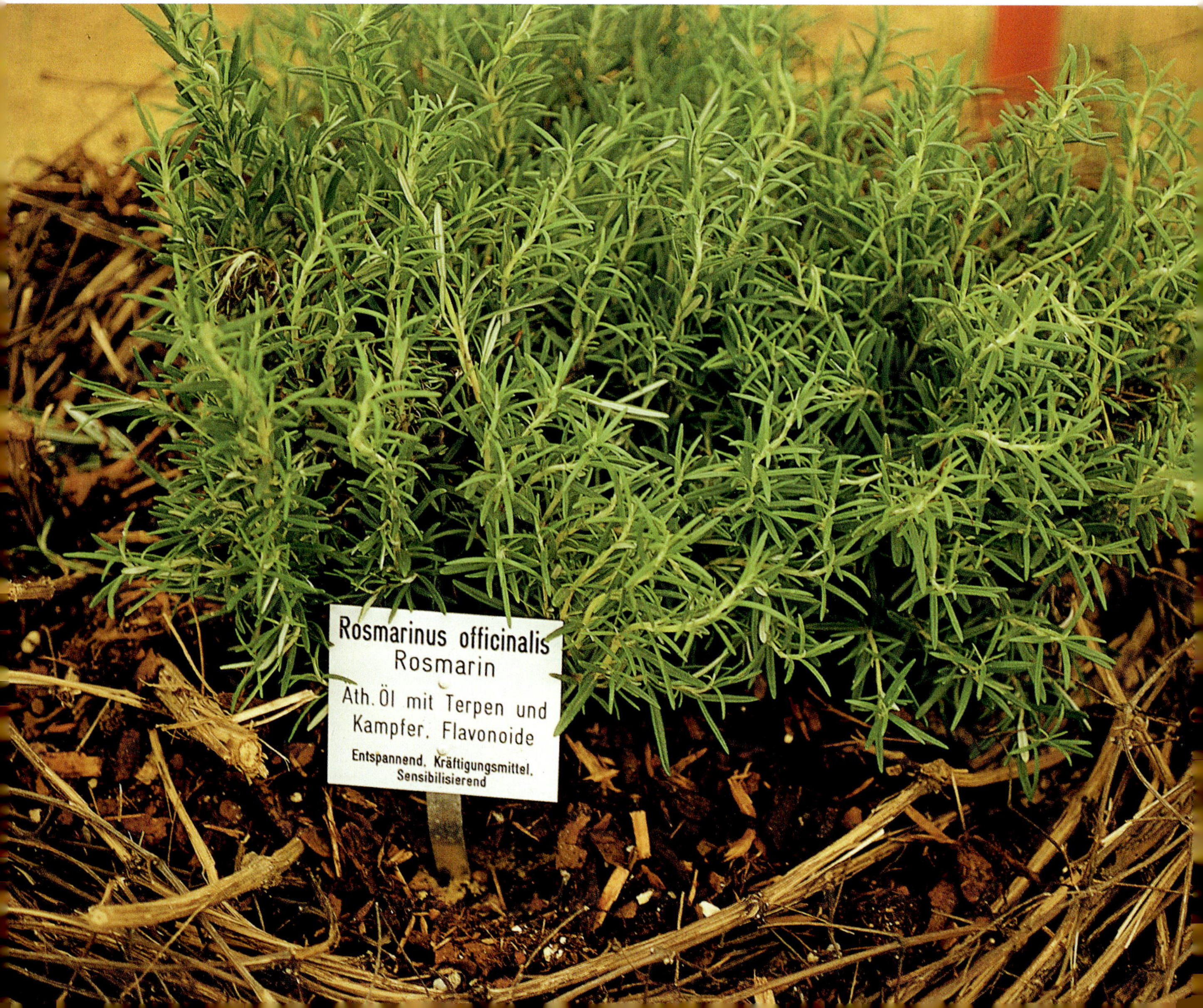

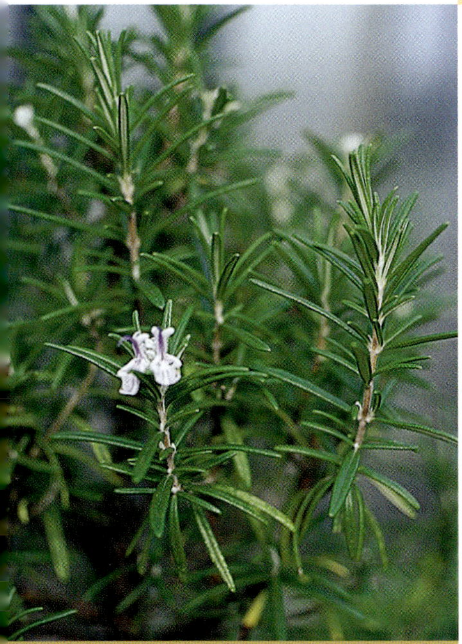

Ätherisches Öl

Gewinnung durch Wasserdampf-Destillation aus dem blühenden Kraut, Ausbeute bis zu 2 Prozent
Hauptbestandteile Cineol (bis 50 Prozent), Borneol (10 bis 20 Prozent), Camphen (5 bis 10 Prozent), Campher, Pinen; Gerbstoff: Rosmarinsäure (3 bis 4 Prozent),
Duft würzig, frisch, krautig, leicht eukalyptusartig
Rosmarinöl ist wichtiger Bestandteil des Kölnisch Wasser, nach der alten Rezeptur des Parfümeurs Johann Maria Farina. Und im 16. Jahrhundert wurde aus frischen Rosmarinblüten und Alkohol das erste Parfüm destilliert, das den Namen „Königlich Ungarisches Wasser" trägt.

Verwendung und Heilwirkung

Innere Anwendung Rosmarin hat durchblutungsfördernde und allgemein stimulierende Eigenschaften. Daher rührt seine Berühmtheit als Kraut für müde Menschen mit niedrigem Blutdruck. Innerlich und äußerlich angewandt kommt der Rosmarin Menschen zugute, die mit derlei Übeln behaftet sind. Außerdem hat der Lippenblütler desinfizierende Wirkung und er regt die Gallenabsonderung an.

Äußere Anwendung Menschen mit niedrigem Blutdruck sollten immer ein Riechfläschchen mit Rosmarinöl bei sich haben und öfter den reinigenden, würzigen Duft einschnuppern.
Ätherisches Rosmarinöl eignet sich auch hervorragend als Badezusatz. Allerdings sollte man die Essenz nicht pur dem Badewasser zugeben, sondern mit einem Emulgator (siehe Seite 26) mischen, so dass sich alles löst und gleichmäßig im Badewasser verteilt. Das morgendliche Bad mit Rosmarinessenz macht spürbar munter. Abends sollte man dagegen nicht mit Rosmarin baden; das würde vom Schlaf abhalten.
Rosmarinöl hat eine weitere wohltuende Wirkung: Es lindert Muskelschmerzen. Ein Massageöl lässt sich leicht selbst herstellen.

Bitte beachten

Rosmarinöl ist trotz der vielen positiven Wirkungen kein harmloses Kraut. Schwangere sollten es meiden, ebenso Menschen mit Neigung zu epileptischen Anfällen.

Beim Überwintern im Haus muss Rosmarin immer kühl stehen, zum Beispiel in einem nicht geheizten Flur oder in einem hellen Kellerraum. Zum Würzen pikanter Gerichte hat man dann das ganze Jahr über frische Rosmarinnadeln zur Hand.
Rosmarin passt zu Braten, zu herzhaften Soßen und in Gemüseaufläufe. Ich nehme Rosmarinnadeln gerne zu gebackenen Kartoffeln. Dazu große, geschälte Kartoffeln in dünne Scheiben schneiden, dicht an dicht auf ein Backblech legen, hauchfein mit Olivenöl oder einem anderen Öl bestreichen. Rosmarinnadeln und ganze, ungeschälte Knoblauchzehen mit dazulegen und bei ca. 220 °C backen, bis sich die Kartoffeln leicht bräunlich färben.

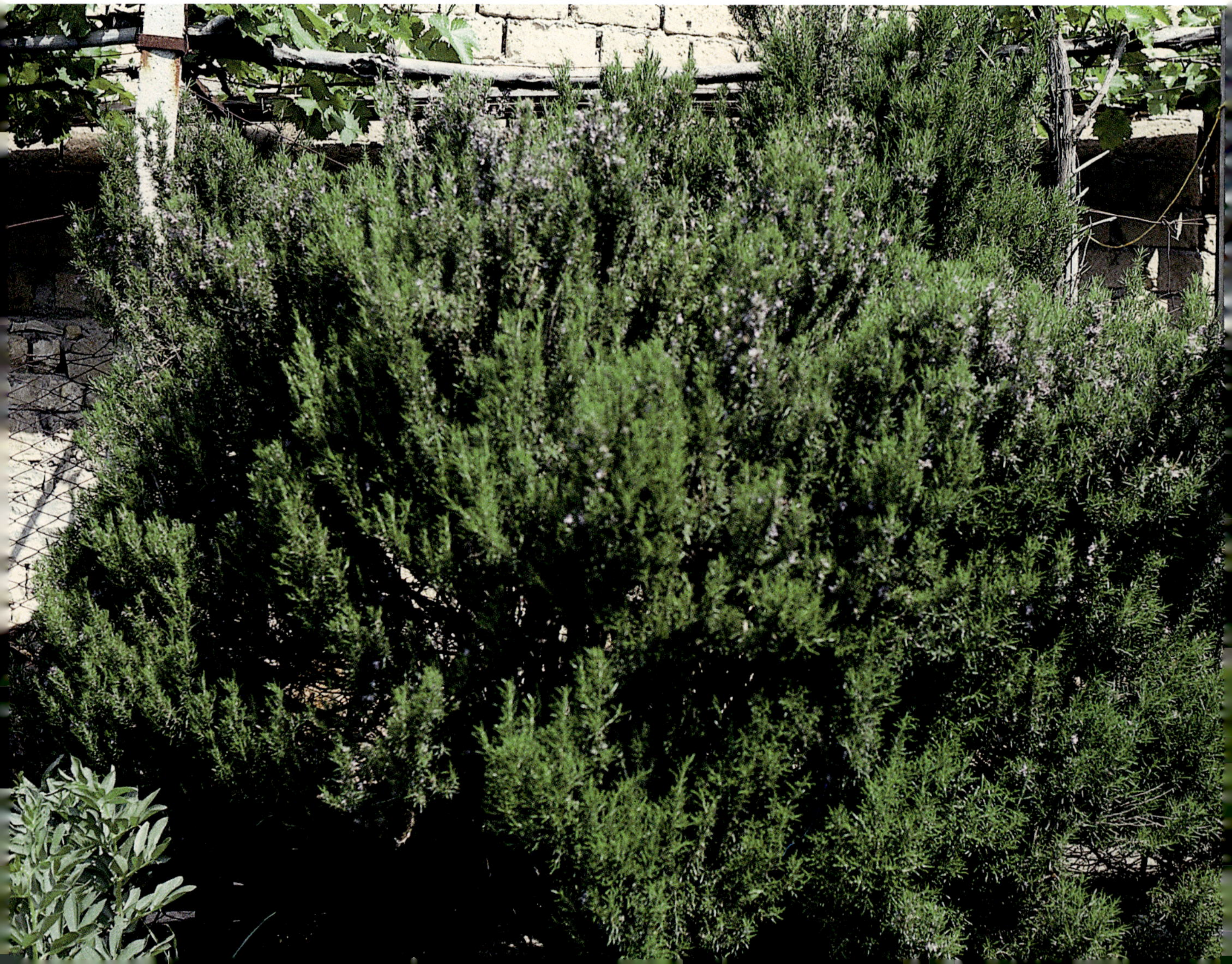

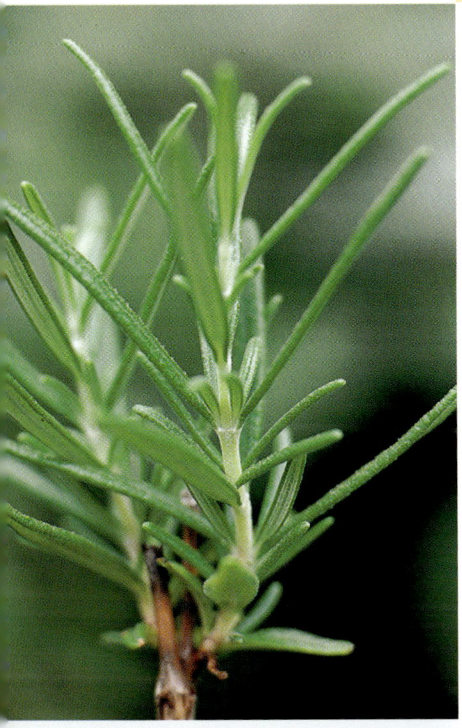

Rosmarin in der Küche

Rosmarin immer als ganze Zweige trocknen und aufbewahren und erst kurz vor dem Zubereiten zerkleinern. Gerebelt verliert das aromatische Kraut sehr schnell das Aroma und riecht und schmeckt nur noch ranzig.

Verwendung und Heilwirkung

Verwendung in der Kosmetik Rosmarin ist ein Kraut für Haut und Haare. Er verstärkt die Durchblutung und damit die Ernährung der Hautzellen und der Haarwurzeln für das Blut. Er verbessert die Funktion der Hautdrüsen und ihr Zusammenwirken. Hersteller von Körperpflegemitteln nutzen die harmonisierende Wirkung des Rosmarinöls in ihren Pflegeprodukten fürs Haar. Rosmarin fördert den Haarwuchs und ist bei bestimmten Formen des Haarausfalls angezeigt. Wohltuend wirkt auch schon die Spülung mit starkem Rosmarinabsud.
Bei der Gesichtspflege kann man Rosmarin in Form von Gesichts- oder Rasierwasser verwenden. Außerdem verleiht die Essenz Parfüms und Shampoos eine erfrischende Duftnote.

Rezept Rosmarinmassageöl

Zutaten

100 ml Mandelöl oder Olivenöl (oder ein anderes fettes Öl)
2 ml ätherisches Rosmarinöl

Zubereitung

Das Rosmarinöl in das fette Öl träufeln und alles gut miteinander verschütteln.

Rezept Rosmarin-Haaröl

Ein Haaröl zur Kräftigung der Kopfhaut lässt sich leicht selbst aus Mandelöl und ein paar Tropfen (2-prozentig) ätherischem Rosmarinöl herstellen.

Garten-Salbei (Salvia officinalis)

Der Gartensalbei ist eine alte Klostergartenheilpflanze. Mönche haben ihn im frühen Mittelalter aus dem Mittelmeerraum in die Klostergärten gebracht. Von dort aus kam er nach und nach in die Hausgärten. Botanisch gesehen ist der Gartensalbei ein Halbstrauch. Er trägt weiß-filzige Blätter und hell-violette Blüten. Bienen und Hummeln besuchen das Sträuchlein gern. Der Gartensalbei wird oft als „Königin der Heilpflanzen" bezeichnet, entsprechend vielfältig sind die Anwendungsgebiete.
Vom Salbei gibt es sehr viele Arten und Sorten mit jeweils etwas anderer Zusammensetzung der ätherischen Öle.

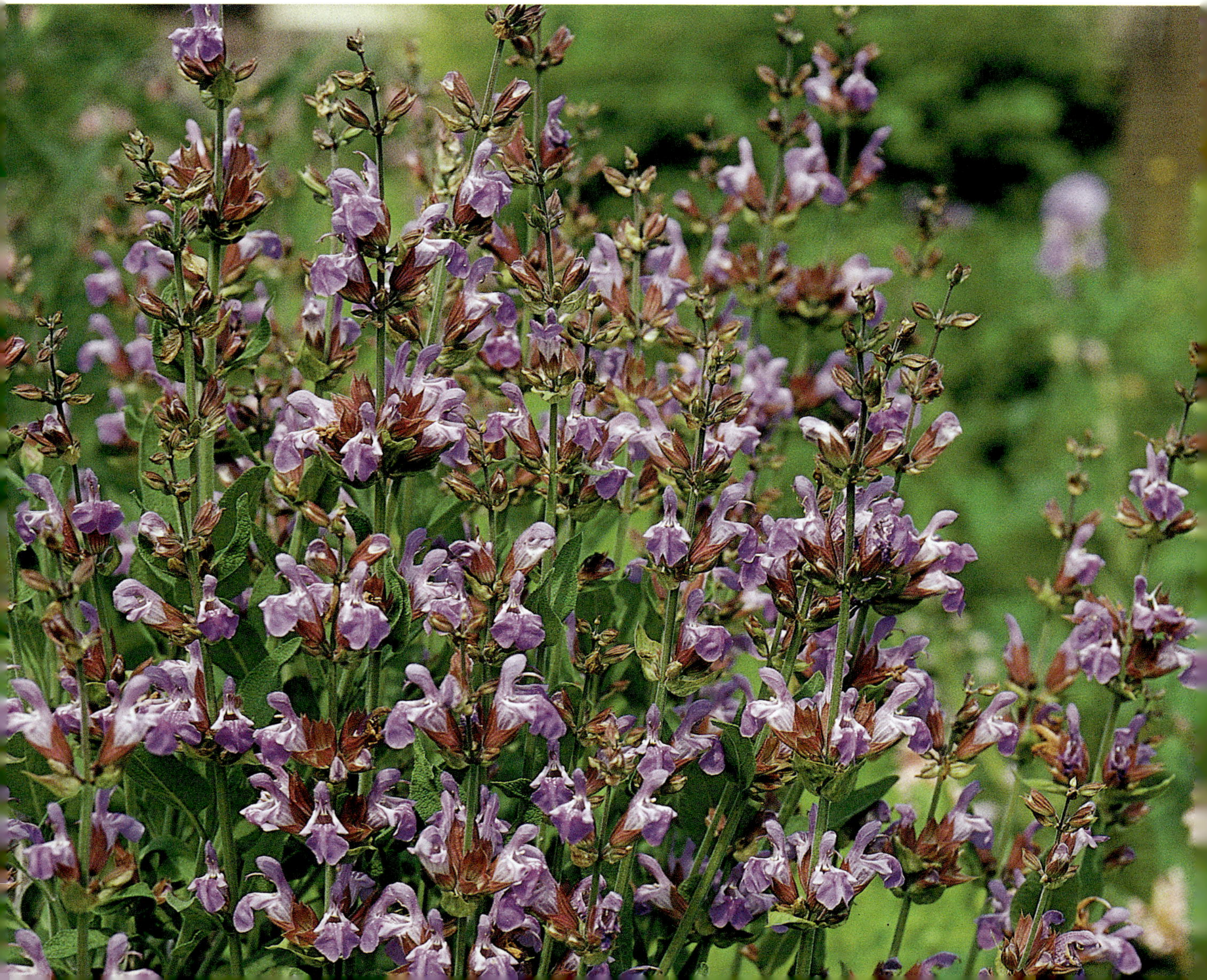

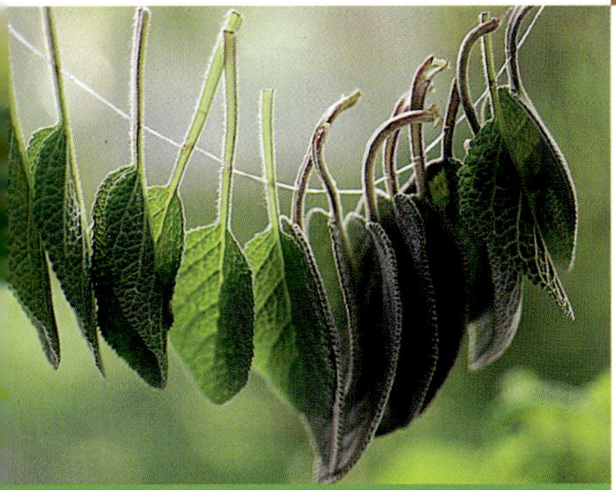

Bitte beachten

Schwangere und Stillende müssen Gartensalbei meiden!

Rezept Holzig-exotisches Deodorant

Zutaten

50 ml Weingeist

40 Tropfen ätherisches Salbeiöl

30 Tropfen ätherisches Citronellöl

15 Tropfen ätherisches Sandelholzöl

Zubereitung

Alle Zutaten in einen Pumpzerstäuber füllen, gut miteinander verschütteln und einige Wochen lang reifen lassen. Zwischendurch öfters schütteln.

Ätherisches Öl

Gewinnung durch Wasserdampf-Destillation aus den Blättern, die kurz vor der Blüte geerntet werden, Ausbeute etwa 1,6 Prozent

Hauptbestandteile Thujon, Cineol, Kampfer, Borneol

Die Zusammensetzung des ätherischen Öls ist je nach Herkunft ganz unterschiedlich. Das Öl dalmatinischer Herkunft enthält 40 bis 60 Prozent Thujon und den Bitterstoff Carnosol, während das aus Spanien kein Thujon und keinen Bitterstoff enthält.

Duft frisch, würzig, krautig, etwas dumpf

Verwendung und Heilwirkung

Innere Anwendung Innerlich eingenommen hemmt Salbei (in Form von Tee oder als Essenz) die Speichel- und die Schweißsekretion. Besonders Frauen in den Wechseljahren wissen Salbei zu schätzen, weil er das Schwitzen erträglicher macht. Die Mediziner raten aber, die Droge – gleich in welcher Anwendungsform – nicht über längere Zeit zu nehmen, da der Inhaltsstoff Thujon giftig wirken kann. Thujon zählt zu den abtreibungsfördernden, betäubenden und leberschädigenden Stoffen. Deshalb müssen Schwangere und Frauen während der Stillzeit den Salbei meiden. Gegen Salbei spanischer Herkunft ist nichts einzuwenden, weil er kein Thujon enthält.

Äußere Anwendung Gartensalbei wirkt keimtötend, pilztötend und entzündungshemmend. Er wird deshalb häufig für Mundspülungen und zum Gurgeln verwendet. Auch für Gesichtsdampfbäder eignet sich Salbei.

Verwendung in der Kosmetik Salbeitee eignet sich ähnlich wie Rosmarintee für Haarspülungen.

Wegen der schweißhemmenden Wirkung verwendet man Salbeiöl als natürlichen Zusatz zu Deodorants. Das Salbeiöl hemmt die Entwicklung der Bakterien auf der Haut und wirkt unangenehmen Gerüchen entgegen. Der herbe, etwas dumpfe Geruch des Salbeiöls verlangt allerdings einen starken Gegenpart.

Muskatellersalbei (Salvia sclarea)

MUSKATELLERSALBEI IST EINE sehr dekorative, imposante Zierpflanze in Gärten. Die Blütenstände verzweigen sich stark. Die zweijährige Pflanze stammt aus dem Mittelmeergebiet und aus Kleinasien. Früher wurde das Kraut zum Würzen von Wein genutzt. Das ätherische Öl stammt aus europäischen Kulturen in Österreich oder Frankreich.

Ätherisches Öl

Gewinnung durch Wasserdampf-Destillation aus den blühenden Spitzen
Hauptbestandteile Linalylacetat, Linalool
Duft würzig, warm, leicht herb

Verwendung und Heilwirkung

Innere Anwendung Muskatellersalbei und das daraus destillierte Öl wirken krampflösend, beruhigend und stärkend. Es hilft bei Verdauungsbeschwerden wie Blähungen; andererseits auch bei Periodenschmerzen. Muskatellersalbei hebt den Östrogenspiegel und ist deshalb bei Beschwerden in den Wechseljahren wie Hitzewallungen angezeigt.

Verwendung im Haushalt Der Duft des Muskatellersalbei bleibt lange haften. Das getrocknete Kraut sowie das ätherische Öl eignen sich deshalb für Potpourris, für die Duftlampe und zur Aromatisierung von Räumen.

Bitte beachten

In der Schwangerschaft meiden!

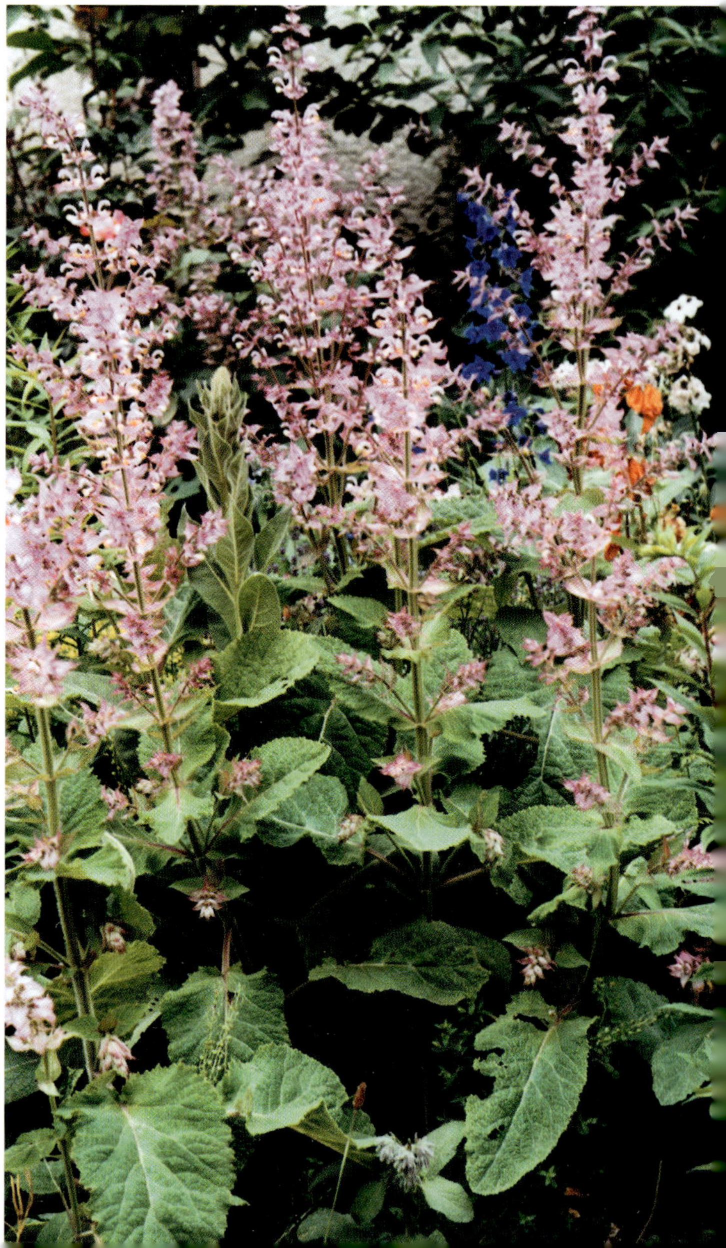

Ysop (Hyssopus officinalis)

MÖNCHE BRACHTEN DEN Ysop im Mittelalter über die Alpen. Seither wird der niedrige, intensiv blau blühende Strauch in Gärten kultiviert. Die würzigen Blättchen passen gut zu Tomatengerichten. Ysop ist auch ein Teekraut, das bei fest sitzendem Husten hilft. Für diesen Zweck erntet man das blühende Kraut. Ysop blüht erst im Hochsommer und lockt Insekten und Schmetterlinge geradezu magisch an. Er bereichert dadurch die Lebewelt im Garten ungemein.

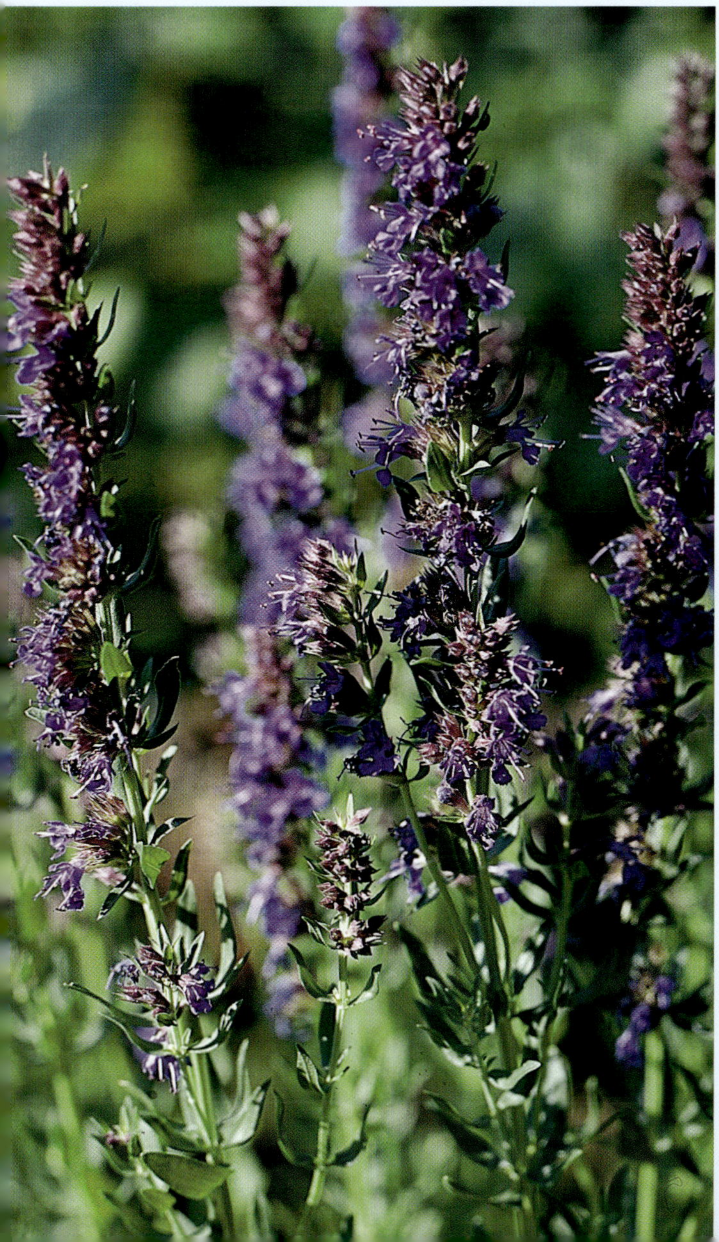

Ätherisches Öl

Gewinnung durch Wasserdampfdestillation aus dem blühenden Kraut

Hauptbestandteile Kampfer, Pinocamphon, ß-Pinen

Duft würzig, süßlich, warm

Verwendung und Heilwirkung

Innere Anwendung Tee aus Ysopkraut hilft bei fest sitzendem Husten. Es verflüssigt den Schleim und hilft beim Abhusten. Außerdem hat Ysopkraut wohl tuende Wirkung auf den Verdauungstrakt, hilft bei Blähungen, Völlegefühl und Koliken.

Ysop hat auch hervorragende geschmackliche Qualitäten: Er wird zum Aromatisieren von Likör, zum Beispiel von Chartreuse, verwendet

Bitte beachten

Innerlich sollte man Ysopöl besser nicht anwenden, denn es kann epileptische Anfälle auslösen.

Thymian, Gartenthymian (Thymus vulgaris)

Der Gartenthymian zeigt sich als niedriges Sträuchlein von sparrigem Wuchs. Beim Zerreiben der kleinen Blättchen schlägt einem ein stark aromatischer Duft entgegen.

Der Gartenthymian stammt aus dem westlichen Mittelmeergebiet. Benediktinermönche brachten ihn im Mittelalter nach Mitteleuropa. Der Lippenblütler wird im großen Stil hauptsächlich in Südfrankreich, Spanien, Marokko und Nordamerika angebaut. Der kleine Strauch lässt sich ohne weiteres im Hausgarten kultivieren. Er gedeiht gut an einem sonnigen, trockenen Platz, zum Beispiel im Steingarten oder an einer Böschung. Geerntet wird das blühende Kraut. Zum Würzen kann man die kleinen Zweige fast das ganze Jahr über frisch ernten. Ähnliche Ansprüche und ähnliche Wirkung hat der Feldthymian oder Quendel, der ganz niedrig, teppichartig wächst. Andere Thymianarten wie den Zitronenthymian oder den Orangenthymian nimmt man wegen ihres milden, zitrusartigen Geschmacks besser für Tee.

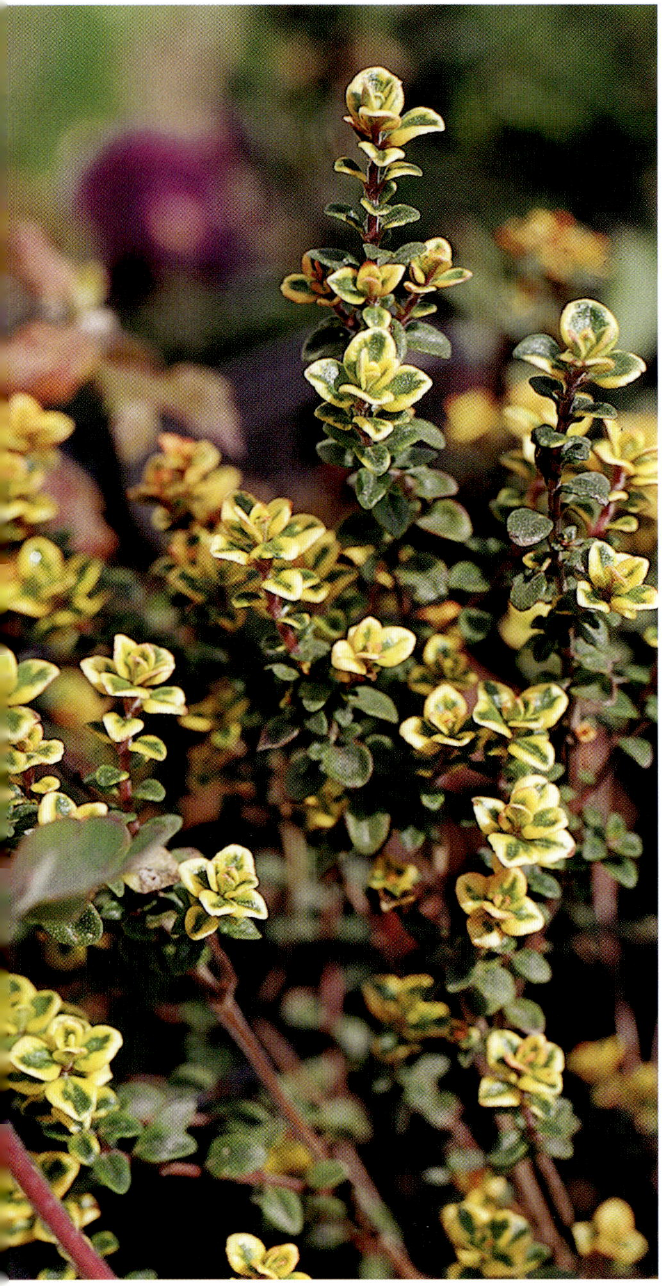

Bitte beachten

Innerlich angewandt, kann hoch konzentriertes, ätherisches Thymianöl die Leber schädigen. Bei Allergikern und Kindern kann es leicht die Haut und die Schleimhäute reizen. Bei Schilddrüsenüberfunktion, zu hohem Blutdruck und Epilepsie darf Thymianöl grundsätzlich nicht verwendet werden. Das gilt auch bei Schwangerschaft.

Bitte beachten

Menschen mit Schilddrüsenüberfunktion sollten Thymian meiden.

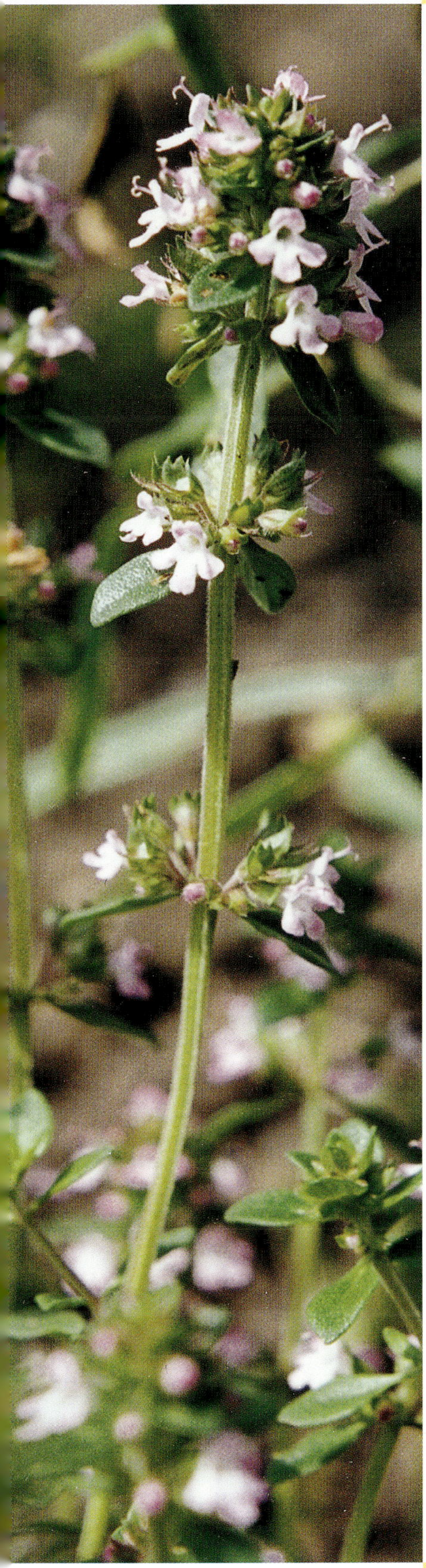

Ätherisches Öl

Gewinnung durch Wasserdampf-Destillation aus dem Kraut, Gehalt von 0,7 bis 2,5 Prozent Hauptbestandteile: Thymol (40 bis 50 Prozent), Carvacrol, Pinen, Linalool, Gernaniol, Borneol
Öle mit überwiegendem Thymol-Gehalt kristallisieren leicht aus. Je nach Herkunft schwankt das Verhältnis von Thymol zu Carvacrol sehr stark. Auf die Heilwirkung des Thymianöls hat dies jedoch nur wenig Einfluss.
Duft würzig, aromatisch, krautig

Verwendung und Heilwirkung

Innere Anwendung Das Thymianöl wirkt durch seine Bestandteile Thymol und Carvacrol stark antiseptisch, sogar noch in Konzentrationen von 1:3000. Das wussten bereits die Ägypter; denn sie verwendeten mit Thymian aromatisiertes Öl zum Einbalsamieren der Toten. Der Thymian ist aber auch bei uns in der Volksheilkunde als keimtötendes Hausmittel bekannt. Man ließ früher während Erkältungs- und Grippezeiten einfach einem Topf mit Wasser und Thymiankraut auf dem Herd vor sich hin kochen.
Thymian löst nach meiner Erfahrung wie kein anderes Kraut bei tief sitzendem Husten den Schleim. Ärzte verordnen Thymianextrakte als auswurfförderndes, schleimlösendes Mittel bei Bronchitis und Keuchhusten. Angezeigt ist Thymian in seinen verschiedenen Anwendungsformen aber auch bei Darminfektionen, als harntreibendes und desinfizierendes Mittel und als Mittel gegen Würmer.

Äußere Anwendung Das Inhalieren mit Thymian oder mit ätherischem Thymianöl ist ein bewährtes Mittel bei tief sitzendem Husten und Verschleimungen.

Verwendung in der Kosmetik Auch in der Kosmetik können wir uns die desinfizierende Eigenschaft des Thymians zunutze machen, beispielsweise in Seifenlösungen, Mundwässern oder Zahnpasten. Gesichtsdampfbäder reinigen die Haut. Thymianzubereitungen helfen gegen Akne.

Eisenkrautgewächse

Zitronenverbene, Zitronenstrauch, Eisenkraut, Verveine (*Lippia citriodora*)

Die Zitronenverbene stammt aus Südamerika. 1754 kam sie nach Europa. Sie wird in milden Klimaregionen angebaut. In Mitteleuropa kann sie nur als Kübelpflanze kultiviert werden, die im Haus überwintert. Die Zitronenverbene wird manchmal mit dem einheimischen Eisenkraut verwechselt, das aber anders aussieht und andere Eigenschaften hat.

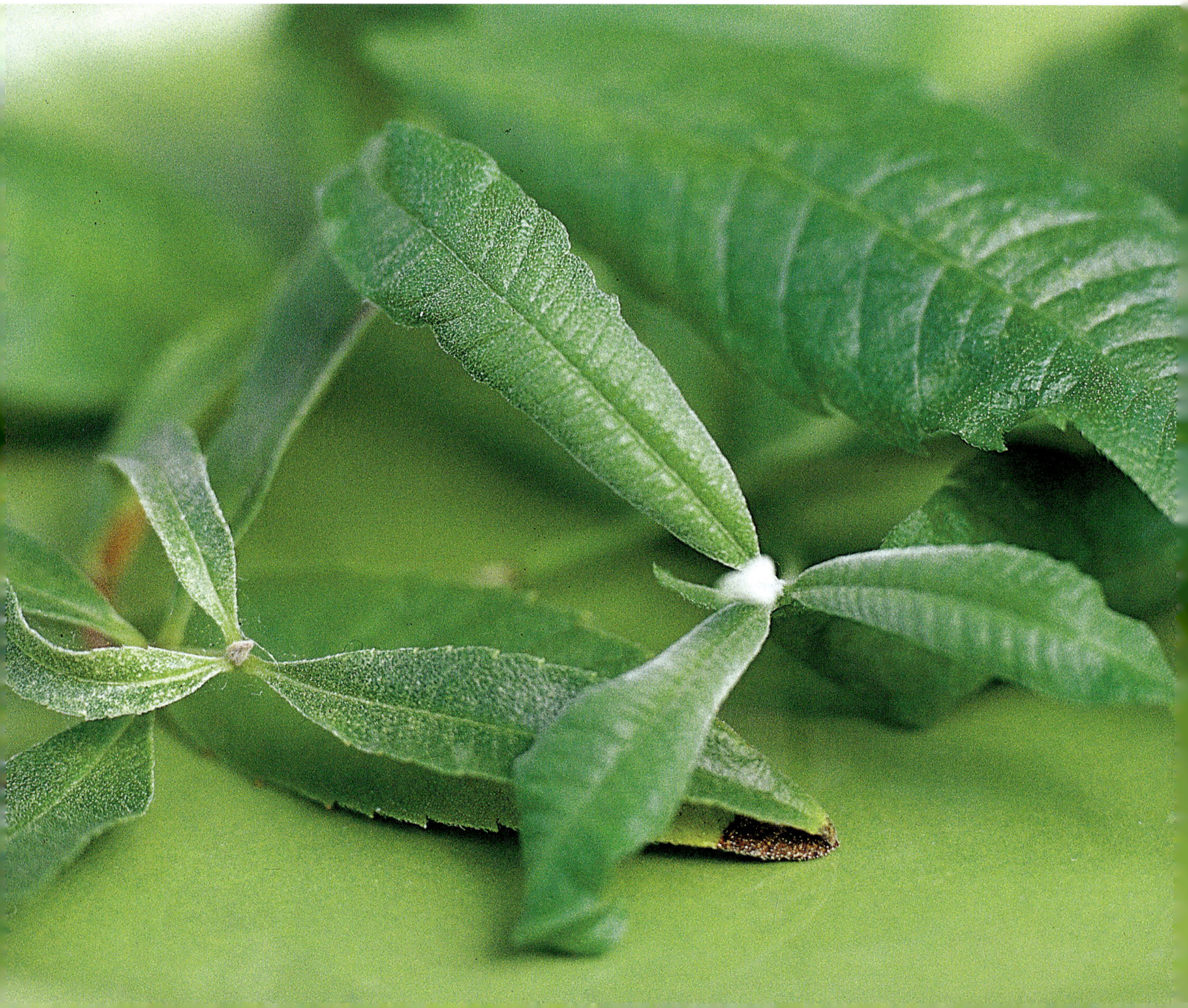

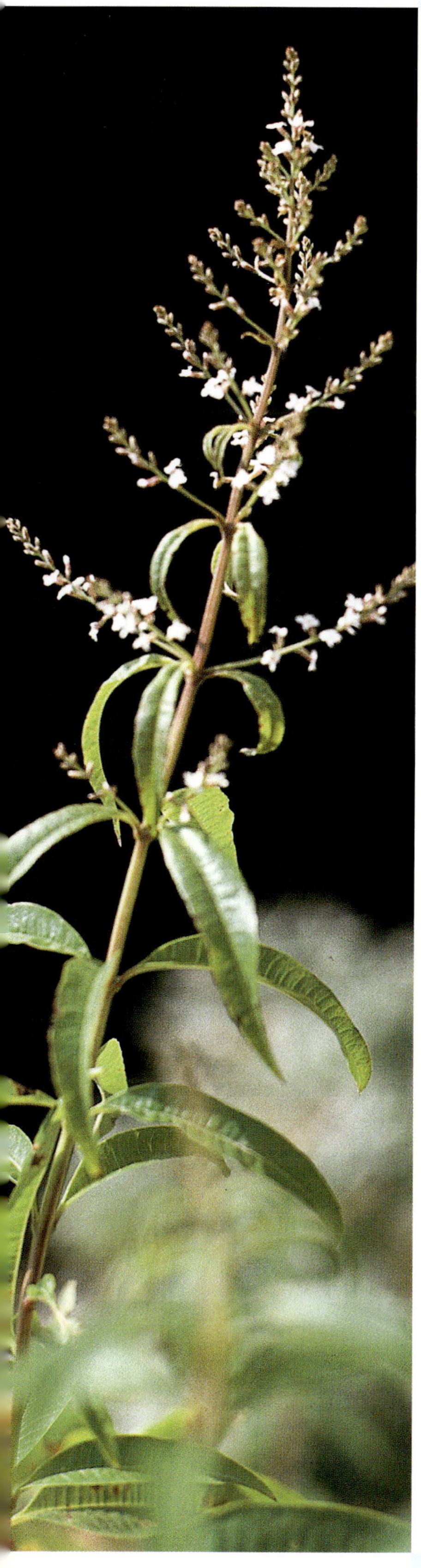

Ätherisches Öl

Gewinnung durch Wasserdampfdestillation aus den Blättern
Hauptbestandteile Citral, Cineol, Limonen, Geraniol
Duft sehr fein, leicht zitronenartig, frisch, angenehm krautig

Verwendung und Heilwirkung

Innere Anwendung Die Zitronenverbene hat einen mild beruhigenden, gleichzeitig tonisierenden Effekt. Sie hilft bei leichten Verdauungsbeschwerden und hebt die Stimmung.

Verwendung in der Küche Zitronenverbenentee ist einer der wohl schmeckendsten Tees, den ich kenne. Die Franzosen trinken ihren Verveinetee als Haustee. Er wird überall in den Supermärkten angeboten.

Rezept Zitronenverbenentee

Frische oder getrocknete Zitronenverbenenblätter mit kochendem Wasser übergießen und 5 bis 10 Minuten ziehen lassen. Dosieren Sie für diesen Tee ruhig großzügig, umso intensiver wird das Aroma! Der Tee mit dem angenehmen süßlichen Zitronenaroma schmeckt heiß oder kalt getrunken – im Winter zum Aufwärmen und im Sommer als kühlendes, belebendes Erfrischungsgetränk.

Duftende Gräser

Citronelle (Cymbopogon nardus)

DAS 1,5 METER hoch wachsende Gras wird in Sri Lanka, auf Java, auf den Seychellen und in Guatemala angebaut. Es kann mehrere Male im Jahr geschnitten werden. In der Weltwirtschaft ist es eines der wichtigsten ätherischen Öle – etwa 4000 Tonnen werden pro Jahr destilliert.

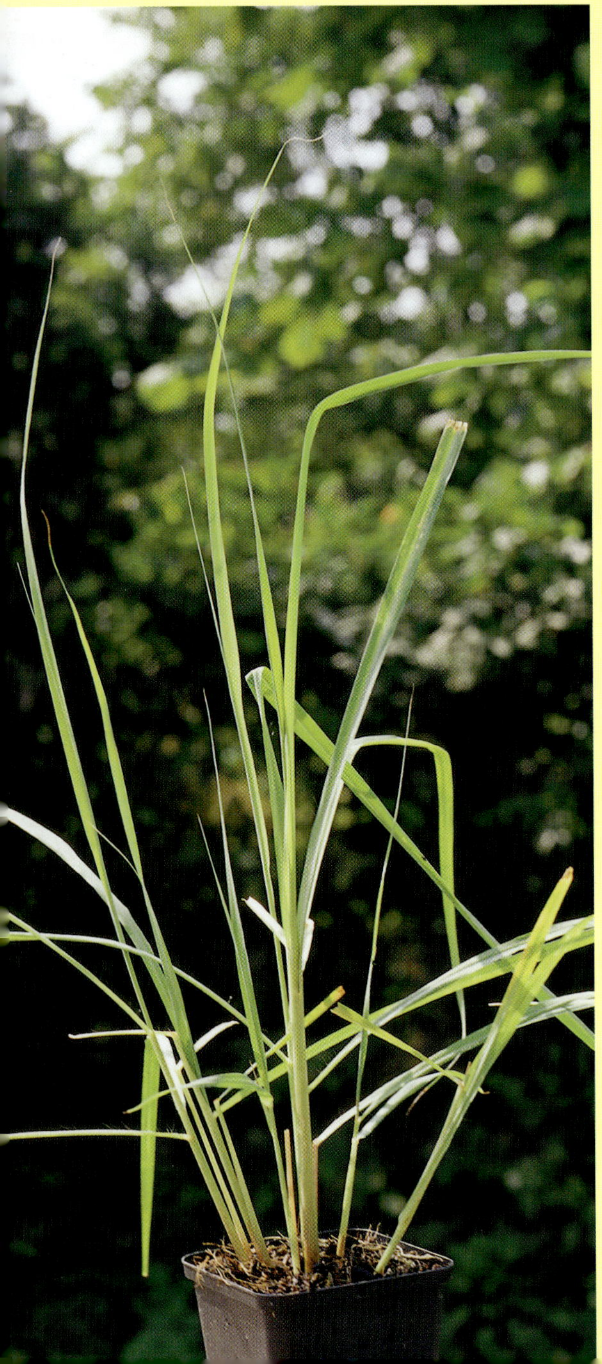

Ätherisches Öl

Gewinnung durch Wasserdampfdestillation aus den Blättern und Spelzen

Hauptbestandteile Citronellol, Geraniol

Duft frisch, zitronenartig, leicht süßlich

Der Duft ähnelt dem der Zitronenmelisse und ersetzt in Kosmetika häufig deren teureres Öl.

Citronelle und die verwandten Gräser Lemongras und Palmarosa schenken Wohlbefinden, versetzen in eine gelöste, heitere Stimmung. Die Citronelle wird auch als „Indische Melisse" bezeichnet.

Verwendung und Heilwirkung

In der Medizin hat die Citronelle und deren Öl keine Bedeutung, obwohl es antiseptische Eigenschaften besitzt.

Verwendung in der Kosmetik Das Citronellöl verleiht selbst hergestellten Duftwässern oder Körperölen einen abgerundeten, warmen, etwas spritzigen Duft. Es gehört zur Grundausstattung der Kosmetikküche.

Verwendung im Haushalt Bemerkenswert ist, dass der Duft Insekten vertreibt. Als Körperöl oder in Duftlampen leistet es gute Dienste zur Abwehr von Stechmücken.

Lemongras, Zitronengras (Cymbopogon citratus)

Lemongras kommt wild nicht vor. Es wird in Indien, auf Sri Lanka, auf Madagaskar und in Südamerika angebaut und liefert Massenerträge.

Ätherisches Öl

Gewinnung durch Wasserdampf-Destillation aus dem Kraut

Hauptbestandteil Citral (etwa 70 bis 80 Prozent), Citronellal

Citral ist auch in der Zitrone enthalten; das billige Lemongrasöl wird gelegentlich zum Verfälschen des teureren Zitronenöls genommen.

Duft intensiv zitronenartig, frisch

Die verwandte Art Palmarosa (Cymbopogon martinii) duftet blumig, rosenartig, süßlich.

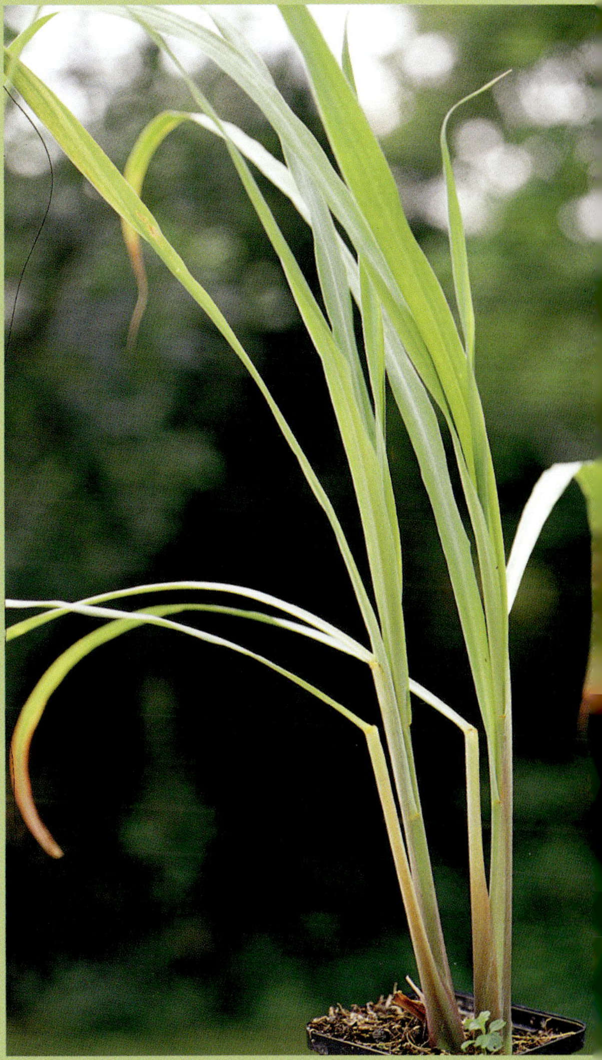

Verwendung und Heilwirkung

Äußere Anwendung Die Aromatherapie empfiehlt das ätherische Öl für Inhalationen bei Stirnhöhlenkatarrh und bei Schnupfen. Ätherisches Lemongras hat eine belebende Wirkung und erfrischt müde Füße. Kopfschmerzen bessern sich vielfach durch Einreiben der Schläfen und Stirn mit der verdünnten Essenz.

Verwendung in der Kosmetik Aber auch Gesunde sollten sich den frischen, lieblichen Duft des Lemongrases nicht entgehen lassen und ihn mittels der Duftlampe genießen. Freunde und Freundinnen schöner Düfte schätzen Lemongras in Parfüms, Deodorants und in Badeölen.

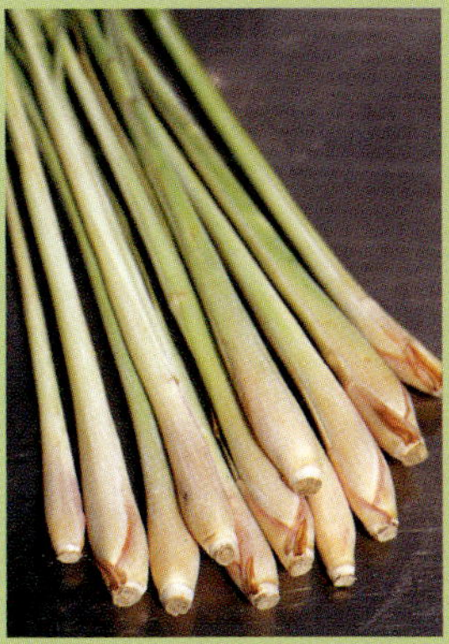

Bitte beachten

Lemongrasöl kann empfindliche Haut reizen.

Vetiver, Khus-Khus (Vetiveria zizanioides)

DAS VETIVERGRAS WIRD in Indien, auf Sri Lanka und Reunion angebaut. Das Öl gewinnt man aus dem Wurzelstock und den Wurzeln.
In unserem Kulturraum ist Vetiver als „fixierender" Zusatz in der Parfümerie und für Potpourris bekannt. In der arabischen Welt wird Vetiver völlig anders verwendet. Die Araber nehmen die getrockneten Wurzeln zum Kochen, speziell für Hartweizengerichte. Das Trocknen ist wichtig, weil erst dann das typische, erdige Aroma entsteht.
Das Vetivergras ist kein Gewächs für mitteleuropäische Kräutergärten, es kann aber problemlos im Zimmer kultiviert werden. Die Pflanzen sind eine Rarität und so gut wie gar nicht im Handel erhältlich.

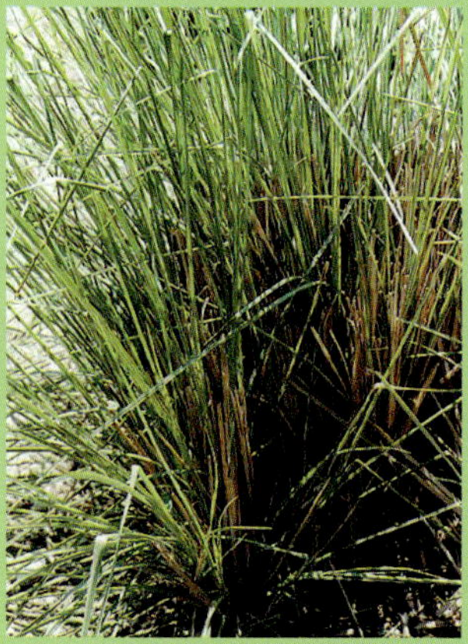

Ätherisches Öl

Gewinnung durch Wasserdampf-Destillation aus den Wurzeln
Duft erdig, holzig, schwach würzig, frisch
Vetiveröl unterscheidet sich durch seine dickflüssige Konsistenz von den meist dünnflüssigen anderen Ölen. Der Geruch ist eigenartig schwer. Die Parfümeure bezeichnen den Duft als „holzig" und verwenden ihn bevorzugt für „grüne" Parfüms.

Verwendung und Heilwirkung

Verwendung in der Kosmetik In der Aromatherapie spricht man dem Vetivergras einen stimmungsaufhellenden Effekt zu. Ich schätze es als nachhaltig duftende Komponente in Parfümölen und Deodorants. Das entspricht auch der Verwendung in der Parfümindustrie, wo man Vetiveröl als „fixierenden" Bestandteil, der den Duft lange hält, in bestimmte Parfüms mischt.
Verwendung im Haushalt Diesen lange vorhaltenden Duft kann man sich auch im Haushalt zunutze machen: Vetiver zu Potpourris und zu Füllungen von Duftsäckchen träufeln. Der Duft vertreibt auch Motten.

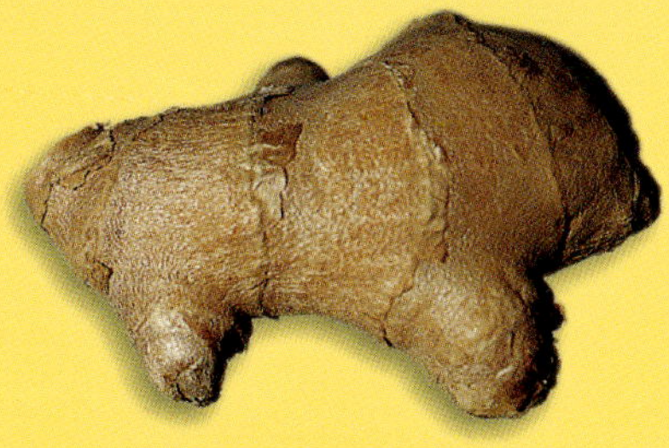

Ingwer (Zingiber officinale)

Ingwer ist ein schilfartige Staude, die in den Tropen etwa mannshoch wächst. Der heilkräftige Teil der Pflanze ist der Wurzelstock, das so genannte Rhizom. Geerntet wird, wenn die Pflanze 10 Monate alt ist. Rhizomstücke werden bei uns in den Supermärkten angeboten. Die Asiaten schätzen den Ingwer sehr hoch ein. Beim Trocknen bilden sich im Ingwer Shogaole, die ihn noch schärfer machen als er durch die Gingerole ohnehin schon ist. Ingwer ist wichtiger Bestandteil von Currypulver; es gibt kandierten Ingwer und süß-sauer eingelegten Ingwer. Ginger Beer und Ginger Ale wird aus ihm ebenfalls hergestellt.

Ätherisches Öl

Gewinnung durch Wasserdampf-Destillation aus dem Wurzelstock (Rhizom)

Hauptbestandteile Zingiberen (20 bis 30 Prozent), Scharfstoffe Gingerole, Shogaole

Duft scharf, feurig, würzig

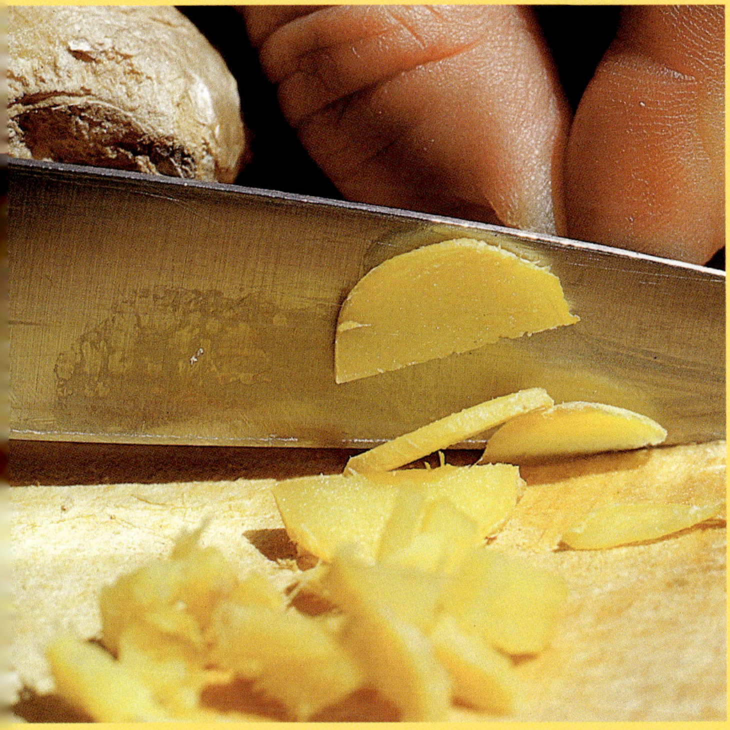

Verwendung und Heilwirkung

Innere Anwendung Ingwer ist ein hervorragendes Mittel bei Reisebeschwerden, bei Übelkeit, Schwangerschaftserbrechen und allerhand Unwohlsein. Gleichzeitig stimuliert Ingwer den Kreislauf und fördert die Durchblutung. Die Chinesen nehmen getrockneten Ingwer bei „innerer Kälte“. Ingwer ist auch ein gutes Mittel bei Erkältungen, bei Husten und Grippe.

Verwendung in der Küche Frischer Ingwer ist ein hervorragendes Würzmittel für Reisgerichte und Couscous. Wir nehmen ihn gerne geschält und grob geschnitten zu Gemüse wie Möhren, Erbsen oder Zwiebeln. Seit einiger Zeit bekommt man in jedem Supermarkt frische Ingwerwurzeln – greifen Sie ruhig einmal zu!

Duftende Doldenblütler

Angelika, Engelwurz (Angelica archangelica)

DAS AUFFALLENDE DOLDENGEWÄCHS mit großen Blättern und großen Blütenständen kommt wild an feuchten Stellen in Wiesen, an Bach- und Flussufern vor. Nennenswerte Anbauflächen finden sich in Holland, Belgien, Frankreich und in der Bundesrepublik.

Die Staude gedeiht auch an feuchten Stellen im Garten, zum Beispiel am Gartenteich, und sät sich oft selbst aus. Ein interessantes Spektakel spielt sich um die auffälligen Blütendolden ab: Schwebfliegen, Schmetterlinge und andere geflügelte Tiere schwirren umher und holen sich Nektar.

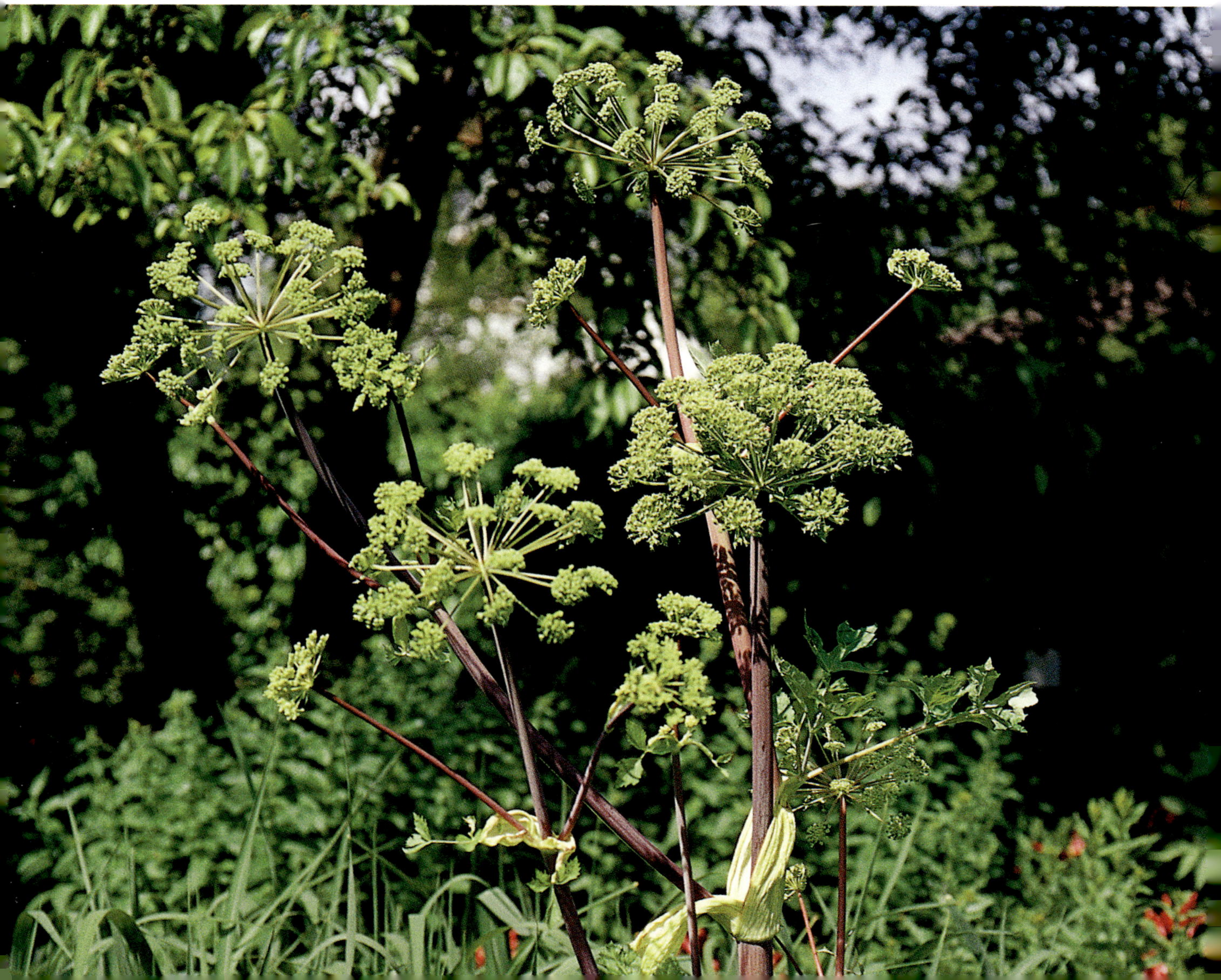

Bitte beachten

Nicht in der Schwangerschaft anwenden!

Rezept Engelwurzlikör

Ein bis zwei Handvoll frische oder getrocknete Wurzeln eine Woche lang in 1 Liter Branntwein in die Sonne stellen, abfiltrieren und nach Geschmack mit Honig süßen.

Rezept Engelwurzwein

60 Gramm in Stücke geschnittene Wurzeln, 8 Gramm Zimtrinde in 2 Liter Rotwein 1 Woche ziehen lassen.

Ätherisches Öl

Gewinnung durch Wasserdampf-Destillation aus den Wurzeln (Gehalt 0,1 bis 0,5 Prozent) oder den Samen
Hauptbestandteile Pinen, Phellandren
Duft würzig, erdig, leicht holzig

Verwendung und Heilwirkung

Innere Anwendung Angelika dürfte als Bestandteil von Magenbittern wie Chartreuse oder Benedictine am bekanntesten sein. Die Droge wirkt magenstärkend, schleimlösend, harntreibend, antiseptisch und blähungswidrig. Einen Magenbitter kann man leicht selbst herstellen.

Selbstverständlich kann man auch ohne Alkohol die wohltuende Wirkung nutzen: entweder als Teeaufguss aus deren Wurzel oder durch Einnehmen des ätherischen Öls in warmem Wasser oder in Kräutertee.

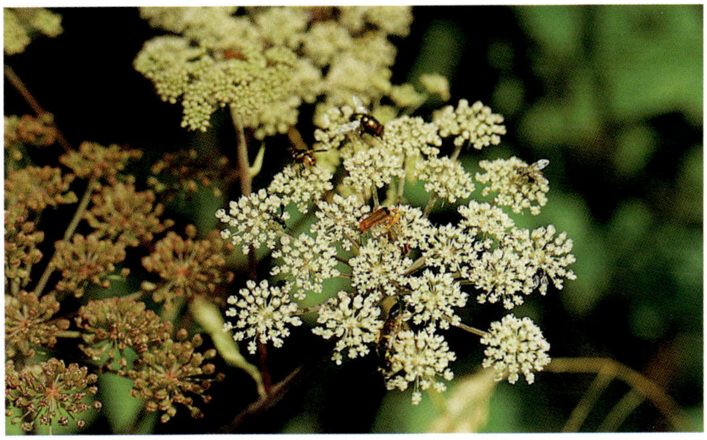

Äußere Anwendung Äußerlich angewendet hilft die Engelwurz bei rheumatischen Beschwerden. Hierzu versetzt man ein fettes Öl, zum Beispiel Mandelöl mit 2 Prozent ätherischem Angelikaöl.

Verwendung in der Kosmetik Das ätherische Öl passt in Cremes und in Körperöle.

Anis (Pimpinella anisum)

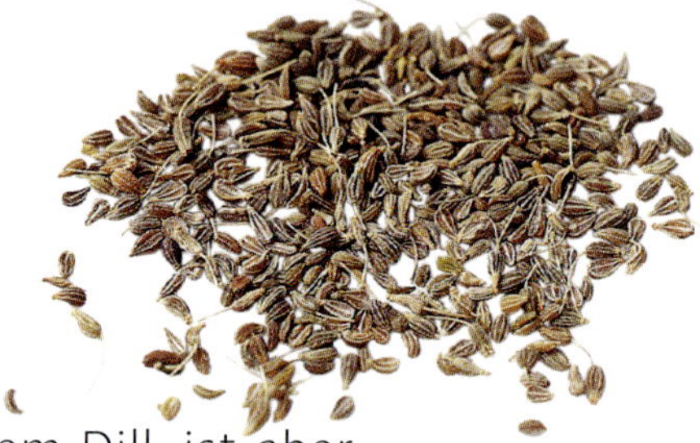

DER GRÜNE ANIS, ein Doldenblütler, ähnelt entfernt dem Dill, ist aber viel feingliedriger. Gelegentlich wird er als Würzpflanze für Gebäck und Süßspeisen im Garten angebaut. Er braucht aber viel Wärme; die Samen reifen in mitteleuropäischem Klima nicht immer aus. Zur Gewinnung der ätherischen Öle wird er in den Mittelmeerländern sowie in Osteuropa angebaut.

Die eigenartigen Sternanisfrüchte im Bild auf dieser Seite sind die Früchte des Sternanisbaumes (Illicium verum), der in China, Indien, Vietnam und in der Karibik verbreitet ist.

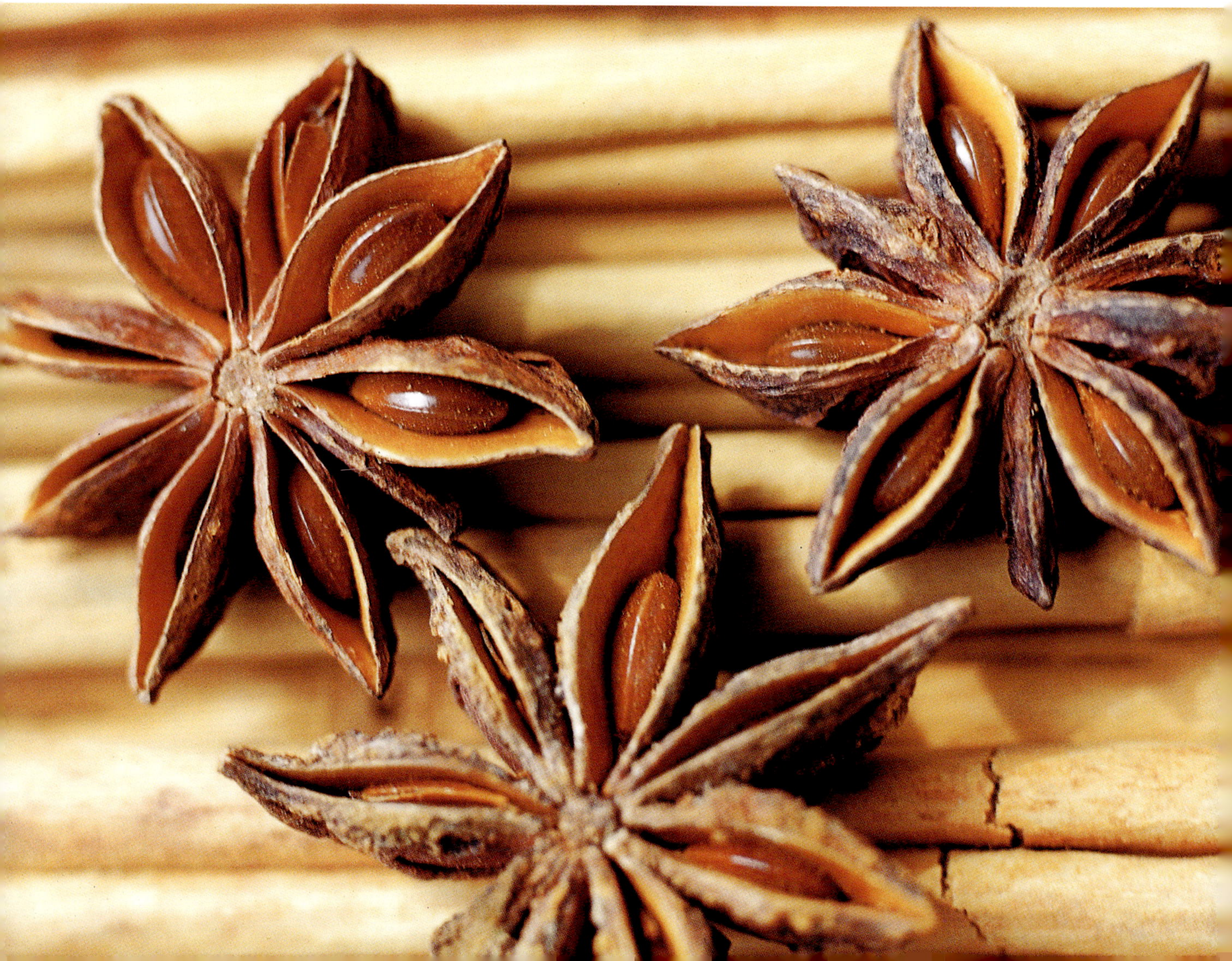

Ätherisches Öl

Gewinnung durch Wasserdampf-Destillation aus den Samen, Gehalt 2 bis 6 Prozent

Hauptbestandteil Anethol, 80 bis 90 Prozent

Duft würzig, süß, warm

Verwendung und Heilwirkung

Innere Anwendung Das ätherische Anisöl wirkt innerlich angewandt krampflösend, magenstärkend, blähungswidrig und harntreibend. Insgesamt betrachtet ist es bei nervösen Verdauungsbeschwerden angezeigt; wegen der schleimlösenden und auswurffördernden Wirkung aber auch bei Husten. Zahlreiche Liköre und Schnäpse französischer Provenienz enthalten Anis, beispielsweise Pastis, Pernod, Picard oder der griechische Ouzo.

Die wohltuende Wirkung des ätherischen Anisöls entfaltet sich auch direkt. Ein paar Tropfen Anisöl in Honig träufeln, mit warmem Wasser oder Kräutertee aufgießen.

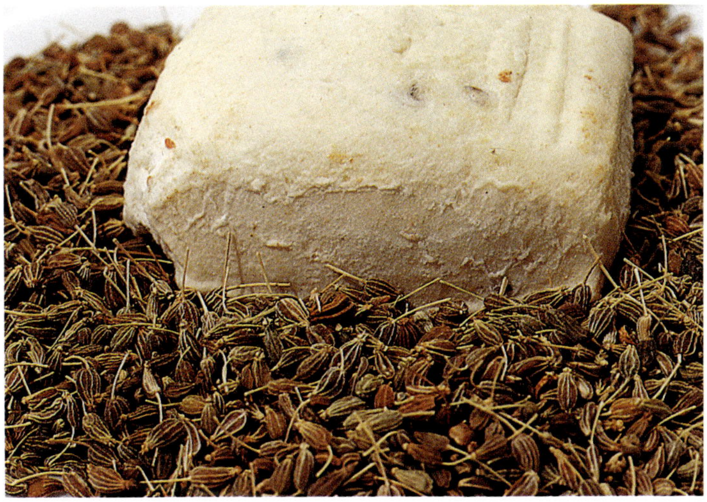

Verwendung in der Küche Manche Bäcker produzieren das trockene Anisbrot. In der Weihnachtsbäckerei ist das Gewürz ebenfalls beliebt. Meine Mutter verwendet Aniskörner traditionell für im Model geformte „Springerle“ und für den Hefezopf.

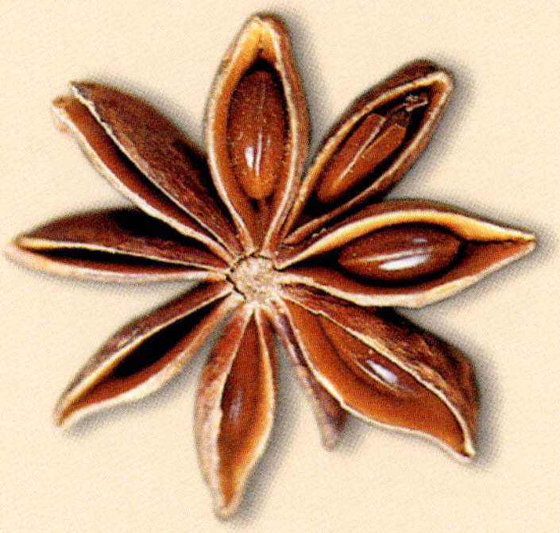

Sternanis in der Küche

Der Sternanis schmeckt ähnlich wie der eigentliche Anis und wird bei uns in der Küche ähnlich verwendet – zum Würzen von Weihnachtsbackwerk und heißen Getränken für den Winter. Schön sieht es aus, wenn die auffälligen Früchte im Punsch oder im Grog mitschwimmen. Das ätherische Öl besteht wie beim Anis hauptsächlich aus Anethol sowie Methylchavicol und Safrol.

Fenchel, Gewürzfenchel (Foeniculum vulgare)

Deutsche Hausfrauen kennen den Knollenfenchel als Gemüse. Es gibt jedoch auch einen ausdauernden Gewürzfenchel. Dessen Stengel streben in die Höhe. Die Exemplare in meinem Garten werden über zwei Meter hoch. Beim Gewürzfenchel kommt es nicht auf das Blattwerk an, sondern auf die Samenkörner, die an den doldigen Blütenständen entstehen. Aus ihnen wird in den Anbauländern in Mittel- und Osteuropa durch Wasserdampfdestillation das ätherische Öl (2-6 %) gewonnen.

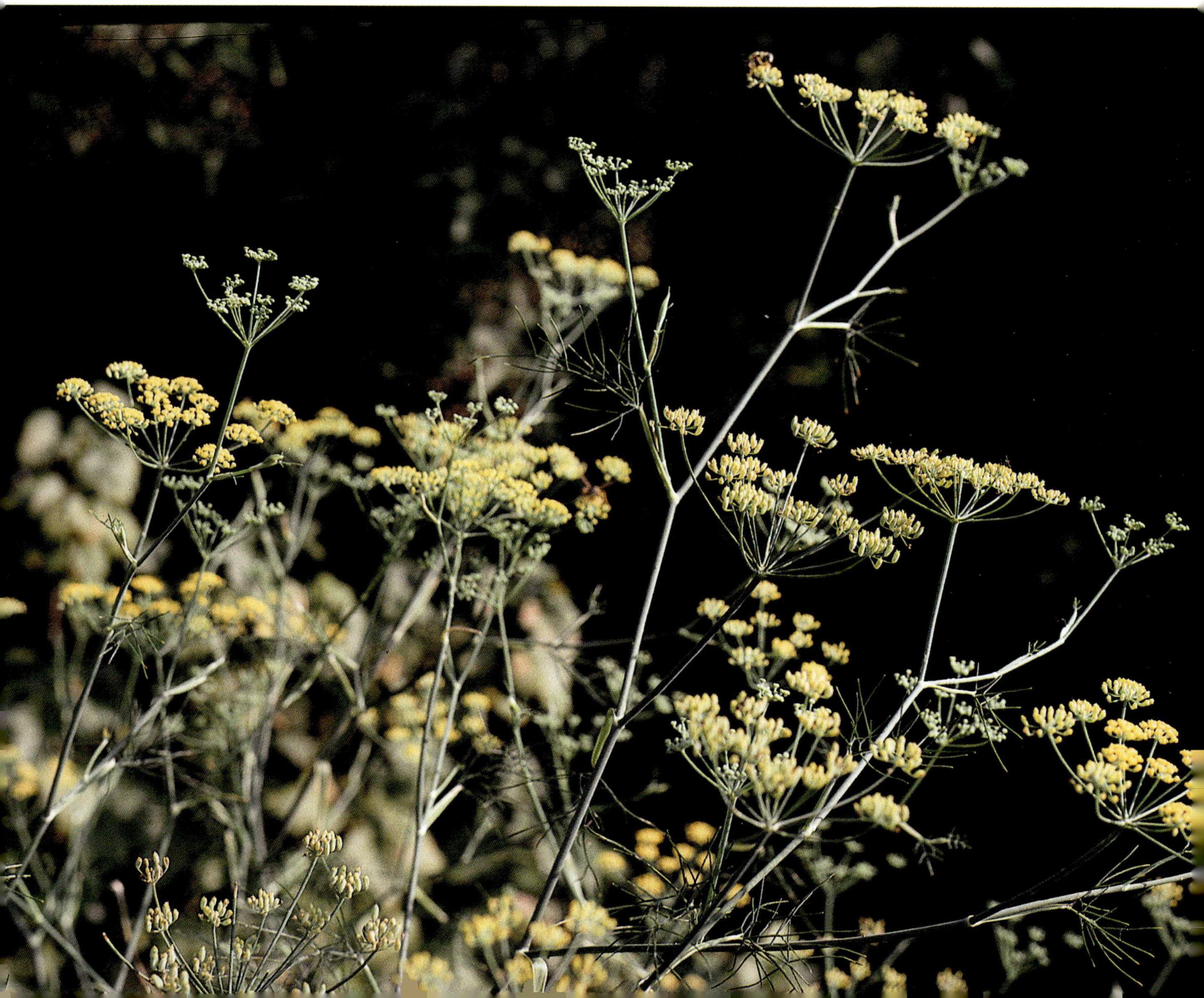

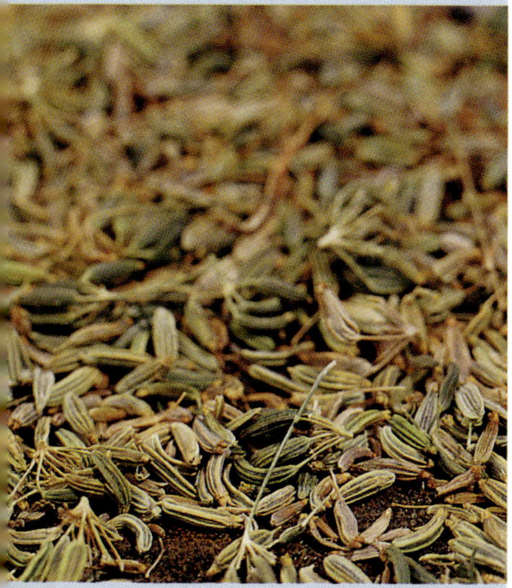

Bitte beachten

Mit dem ätherischen Öl sollte man vorsichtig umgehen; es ist wie das anderer Doldenblütler in hoher Dosierung giftig.

Ätherisches Öl

Gewinnung durch Wasserdampf-Destillation aus den Samen

Hauptbestandteile Anethol (50-70 %), daneben Fenchon (20 %) Fenchon steuert den bitteren, kampferartigen Geruch und Geschmack bei; vom Anethol stammt der süßliche, anisartige Hauch.

Duft süßlich, würzig, leicht bitter, kampferartig

Verwendung und Heilwirkung

Innere Anwendung Fencheltee ist das Standardgetränk in den Geburtsstationen der Krankenhäuser. Die Gründe sind vielfältig: Fenchel soll die Geburt erleichtern und die Milchbildung stillender Mütter fördern. Bei Kindern wie bei Erwachsenen hilft er bei Verdauungsstörungen und wirkt dabei sowohl gegen Blähungen und Verstopfungen und gegen Durchfall. Außerdem wirkt Fenchelöl schleimlösend und antibakteriell; es eignet sich deshalb zur Behandlung von Erkältungskrankheiten.

Äußere Anwendung In der Kosmetik ist ätherisches Fenchelöl nicht gebräuchlich. Aus Wurzeln und Samen kann man aber Mittel für die Gesichtspflege herstellen.

Verwendung in der Küche In der phantasievollen Küche passen die unreifen Samen leicht zerstoßen zu Fisch.

Rezept Fencheltee

Fenchelkörner (= die Samen des Gewürzfenchels) im Mörser leicht zerstoßen. Man rechnet 1 bis 2 TL Körner pro Tasse. Die Körner mit kochendem Wasser übergießen und 10 Minuten bedeckt ziehen lassen. Abgießen und je nach Geschmack mit Honig süßen. Fencheltee eignet sich auch zum Verdünnen von Milch und Brei für Kleinkinder.

Koriander, Körnerkoriander

(Coriandrum sativum)

Das einjährige Doldengewächs ist im östlichen Mittelmeergebiet heimisch. Anbaugebiete finden sich in Deutschland, Holland, Frankreich, Italien und in Osteuropa. Wer das Gewächs im Garten anbaut, wird erstaunt sein über den unangenehmen Geruch nach Wanzen, den das Kraut während des Wachstums ausströmt; das ätherische Öl kann ebenfalls noch diesen wanzenartigen Nebengeruch aufweisen. Die Körner kann man noch grün oder ausgereift ernten. Der derzeit beliebte Blattkoriander (Cilantro) mit seinem ganz eigenartigen Aroma wird dagegen wie Petersilie verwendet.

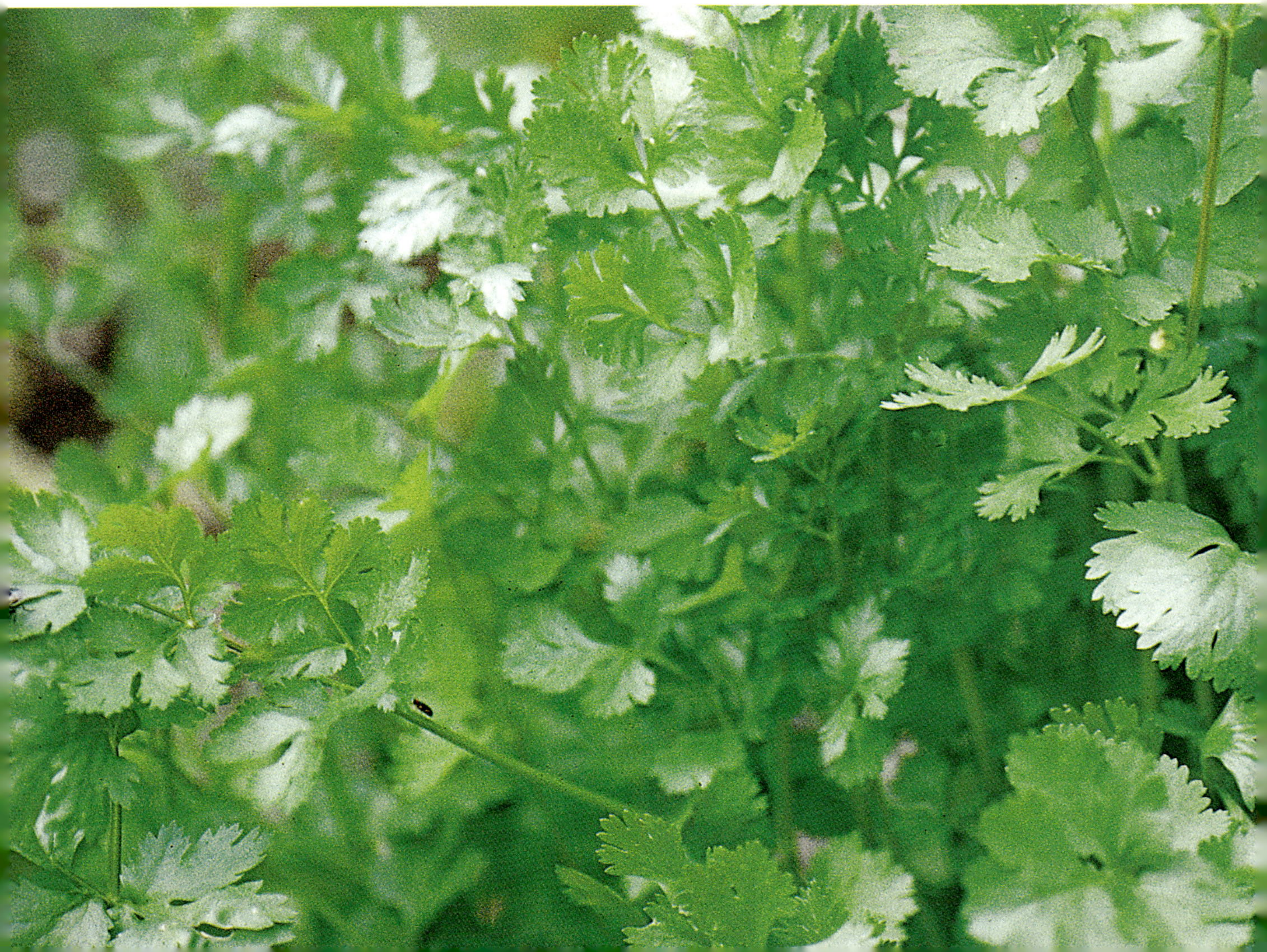

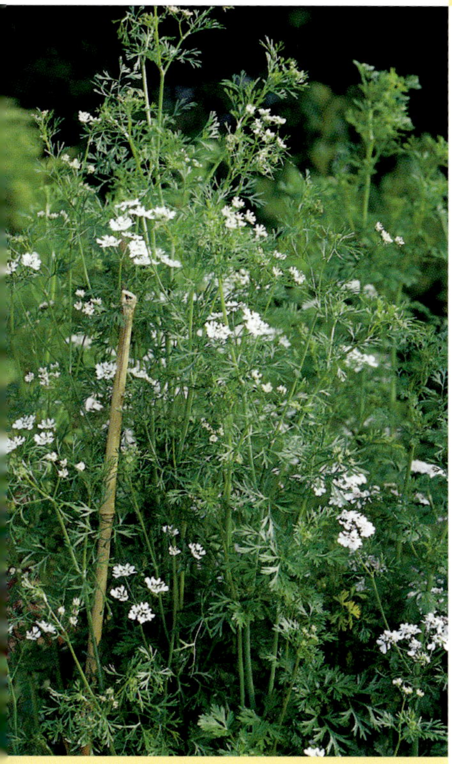

Ätherisches Öl

Gewinnung durch Wasserdampf-Destillation aus den Samen, Gehalt etwa 0,5 Prozent

Der Gehalt und die Ausbeute an ätherischem Öl schwanken je nach Sorte und Standort. Als sehr aromatisch gilt die russische Sorte ‚Jantar'.

Hauptbestandteile Linalool, 60 bis 70 Prozent, Geraniol, Borneol, Citronellol und andere

Duft würzig, leicht süßlich, aromatisch

Verwendung und Heilwirkung

Innere Anwendung Medizinisch wirken der Koriander und sein Öl ähnlich wie der Kümmel fördernd auf die Magensaftsekretion, blähungswidrig und allgemein anregend.

Äußere Anwendung Äußerlich angewandt kennt man ihn als Mittel gegen rheumatische Schmerzen.

Verwendung in der Küche Traditionell als Brotgewürz. Die grün geernteten Samenkörner für asiatische Gerichte, als Bestandteil von Currys.

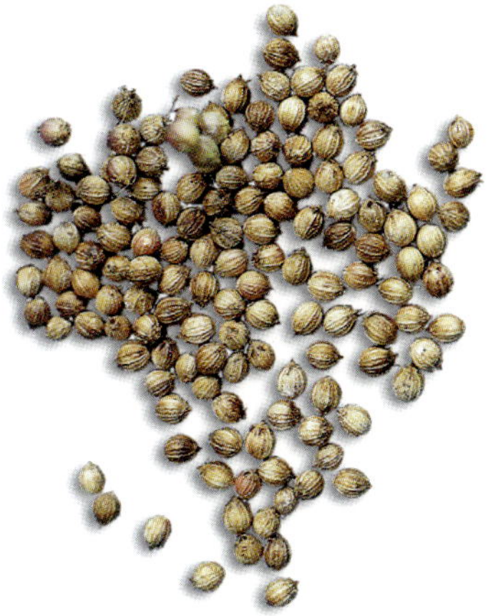

Bitte beachten

Ätherisches Korianderöl nicht innerlich anwenden. Dagegen kann man aus dem Kraut einen Teeaufguss zubereiten, der mild gegen Blähungen und Völlegefühl hilft.

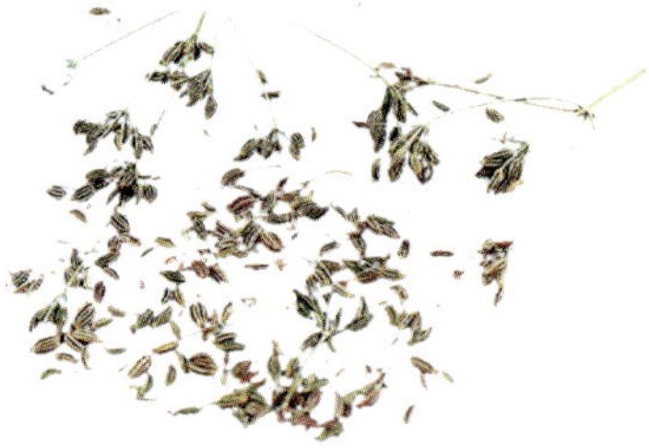

Kümmel (Carum carvi)

Der zweijährige Doldenblütler stammte ursprünglich aus Nordasien, heute wächst Kümmel wild auf Wiesen und an Wegrändern in Nord- und Mitteleuropa, in den Mittelmeerländern und in Asien. Angebaut wird er hauptsächlich in Holland, Skandinavien, Norddeutschland, Dänemark und Ägypten. Wer selbst ernten möchte, sollte nach dem ersten Wiesenschnitt im Juni oder Juli oder später im Jahr auf die Suche nach den Samenständen des Doldenblütlers gehen. Aber bitte nur ernten, wenn man das Gewächs ganz sicher bestimmt hat. Nach der Ernte die Samenstände kopfunter aufgehängt im Haus nachtrocknen.

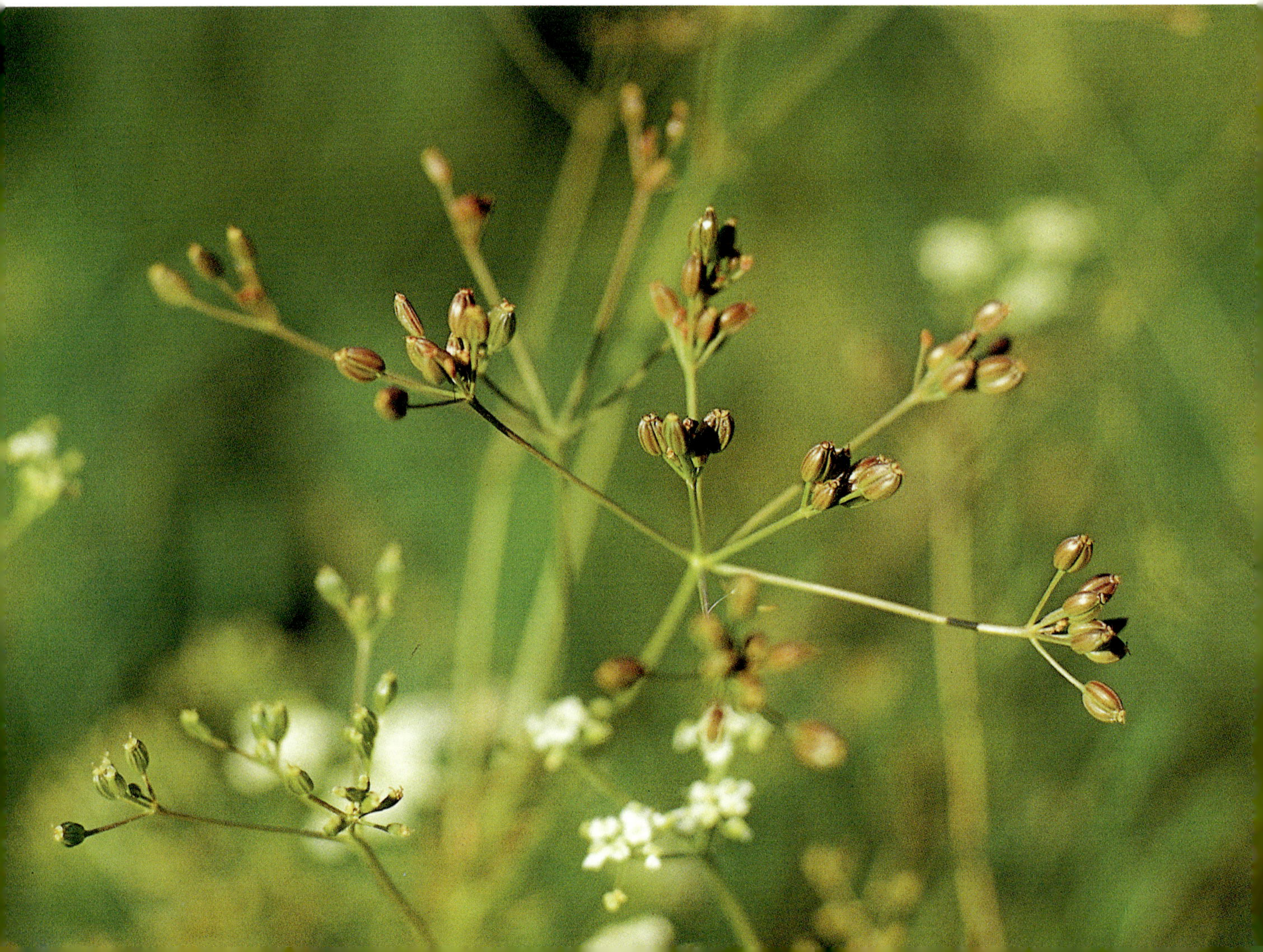

Kümmelgelee mit Ziegenkäse

für 4 Personen als Vorspeise bzw. fürs kalte Büffet

Zutaten

ca. 100 g sehr klein und gleichmäßig gewürfeltes bzw. klein geschnittenes Gemüse, z. B. Möhre, Pastinake, Wirsingblätter
1/2 l Wasser
etwas Salz und Pfeffer
2 Tr. ätherisches Kümmelöl
1 ML Bindino oder 1/2 Tl Agar-Agar
4 kleine Ziegenfrischkäselaibchen á 50 g oder entsprechend portionierte Teile eines größeren Käsestückes

Zubereitung

Das Gemüse im Wasser bissweich kochen.
Mit Salz und Pfeffer abschmecken. Das Bindemittel einrühren. Beim Abkühlen das ätherische Kümmelöl zufügen. Das Gelee in Portionsschälchen füllen und erstarren lassen.

Ätherisches Öl

Gewinnung durch Wasserdampf-Destillation aus den Samen, Gehalt 3 bis 7 Prozent

Hauptbestandteile Carvon (50-63 %), Limonen (30 %)

Konsistenz und Farbe Das ätherische Öl ist farblos und dünnflüssig.

Duft stark aromatisch

Verwendung und Heilwirkung

Innere Anwendung Wie die anderen Doldenblütler wirkt Kümmel magenstärkend, appetitanregend, krampflösend, blähungswidrig und gegen Darmparasiten. Kümmel fördert auch die Milchbildung. Wenn man die Samen verschiedener Doldenblütler, also Anis, Fenchel, Koriander und Kümmel – mischt, soll sich die verdauungsfördernde Wirkung noch verstärken. In indischen Restaurant wird deshalb nach dem Essen ein Schälchen mit einer Mischung verschiedener Samen gereicht. Beim Kauen der Samen werden die wertvollen ätherischen Öle freigesetzt.

Tipp Kümmelkörner vor der Verwendung in einem Teeaufguss im Mörser leicht anstoßen, so dass die ätherischen Öle leichter in die Flüssigkeit übergehen können.

Äußere Anwendung Bei Erkrankungen der Atemwege helfen Kümmeleinreibungen (ätherisches Öl 2-prozentig in Olivenöl). Kümmelsäckchen können bei rheumatischen Beschwerden und bei Kopf- und Zahnschmerzen aufgelegt werden.

Verwendung in der Küche Kümmelsamen passen als Gewürz zu Sauerkraut, zu Vollkornbrot, zu salzigem Gebäck, zu Kräuterquark.

Mit ätherischem Kümmelöl lässt sich auch recht phantasievoll kochen. Voller Begeisterung habe ich in einem französischen Aromarestaurant Kümmelgelee zu Ziegenkäse gegessen.

Für den Anbau gibt es neuerdings auch eine einjährige, sehr ertragreiche Sorte, die schon im Jahr der Aussaat zur Blüte und Samenreife kommt.

Duftende Korbblütler

Estragon (Artemisia dracunculus)

ESTRAGON ZÄHLT IN die Kategorie Küchenkräuter und nicht in die Kategorie Heilkräuter. Das fein gefiederte Laub ist traditionelle Würze für Essig und Salatsoßen und passt gut zu Fisch. Köche brauchen Estragon für die legendäre „Sauce Bearnaise". Estragon wächst ausdauernd als Staude, die immer wieder kommt. Er lässt sich durch Teilung oder über Stecklinge vermehren. Kenner bevorzugen den Französischen oder den Deutschen Estragon mit ihrem feinen Aroma gegenüber dem Russischen Estragon mit seinem herberen Geschmack.

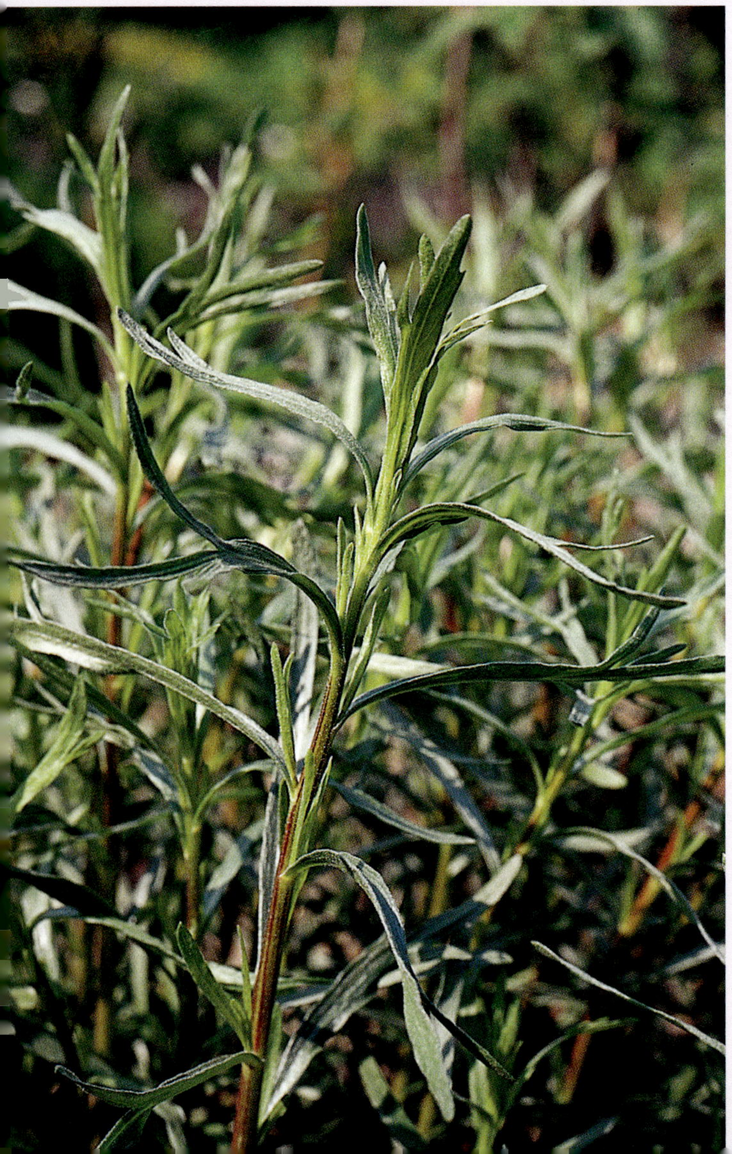

Ätherisches Öl

Gewinnung durch Wasserdampf-Destillation aus dem Kraut

Hauptbestandteile Methylchavicol

Duft frisch, würzig, anisartig

Verwendung und Heilwirkung

Verwendung in der Küche Traditionell wird Estragon zum Würzen von Essig genommen. Dazu kann man einfach einen Zweig Estragon in Essig einlegen oder ersatzweise ätherisches Öl verwenden.

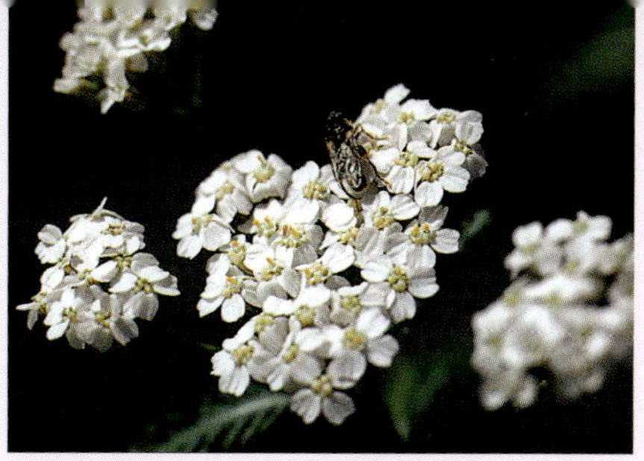

Schafgarbe (Achillea millefolium)

DIE SCHAFGARBE WÄCHST auf den Wiesen, oft in großen Beständen. Es ist eine ausdauernde Pflanze, die jedes Jahr erneut Blüten schiebt. Zum Zubereiten von Tee wird das blühende Kraut geerntet. (In der Wildgemüseküche nimmt man dagegen die jungen Blätter.) Handelsware stammt aus Deutschland, Italien und aus Südosteuropa.

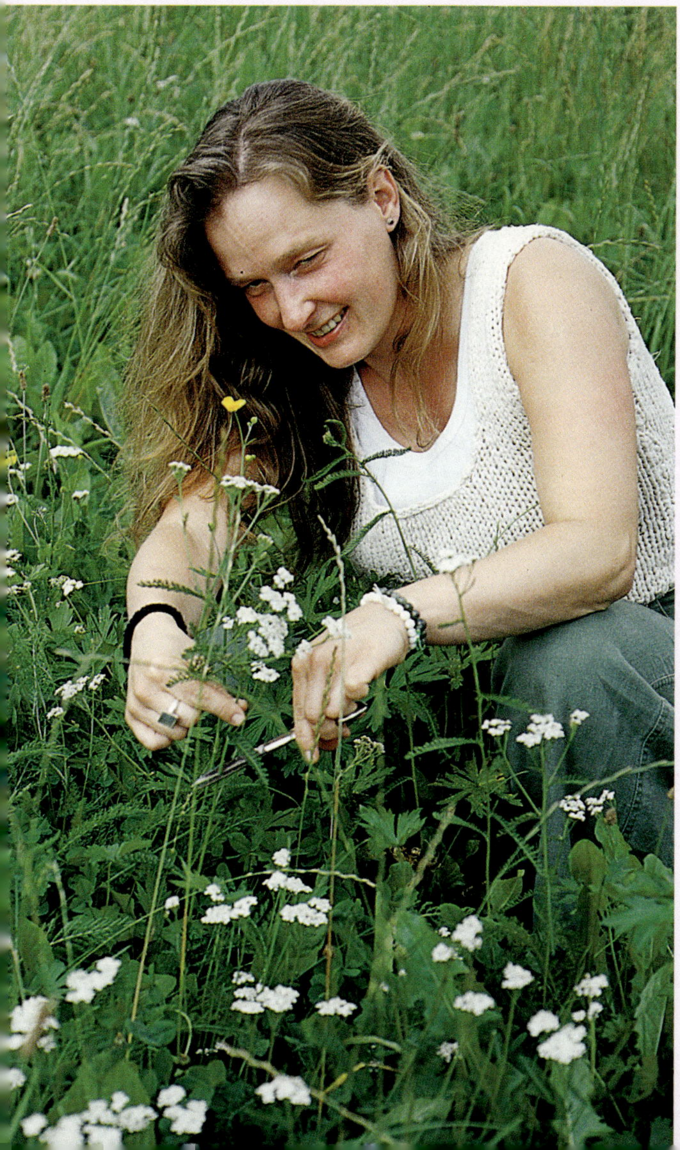

Ätherisches Öl

Gewinnung durch Wasserdampf-Destillation aus den Blüten

Hauptbestandteile Linalool, Kampfer, Sabinen, Chamazulen

Duft kamillenartig, herb, krautig, leicht kampferartig

Verwendung und Heilwirkung

Innere Anwendung Kräuterfreunde verwenden meistens das frische oder das getrocknete Kraut, weniger das ätherische Öl. Die Schafgarbe hat eine ähnliche Wirkung wie die Kamille – entzündungshemmend und krampflösend. In der Naturheilmedizin wird Schafgarbentee gerne bei Menstruationsbeschwerden und bei Wechseljahrsbeschwerden verordnet. Wirkstoffe im Kraut helfen bei inneren und äußeren Blutungen. Durch ihren Gehalt an Bitterstoffen wirkt Schafgarbe zusätzlich günstig auf Leber und Galle.

Äußere Anwendung Für Massagen in Form von Massageöl.

Echte Kamille (Matricaria recutita)

Die Echte Kamille wächst bei uns wild auf manchen Äckern und in Gärten. Gelegentlich findet man sie auf Ödland und auf frisch aufgeschütteten Erdhaufen. Früher war die Echte Kamille weit verbreitet; die Leute auf dem Land haben die Kamillenblüten gesammelt und ihren eigenen Tee daraus zubereitet. Durch den intensiven Spritzmitteleinsatz ist das einjährige Ackerwildkraut jedoch selten geworden. Es hat sein Refugium am Rand der Äcker. Einige biologisch bewirtschaftete Betriebe bauen die Echte Kamille gezielt auf Äckern an. Handelsware stammt aus Deutschland, aus Südosteuropa, aus Ägypten, Spanien.

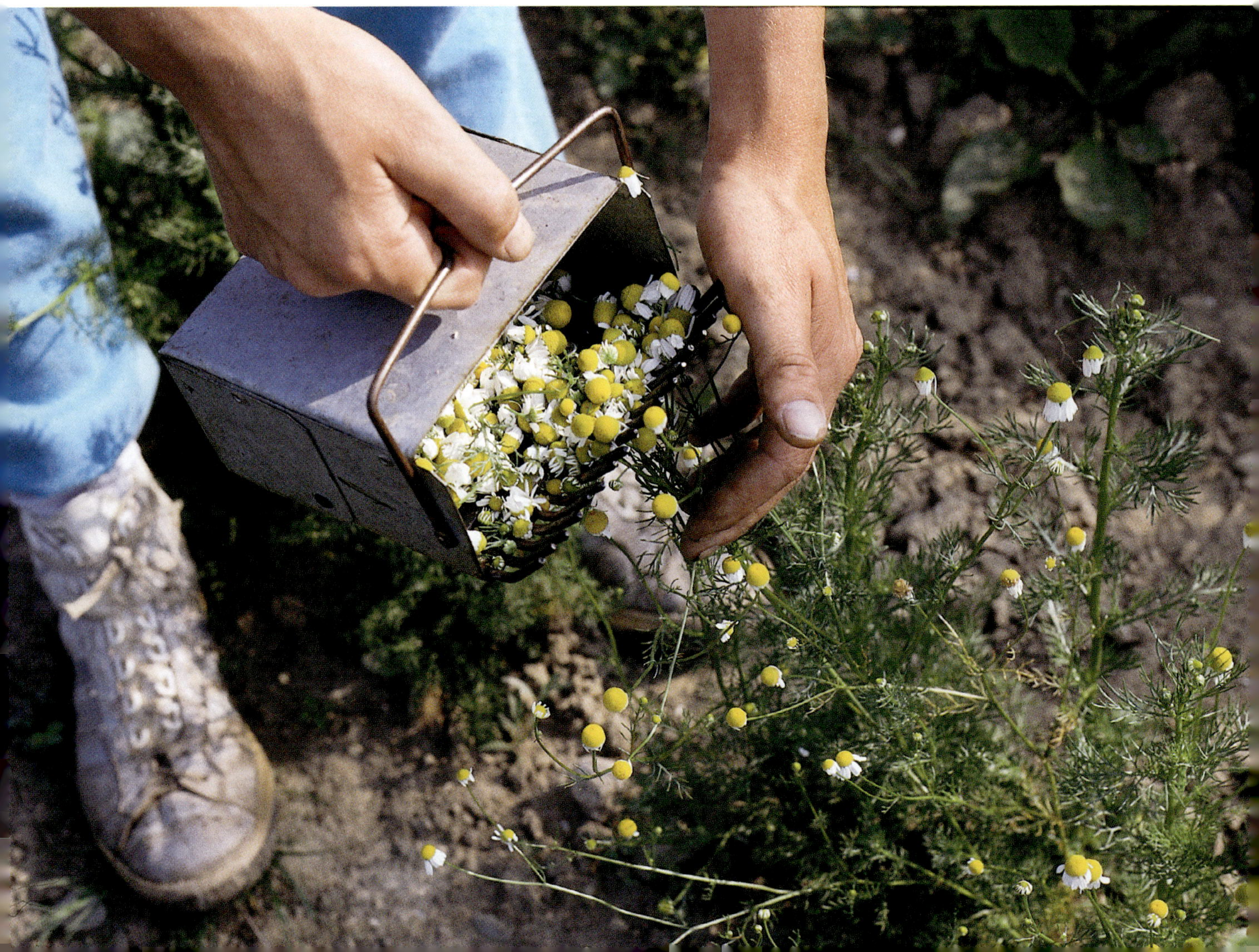

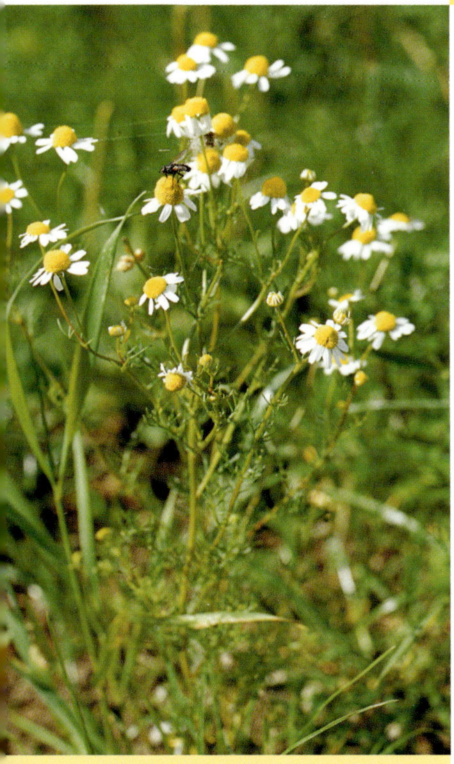

Bitte beachten

Die Kamille ist ein sehr wertvolles Heilkraut, das sich gut zur Teebereitung und zum Inhalieren eignet. Doch verzichten Sie besser auf Gesichtsdampfbäder, wenn die Augen gereizt sind.

Ätherisches Öl

Gewinnung durch Wasserdampf-Destillation aus den Blüten
Die als Arznei verwendeten Blüten enthalten mindestens 0,4 Prozent ätherisches Öl (die Sorte ‚Bodegold' bis zu 0,7 Prozent). Dieses setzt sich aus Proazulen (Matrizin) und Bisabolol zusammen. Erst bei der Destillation und Aufbereitung entsteht aus dem Proazulen das Chamazulen. Das dickflüssige Kamillenöl ist blau oder blaugrün gefärbt; die blaue Farbe rührt vom Gehalt an Chamazulen her. Bei Zersetzung des Chamazulens schlägt die Farbe in Grün um.

Duft blumig, krautig, leicht kampferartig

Verwendung und Heilwirkung

Innere Anwendung Kamillenblüten sind ein fester Bestandteil in der Hausapotheke. Sie helfen bei Entzündungen aller Art. Außerdem wirkt die Kamille krampflösend bei Magenkrämpfen und schmerzhafter Periode.

Äußere Anwendung Die Kamille ist das klassische Hausmittel zum Inhalieren bei allen Arten von Erkältungen. Sehr hilfreich sind auch Spülungen mit starkem Kamillenabsud oder mit fertigen Präparaten bei Entzündungen im Mund- und Rachenraum. Dafür können sowohl die Blüten (frisch oder getrocknet) als auch das ätherische Öl genommen werden. Die wohltuende Wirkung der Kamille auf die Haut können wir auch bei einem Bad genießen. Kamillenpräparate helfen auch bei Hautentzündungen und bei Wundliegen.

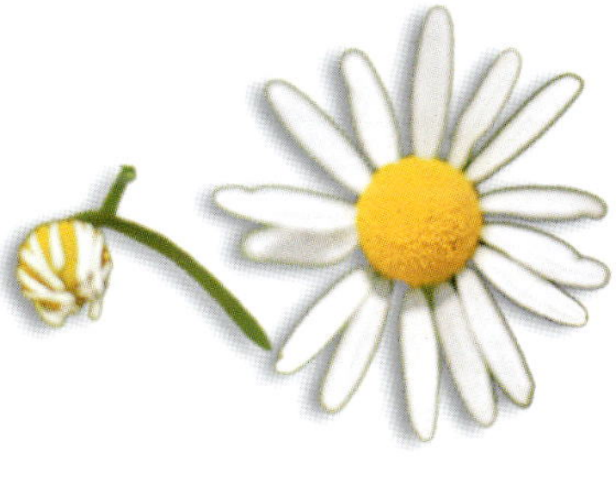

Außer der ganz normalen wild wachsenden Echten Kamille gibt es Züchtungen, zum Beispiel die Sorte ‚Bodegold', die insgesamt größer und aufrechter wächst, größere Blüten hat und einen höheren Gehalt an ätherischem Öl hat. Verwandte wild wachsende Kamillenarten wie die Acker-Hundskamille oder die Strahllose Kamille haben keine Bedeutung in der Medizin. Andere Kamillen sind im Haushalt und im Garten nützlich: die Römische Kamille für Potpourris und die Färberkamille als hübsche Gartenpflanze, mit der man auch Wolle färben kann. In die Kamillenverwandtschaft gehört auch das stark duftende Mutterkraut, eine hübsch blühende Zierpflanze in ländlichen Gärten.

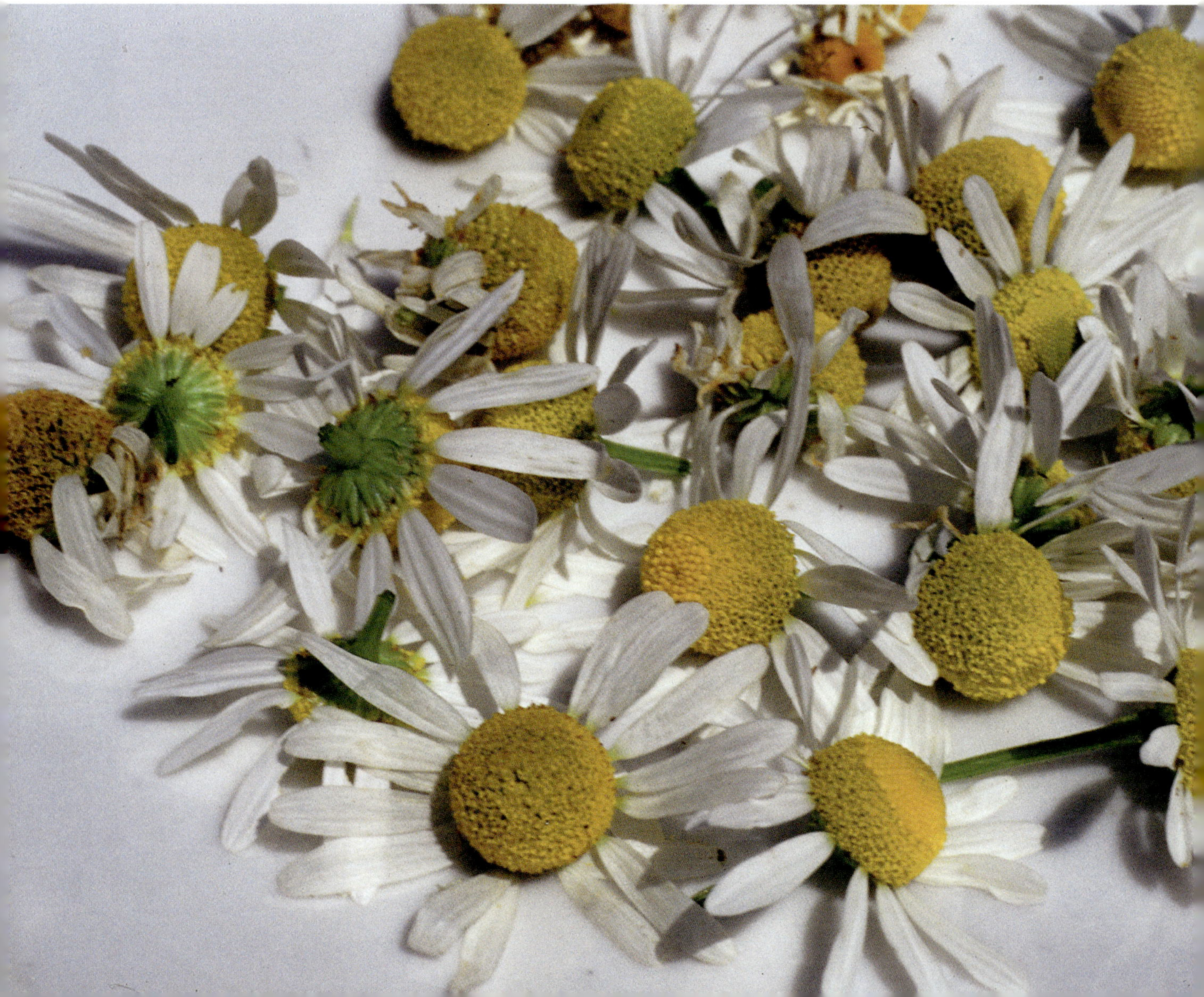

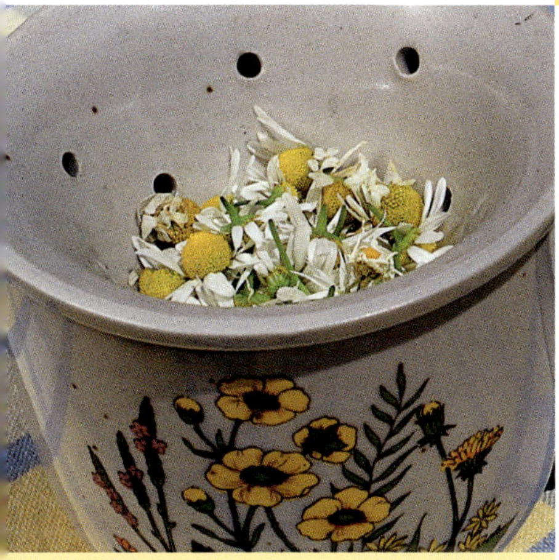

Kamillentee

Eine Handvoll Kamillenblüten mit kochendheißem Wasser überbrühen und ca. 5 bis 10 Minuten ziehen lassen

Beim Teeaufguss bleibt ein hoher Prozentsatz der Inhaltsstoffe in den Blütenköpfchen zurück. Bei einem alkoholischen Ansatz ist die Ausbeute viel besser. Wenn mit der Kamille tatsächlich Krankheiten behandelt werden sollen und es auf den Wirkstoffgehalt und die heilende Wirkung ankommt, sind deshalb Fertigpräparate mit standardisiertem Wirkstoffgehalt sinnvoller.

Verwendung und Heilwirkung

Starker Absud zum Gurgeln, bei Entzündungen

Verwendung in der Kosmetik In der Kosmetik ist Kamille für trockene, empfindliche Hauttypen angezeigt. Gesichtsdampfbäder mit Kamille reinigen trocken-spröde Haut. Cremes mit Kamille sind gut bei trockener Haut. Eine Spülung mit einem kräftigen Kamillenabsud hellt blondes Haar auf.

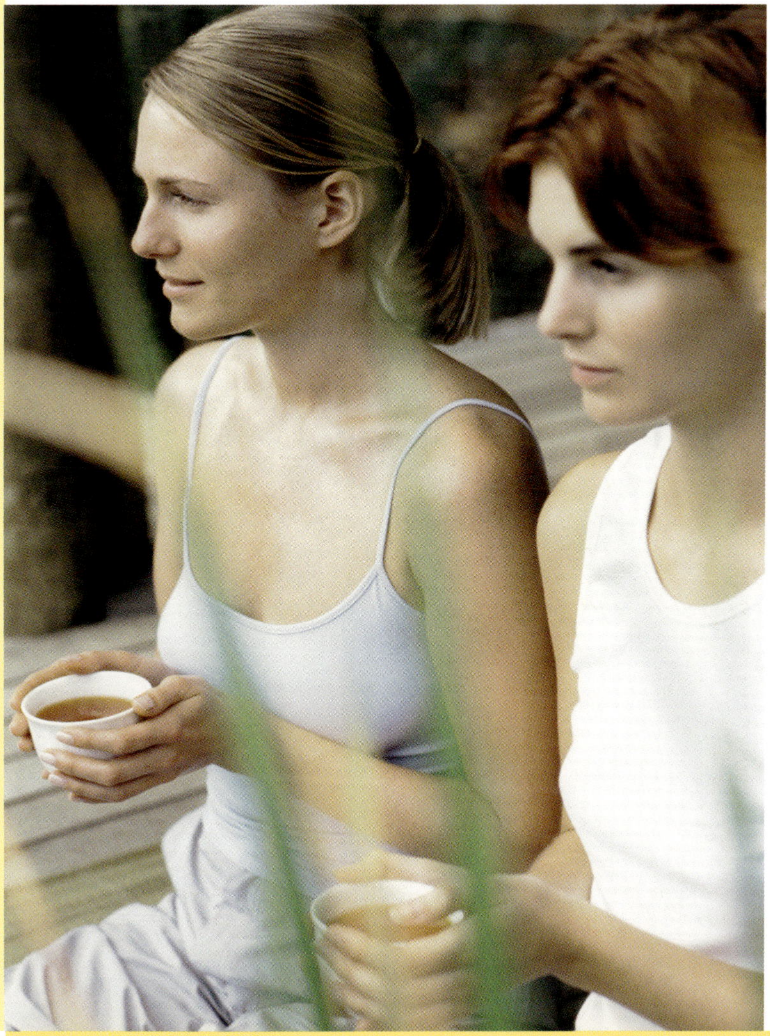

Lorbeergewächse

Lorbeer (Laurus nobilis)

LORBEER STAMMT URSPRÜNGLICH aus Kleinasien, ist aber schon seit langer Zeit im Mittelmeerraum und auf dem Balkan verwildert. In den Kulturen des Altertums war Lorbeer hoch geschätzt. Bei den Römern waren Lorbeerkränze Zeichen des Siegers. Bei uns wird das immergrüne Gehölz als Kübelpflanze kultiviert und im Haus überwintert. Die aromatischen Blätter können das ganze Jahr über frisch für die Würzküche geerntet werden.

Anbaugebiete befinden sich am Mittelmeer und in den USA. Interessanterweise werden auch die Früchte genutzt. Aus ihnen wird das fette Lorbeeröl gepresst. Es dient als Grundstoff für feine Seifen, für Salben und zur Likörherstellung.

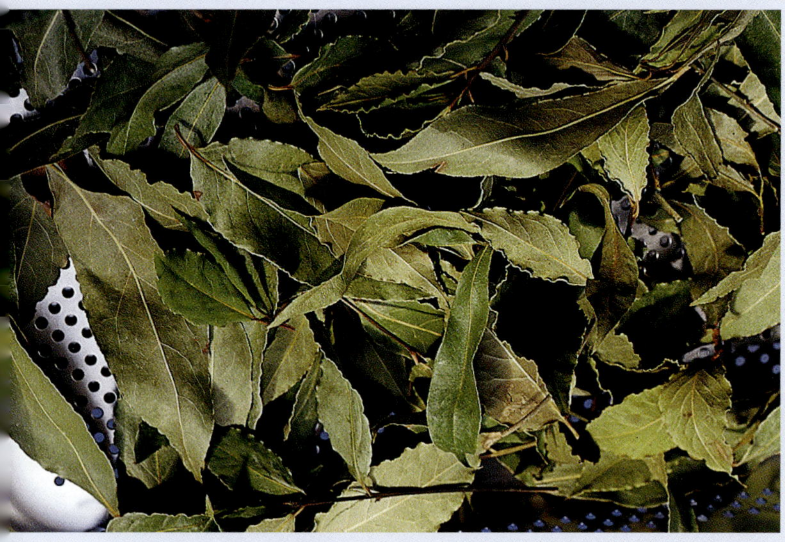

Ätherisches Öl

Gewinnung durch Wasserdampf-Destillation aus den Blättern, Gehalt etwa 3 Prozent

Hauptbestandteile Cineol (50 bis 70 %),Eugenol, Geraniol

Duft würzig, frisch, leicht eukalyptusartig

Verwendung und Heilwirkung

Äußere Anwendung Stark verdünnntes Lorbeeröl (in einem fetten Öl) ist ein probates Einreibemittel bei schmerzenden Gelenken und Muskeln. In die gleiche Richtung wirkt ein Absud aus den Blättern, dem Badewasser zugesetzt.

Innere Anwendung Lorbeerblätter und Lorbeerblätteröl sind ein gutes Mittel bei Verdauungsbeschwerden, die Extrakte fördern den Appetit.

Verwendung in der Küche Lorbeer ist ein klassisches, häufig verwendetes Küchengewürz, zum Beispiel zu Linsen oder zum Beizen von Rindfleisch oder Rehfleisch.

Bitte beachten

Lorbeeröl ist bekannt dafür, dass es allergische Reaktionen hervorrufen kann. Deshalb gar nicht oder nur stark verdünnt verwenden.

Myrtengewächse

Gemeine Myrte (Myrtus communis)

Die Myrte wächst in ihrer Heimat im Mittelmeerraum als immergrüner, etwa 3 Meter hoher Strauch. Sie genießt in ihrer Heimat hohe Wertschätzung. Bräute schmückten sich in früheren Zeiten mit einem Myrtenkranz.

Ätherisches Öl

Gewinnung durch Wasserdampf-Destillation aus den Blättern bzw. aus den blühenden Triebspitzen

Hauptbestandteile Alpha-Pinen, Cineol, Myrtenol

Duft würzig, frisch, krautig

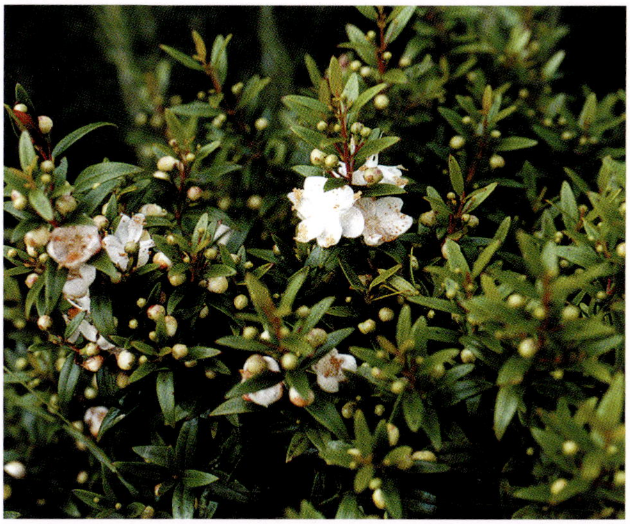

Verwendung und Heilwirkung

Innere Anwendung Myrtenblätter helfen innerlich angewandt bei Verdauungsbeschwerden und bei Erkrankungen des Harnwegsystems. Das ätherische Öl wird gelegentlich bei Erkältungen eingesetzt.

Äußere Anwendung Myrtenblätter wirken äußerlich angewandt zusammenziehend, tonisierend und keimtötend.

Eukalyptus (verschiedene Arten: Eucalyptus globulus, E. fruticetorum, E. smithii)

Die immergrünen Eukalyptusbäume können bis zu 100 Meter hoch wachsen. Weltweit kennt man man etwa 500 Eukalyptusarten mit ganz unterschiedlichen Eigenschaften. Von ihrer australischen und tasmanischen Heimat haben sie sich in tropische Gebirge, subtropische Regionen und in den Mittelmeerraum verbreitet. Die Bäume werden zur Gewinnung von Blättern und ätherischem Öl hauptsächlich in Südfrankreich, Spanien, Portugal, Brasilien und in der Republik Kongo in ausgedehnten Plantagen angebaut. Eukalyptusbäume liefern auch wertvolles Nutzholz, das zu den härtesten und dauerhaftesten Hölzern zählt.

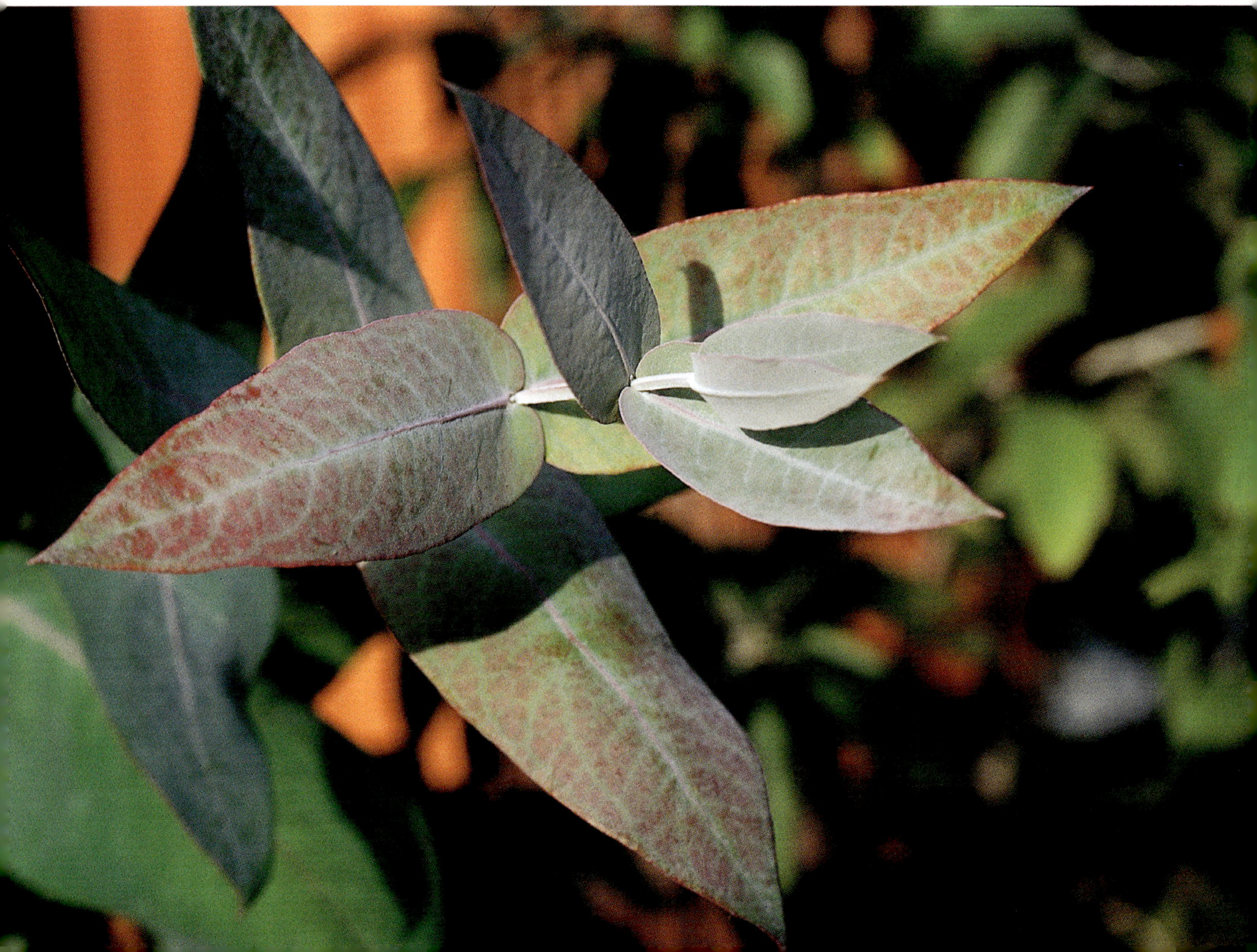

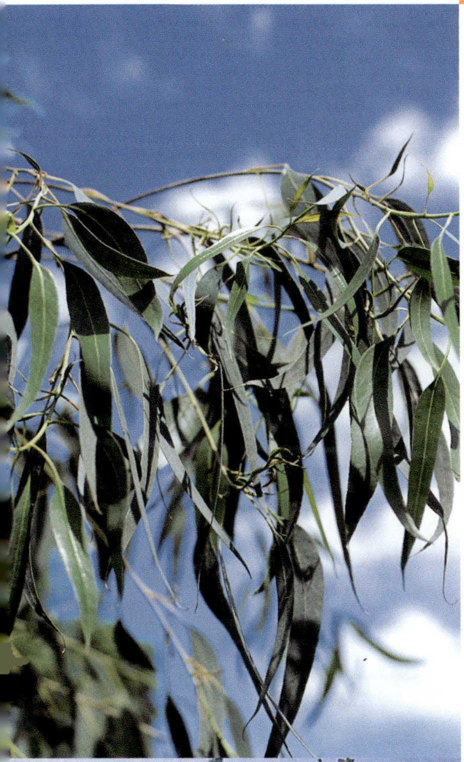

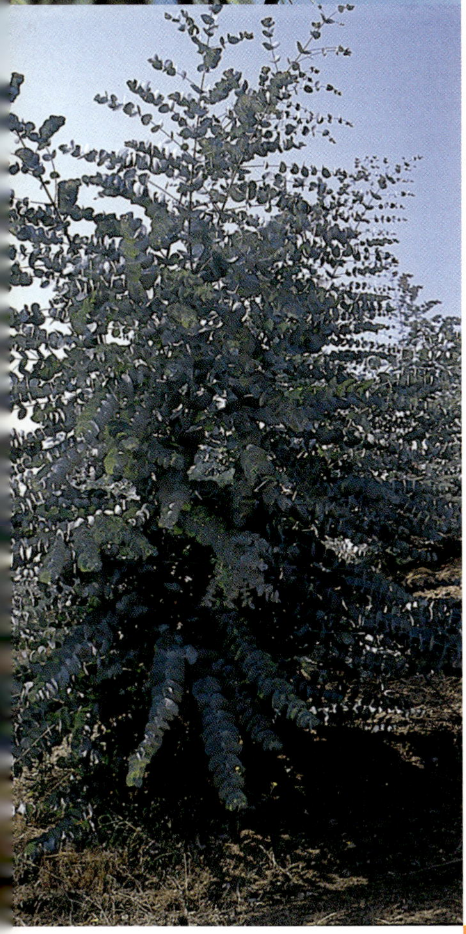

Ätherisches Öl

Gewinnung durch Wasserdampf-Destillation aus den Blättern und Zweigen, Gehalt etwa 1,5 bis 3 Prozent
Hauptbestandteil kampferartiges Cineol (= Eucalyptol), ca. 70 Prozent, Piperiton
Da es sehr viele Eukalyptusarten gibt, sind die daraus destillierten ätherischen Öle alle ein wenig anders zusammengesetzt. Für die verschiedenen Verwendungszwecke wird Eukalyptusöl weiter aufbereitet, um zum Beispiel unangenehme Geruchsstoffe zu entfernen.
Duft frisch, kampferartig, leicht würzig

Verwendung und Heilwirkung

Innere Anwendung Den frischen Eukalyptusgeruch kennt jeder von Hustenbonbons oder Einreibemitteln. Eukalyptus ist schleimlösend; das ätherische Öl kann deshalb bei Bronchitis angewandt werden – entweder durch Inhalieren oder mit Zubereitungen, die dieses Öl enthalten. Zum Inhalieren 10 bis 15 Tropfen Eukalyptusöl in kochend heißes Wasser tröpfeln und den Dampf inhalieren. Ein Anti-Erkältungsmittel kann man zum Beispiel so zubereiten: 1 bis 3 Tropfen Eukalyptusöl mit etwas flüssigem Honig mischen und in lauwarmem Wasser oder in Kräutertee einnehmen.

Äußere Anwendung Äußerlich wird es in Einreibemitteln bei Erkältungskrankheiten und Rheuma eingesetzt. Die bekannten Olbas-Tropfen enthalten auch Eukalyptusöl.

Verwendung in der Kosmetik und im Haushalt Wer mag, kann den frischen, pfefferminzartigen Eukalyptusduft für Bäder, Deodorants, Massagecremes oder sogar für Parfüms nutzen.
Und in die Duftlampe geträufelt vertreibt Eukalyptusöl Stechmücken.

Gewürznelkenbaum (Syzygium aromaticum)

UM DIE GEWÜRZNELKE ranken sich viele Geschichten. Es wurde richtig Krieg um sie geführt. Schon vor Christi Geburt war sie als Gewürz hoch begehrt. Seefahrer trieben Handel mit ihnen und brachten sie nach Europa und nach China. Im Mittelalter schützten sich die Menschen mit Halsketten von Gewürznelken vor der Pest.

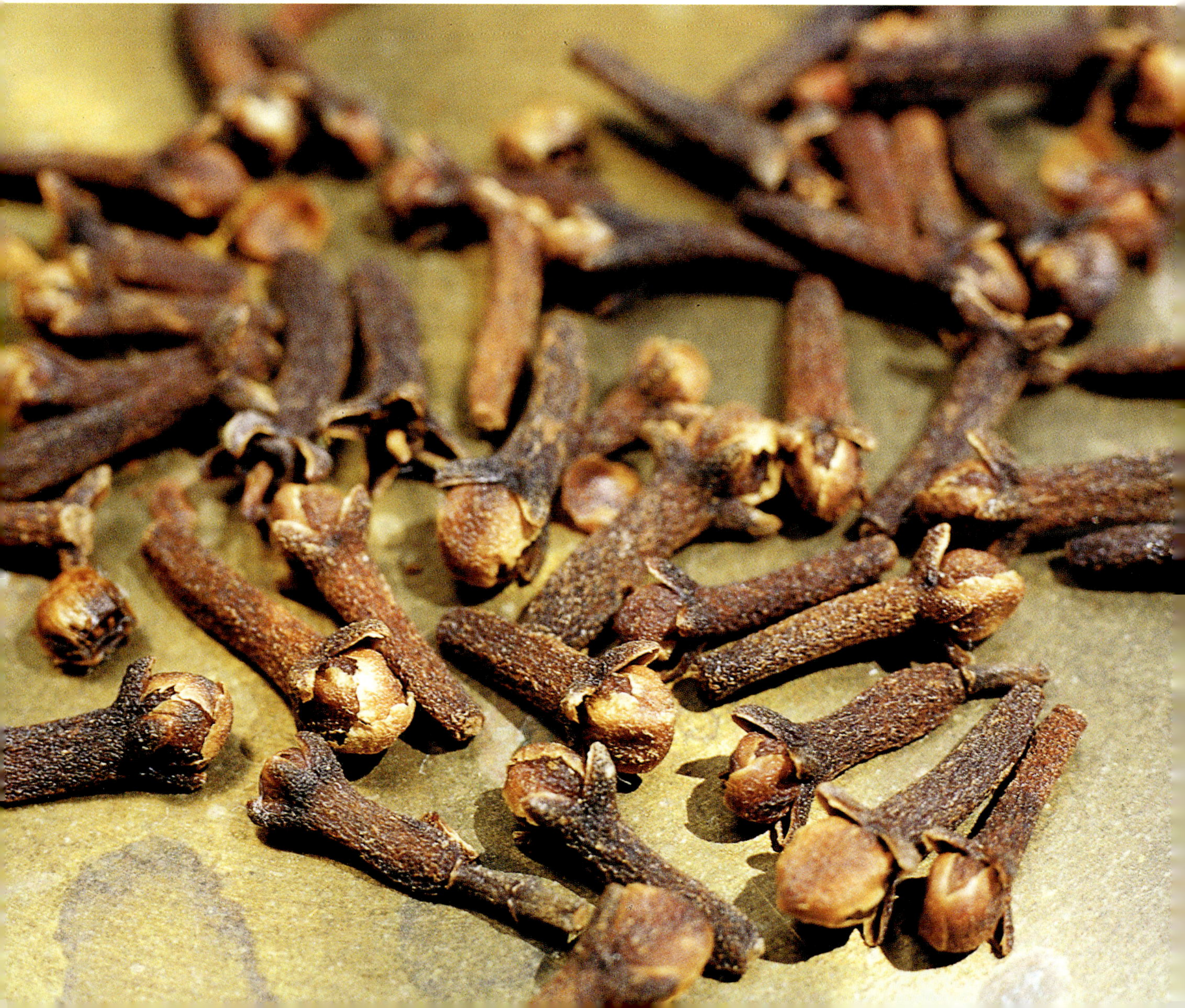

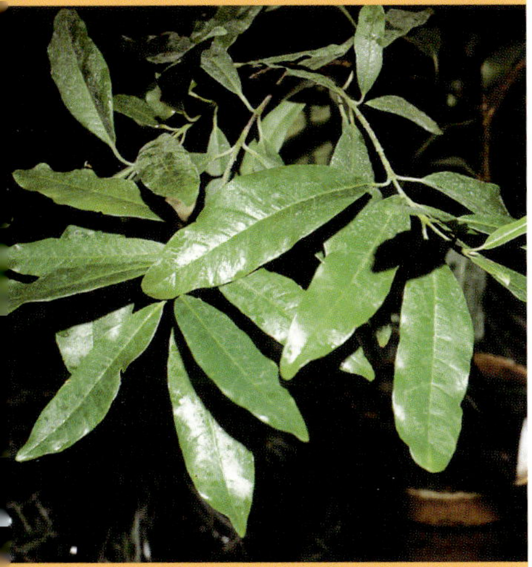

Bitte beachten

Nelkenöl sollte auf keinen Fall während der Schwangerschaft und auch sonst nur innerlich und in kleinen Dosen (ein Tropfen pro Anwendung) verwendet werden. Äußerlich kann es zu entzündlichen allergischen Reaktionen kommen.

Ätherisches Öl

Gewinnung durch Wasserdampf-Destillation aus jungen Sprossen und Blättern

Bemerkenswert ist, dass der Gewürznelkenbaum mit 15 bis 21 Prozent den höchsten Gehalt eines Gewächses an ätherischem Öl aufweist.

Hauptbestandteile Eugenol (80 bis 88 Prozent), Aceteugenol, Pinen, Caryophyllen (5 bis 12 Prozent), Methylheptylketon gibt den typischen Geruch

Konsistenz und Farbe Nelkenöl ist schwerer als Wasser, es ist gelb und färbt sich an der Luft braun. Diese Tatsache lässt sich für einen Qualitätstest der Gewürznelken nutzen: Gewürznelken mit einem hohen Gehalt an ätherischen Ölen sinken im Wasser nach unten; diejenigen mit schlechterer Qualität schwimmen dagegen obenauf.

Duft würzig, frisch, nach Zahnarztpraxis, nach Weihnachtsbäckerei

Verwendung und Heilwirkung

Innere Anwendung Die Gewürznelke hat eine herausragende medizinische Bedeutung, vor allem in der Zahnmedizin. Ein probates Erste-Hilfe-Mittel bei Zahnschmerzen ist, eine Gewürznelke zu kauen. Ersatzweise kann man mittels eines Wattetupfers einen Tropfen ätherisches Öl auf den schmerzenden Zahn tupfen. Wegen seiner lokal betäubenden, desinfizierenden und ätzenden Wirkung zählt Gewürznelkenöl zur Grundausstattung jeder Zahnarztpraxis. Diese Wirkung kommt dem Normalverbraucher auch in einer ganzen Reihe von Zahnpflegepräparaten zugute.

Die Gewürznelken für die Weihnachtsbäckerei haben mit den duftenden Nelken aus dem Garten nichts zu tun. Gewürznelken sind vielmehr die getrockneten Blütenknospen des Gewürznelkenbaumes. Die Bäume sind ungefähr 20 Meter hoch und tragen immergrüne, ledrige Blätter. Von seiner Heimat auf den Molukken (Indonesien), den „Gewürzinseln", hat sich der Baum nach Sri Lanka, Madagaskar, Sansibar und bis nach Brasilien ausgebreitet. Der Ertrag eines Baumes an Blütenknospen ist recht stattlich: 7 bis 10 Kilogramm Gewürznelken ernten die Anbauer von einem Baum.

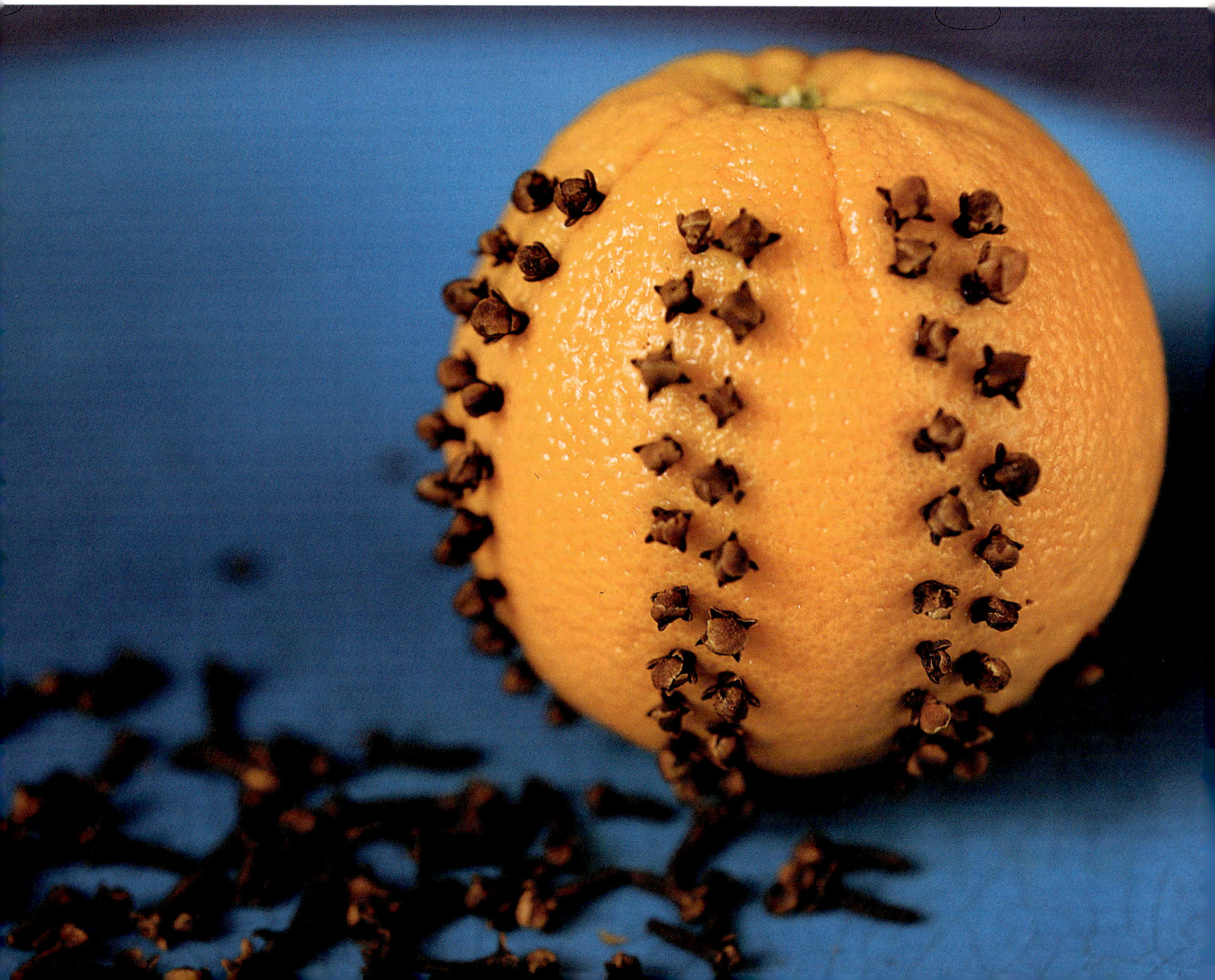

Verwendung und Heilwirkung

Das ist aber noch nicht alles, was über die Gewürznelke an Positivem zu berichten ist: Innerlich angewandt hilft sie bei Magen-Darmbeschwerden und sie beugt Infektionskrankheiten vor. Für diesen Zweck kann man das ätherische Öl mit Honig mischen und in lauwarmem Wasser oder in Kräutertee einnehmen.

Verwendung im Haushalt Ätherisches Nelkenöl, in die Duftlampe geträufelt, verleiht den Wohnräumen einen heimeligen Duft nach Weihnachtsbäckerei. Eine gemütliche Atmosphäre breitet sich aus. Ich verwende das Nelkenöl sehr gerne in der Vorweihnachtszeit. Als kleinen Nebeneffekt desinfiziert der ätherische Nebel die Raumluft.

Pomander mit Gewürznelken Eine nette Spielerei ist der Gewürznelkenpomander. Dabei spickt man eine Orange mit den Gewürznelken. Hübsch sieht es aus, wenn man die äußere Orangenhaut spiralförmig abschält und in dieses Muster dicht an dicht die Gewürznelken eindrückt. Die Orange trocknet nach und nach und schrumpft. Der Gewürznelkenpomander sieht in einer Weihnachtsschale gut aus bzw. man kann ihn an einem hübschen Band aufhängen.
Auch im Sommer erweist sich der Gewürznelkenduft als nützlich; er vertreibt Stechmücken und Motten.

Glühweinrezept

Ein bis zwei Tassen Wasser mit 6-8 Gewürznelken, 1/2 Zimtstange, 2 Sternanisfrüchten und der Schale einer halben ungespritzten Zitrone aufkochen. Zucker nach Geschmack zufügen. Mit 1 Liter eher lieblichem Rotwein aufgießen. Das Ganze erwärmen, aber nicht mehr kochen lassen. Mit Zitronensaft abschmecken und heiß in hitzebeständigen Gläsern servieren.

Cajeput (Melaleuca leucadendra) und **Niauli** (Melaleuca viridiflora)

DER ETWA 15 M hohe Cajeput-Baum gehört neben Eukalyptus und Gewürznelkenbaum zu den weltwirtschaftlich wichtigen Myrtengewächsen. Seine Heimat liegt in Australien und auf den malaysischen Inseln. Der Niauli-Baum stammt ebenfalls aus Australien; sein ätherisches Öl hat dasselbe Wirkungsspektrum wie das des Cajeput-Baumes.

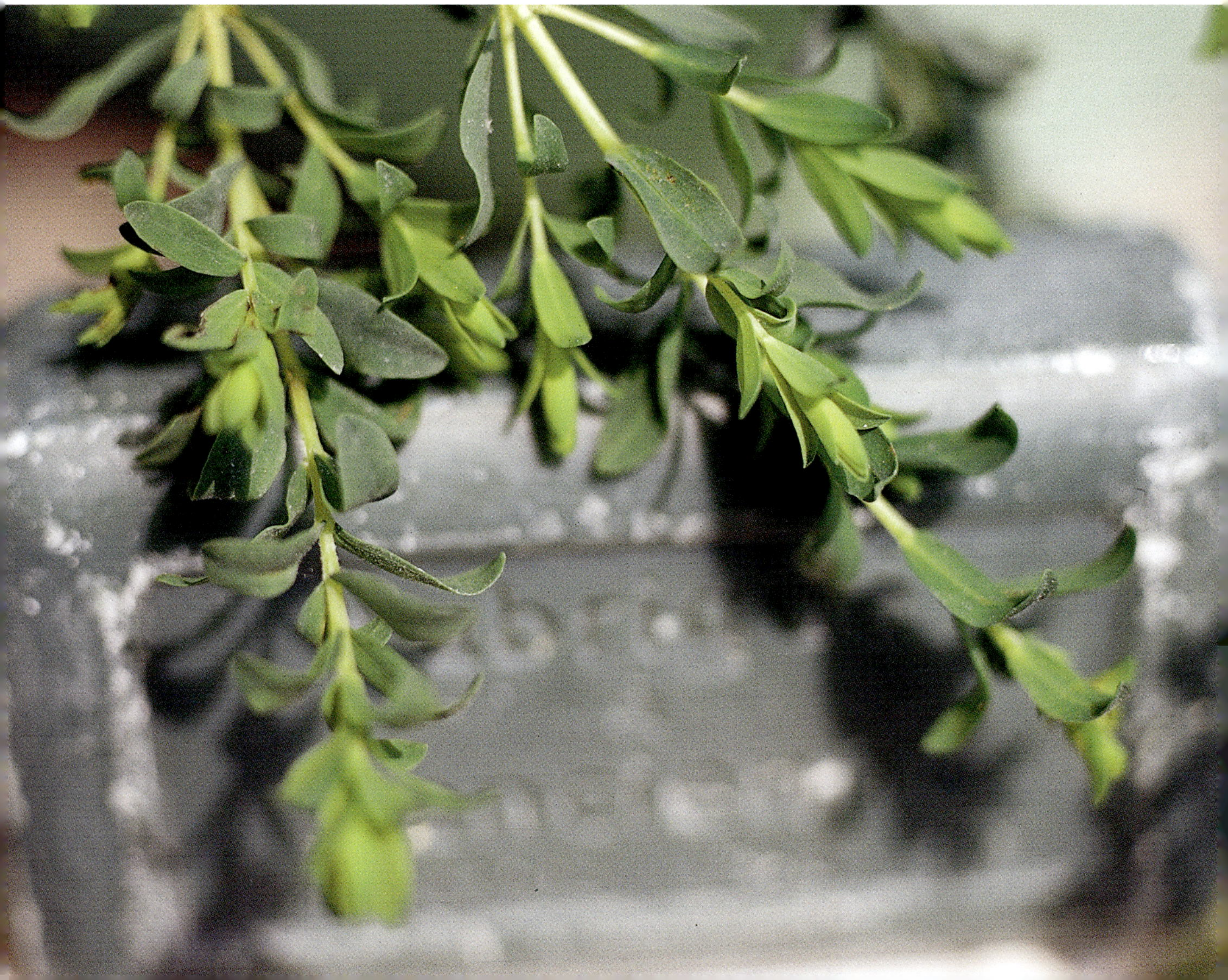

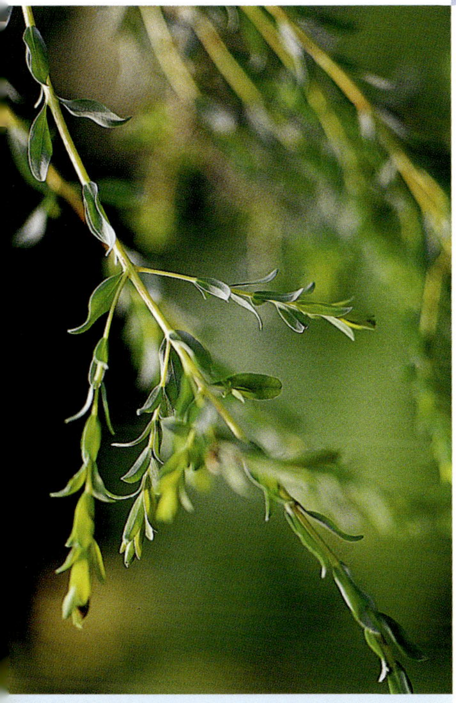

Ätherisches Öl

Gewinnung durch Wasserdampf-Destillation aus den Blättern und Knospen, Ausbeute etwa 1,5 Prozent
Hauptbestandteil Cineol (50 bis 70 Prozent)
Duft kampferartig, frisch, leicht eukalyptusartig

Verwendung und Heilwirkung

Innere Anwendung Das frisch riechend Öl mit dem fremdländisch klingenden Namen ist aus der heutigen Aromatherapie nicht wegzudenken. Es wirkt antiseptisch und wird bei Infektionen der Atemwege, des Verdauungssystems und der ableitenden Harnwege eingesetzt. Die Innere Anwendung kann man bei Schnupfen und Bronchitis gut durch Inhalationen ergänzen (10 bis 15 Tropfen ätherisches Öl auf eine Schüssel mit dampfendem heißem Wasser geben).
Hinzu kommt eine schmerzstillende Wirkung, die bei Neuralgien der Zähne und der Ohren Linderung bringen kann. Dazu gibt man bei Zahnschmerzen einen Tropfen ätherisches Öl auf den schmerzenden Zahn, bei Ohrenschmerzen nimmt man am besten ein Kosmetikstäbchen zuhilfe, mit dem das Öl in den Gehörgang geführt wird.

Äußere Anwendung Das ätherische Öl wirkt äußerlich angewandt ebenfalls antiseptisch und eignet sich deshalb als Beigabe zu Hautölen, die bei Hautkrankheiten und Wunden aufgetragen werden. Außerdem stimuliert Cajeputöl den Kreislauf, wirkt krampflösend und ist ein gutes Mittel bei rheumatischen Beschwerden und Neuralgien. Es ist zum Beispiel in der hoch wirksamen Salbe „Tiger Balm" enthalten, die bei rheumatischen Beschwerden, bei Muskelverspannungen und -schmerzen und bei Erkältungskrankheiten hilft.

Verwendung im Haushalt Cajeputöl eignet sich auch hervorragend für die Duftlampe. Lässt man den balsamischen Duft während Grippe- und Erkältungszeiten durch die Duftlampe im Raum verbreiten, beugt das einer Erkältung vor oder bringt, wenn es einen schon erwischt hat, zumindest Linderung.

Bitte beachten

Ätherisches Cajeputöl nicht während der Schwangerschaft anwenden.

Teebaum, Tea Tree (Melaleuca alternifolia)

Seit ein paar Jahren macht das Teebaumöl in der Aromatherapie von sich reden. Es ist in zahlreichen Körperpflegeprodukten enthalten. Es war wohl vor der Entdeckung des Penicillins recht gebräuchlich und geriet dann jedoch wieder in Vergessenheit, bis es wieder entdeckt wurde. Die Heimat des Teebaums ist Australien. Den Namen hat er daher, dass die ersten Siedler des Landes, Seeleuten, die mit Kapitän James Cook in diese entfernte Weltgegend gekommen waren, Tee daraus zubereiteten.

Der Teebaum sieht mit seinen langen, schmalen, nadelartigen Blättern sehr hübsch aus. In unserem Klima kann man das Gehölz als Kübelpflanze kultivieren.

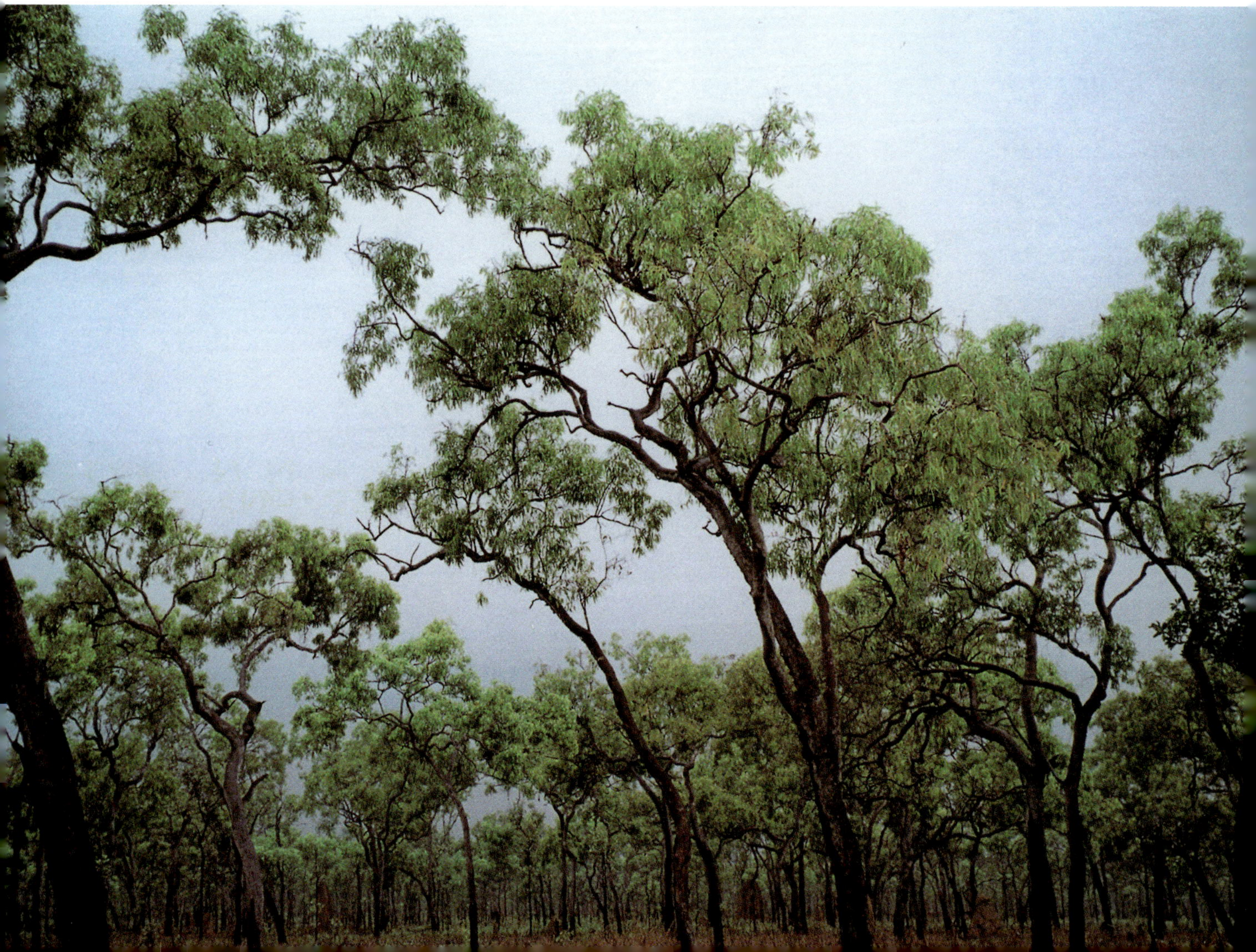

Bitte beachten

Teebaumöl innerlich nur nach ärztlicher Verordnung einnehmen.

Teebaumöl bei Fußpilz

3 Tropfen ätherisches Öl mit etwa der vierfachen Menge fettem Öl, z.B. mit Weizenkeimöl, mischen und die Zehen damit behandeln. Kann auch unverdünnt aufgetragen werden.

Teebaumöl bei Pickeln

3 Tropfen ätherisches Öl in etwa 1 TL Hautcreme einrühren und die Pickel mit der Mischung behandeln. Kann auch unverdünnt auf die entsprechende Hautpartie aufgetragen werden.

Ätherisches Öl

Gewinnung durch Wasserdampf-Destillation aus den Blättern, Ausbeute: Aus einer Tonne Blätter erhält man etwa 10 Liter Teebaum-Öl.
Hauptbestandteile Terpinen-4-ol (etwa 40 Prozent), Terpineol, Cineol
Konsistenz und Farbe Das Öl ist farblos bis gelblich. Das Öl kühl und dunkel aufbewahren.
Duft frisch, würzig, erinnert an Eukalyptus

Verwendung und Heilwirkung

In Australien ist das Teebaumöl (Melaleuca alternifolia) schon lange als Arzneimittel zugelassen. In der Volksheilkunde wird ihm nahezu eine Wunderwirkung bei allen Arten von Pilzinfektionen und bei Virusinfektionen zugesprochen. Diese Anwendungen sind jedoch noch nicht wissenschaftlich untersucht. Zur Behandlung schwerer Pilzerkrankungen oder Vaginalinfektionen sollte man sich deshalb nicht auf die Selbstmedikation mit Teebaumöl verlassen. Eine notwendige ärztliche Behandlung wird dadurch nur verzögert. Bei leichten Beschwerden wie Lippenherpes hingegen kann man ruhig das Hausmittel verwenden.

Äußere Anwendung Das Teebaumöl hat starke keimtötende Eigenschaften. Manchen Empfehlungen zufolge kann man es unverdünnt äußerlich anwenden – bei Schnitt- und Schürfwunden, bei Sonnenbrand, bei Pickeln, zur Haarpflege und bei Fußpilz. Allerdings kann der Inhaltsstoff Cineol die Haut reizen. Außerdem bietet es sich an, es fettem Öl beizumischen und als Körperöl zu verwenden – auch bei Problemen mit der Haut.

Zur Behandlung von Pickeln oder Fußpilz 3 Tropfen ätherisches Öl mit 12 Tropfen fettem Öl mischen.

Verwendung im Haushalt Teebaumöl eignet sich zum Reinigen und Desinfizieren. Dazu gibt man den üblichen Reinigungsmitteln ein paar Tropfen zu oder gibt es in den Waschgang der Waschmaschine

Nadelgehölze

Kiefer, Latschenkiefer und Waldkiefer

(Pinus mugo und Pinus sylvestris)

Die Kiefer ist bei uns in Mitteleuropa heimisch. Die Latschenkiefer wächst eher in den Bergregionen (Kalkalpen, Karpaten, deutsche Mittelgebirge, Pyrenäen, Abruzzen, Balkan), außerdem wird sie häufig als Ziergehölz in Gärten gepflanzt. Die Waldkiefer oder Föhre wächst dagegen auch im Flachland, wo sie eher trockene, sandige Standorte besiedelt.

Bei Spaziergängen an warmen Sommertagen spürt man die wohltuenden Ausdünstungen der Kiefer fast unmittelbar. Die ätherischen Öle lassen uns unwillkürlich leichter durchatmen. Nicht von ungefähr baut man deshalb Lungensanatorien in Regionen mit viel Kiefern- oder anderem Nadelwald.

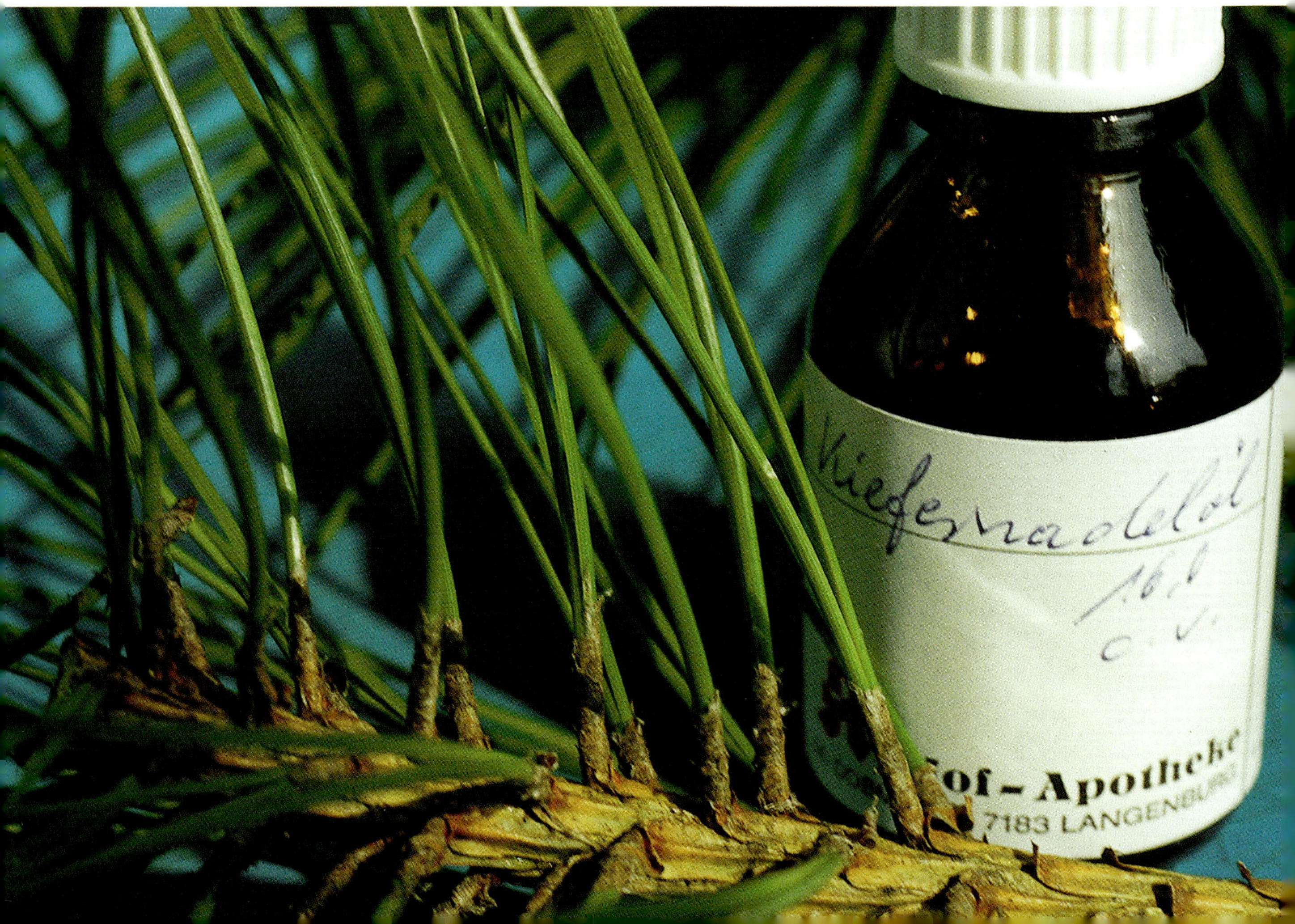

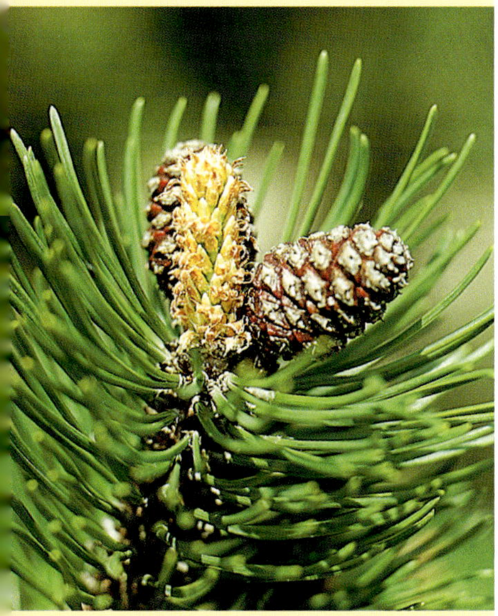

Bitte beachten

Nicht anwenden, wenn man zu allergischen Hautreaktionen neigt. Innerlich nur nach ärztlicher Verordnung anwenden.

Einreibemittel bei Husten

50 ml fettes Öl (z. B. Mandelöl oder Jojobaöl) in ein Schraubglas füllen. 5 bis 10 ml ätherisches Kiefernadelöl dazuträufeln und verschütteln. Bei Husten den Brustkorb damit wiederholt einreiben. Den Körper warm halten.

Ätherisches Öl

Gewinnung durch Wasserdampf-Destillation bei der Waldkiefer aus den jungen Triebspitzen, bei der Latschenkiefer aus frischen Nadeln, Zweigspitzen und Ästen

Hauptbestandteile des Latschenkiefernöls Phellandren (60 Prozent), Bornylacetat (10 Prozent), α- und ß Pinen (10 bis 20 Prozent)

Duft des Latschenkieferöls harzig, leicht balsamisch, nach Nadelwald, typischer Saunaduft

Hauptbestandteile des Kiefernadelöls ß-Phellandren, α-Pinen, Limonen, Cymol, Campher

Duft des Kiefernadelöls aromatisch, seifig bitterer Geschmack

Verwendung und Heilwirkung

Äußere Anwendung Die Medizin nutzt die antiseptische Wirkung auf die Atmungsorgane hauptsächlich in Form von alkoholischen Lösungen und Salben als Einreibemittel sowie als Badezusatz. Zu empfehlen ist auch das Inhalieren mit dem Latschenkieferöl (5 bis 10 Tropfen auf 1 Liter sehr heißes Wasser).

Ein Hautöl zum Einreiben bei Bronchitis kann man leicht selbst herstellen. In eine Grundlage aus Jojoba- oder Mandelöl mischt man 5 bis 10 Prozent ätherisches Kiefernöl.

Verwendung im Haushalt Kiefernnadelöl ist ein klassisches Saunaaroma. Es bringt den wohltuenden Duft der Kiefernwälder ins Haus. Ich verwöhne mich mit den ätherischen Öle der Nadelgehölze auch gerne in der Badewanne. Und in die Duftlampe geträufelt bringt das Öl die Atmosphäre eines Waldspaziergangs ins Haus. Außerdem überdeckt der Duft schlechte Gerüche.

Fichte (Picea abies)

Die einheimische Fichte ist eng mit der Kiefer verwandt. Sie wächst in den Mittelgebirgslagen und wird im Flachland in Forsten kultiviert. Da sie flach wurzelt ist sie sehr windwurfgefährdet. Starke Stürme knicken sie oft um wie Streichhölzer. Ein weiterer Feind der Fichte ist der Borkenkäfer. Er kann im Extremfall ganze Fichtenschonungen zum Absterben bringen.

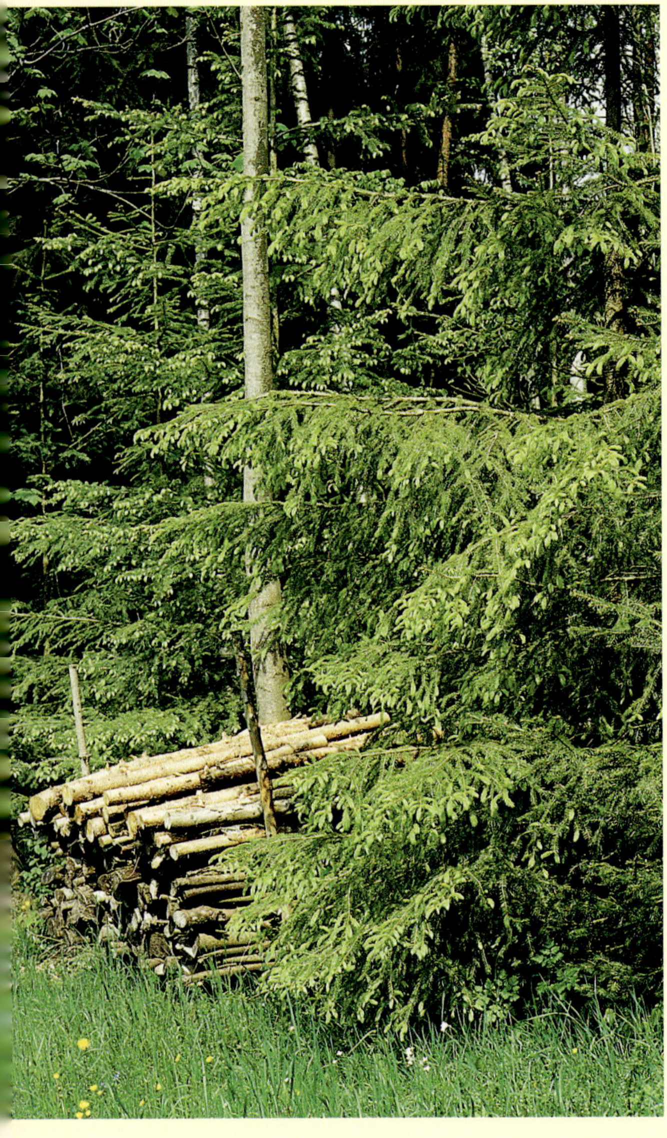

Ätherisches Öl

Gewinnung durch Wasserdampf-Destillation aus den Nadeln

Duft frisch, würzig, harzig, nach Nadelwald

Verwendung und Heilwirkung

wie Kiefernöl

außerdem in der Kosmetik für Parfüms und Deodorants.

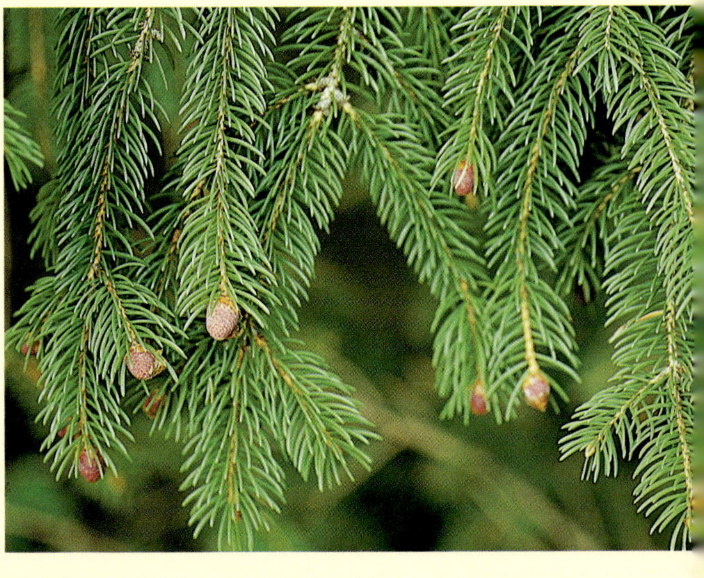

Zeder (Cedrus spec.)

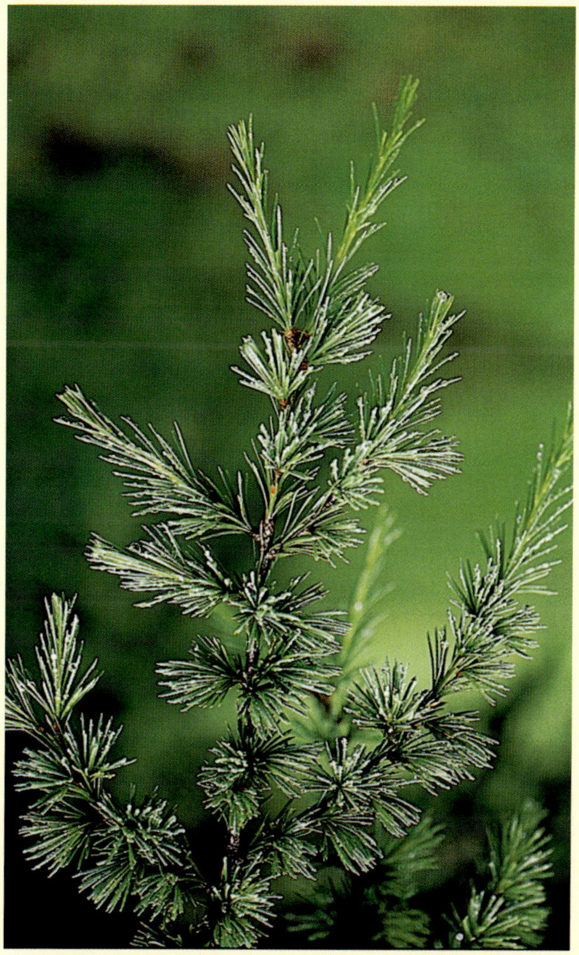

ZEDERN SIND MÄCHTIGE Bäume. Die Libanonzeder kann bis zu 40 Meter hoch werden. Die Himalajazeder bis zu 85 Meter. Bei uns sieht man die mächtigen Nadelgehölze gelegentlich als Einzelexemplar im Park. Für kleine Gärten werden sie zu groß.

Ätherisches Öl

Gewinnung durch Wasserdampf-Destillation aus dem Holz
Ätherisches Zedernholzöl wird in der Regel aus der Atlaszeder (Cedrus atlanticus) gewonnen.
Hauptbestandteile Cedren (50 Prozent), Atlantol, Atlanton
Duft holzig, balsamisch

Verwendung und Heilwirkung

Zedernholzöl ist in den Herkunftsländern seit Jahrtausenden in Gebrauch – als Räucherwerk, zum Einbalsamieren und für Parfüms.
Zedernholzhöl wirkt stark antiseptisch, adstringierend, harntreibend, auswurffördernd und beruhigend. Es wird hauptsächlich äußerlich angewandt in Form von Massageöl, auch bei Hautwunden und äußeren Verletzungen.

Verwendung im Haushalt Zedernholz und Zedernholzöl vertreiben Motten.

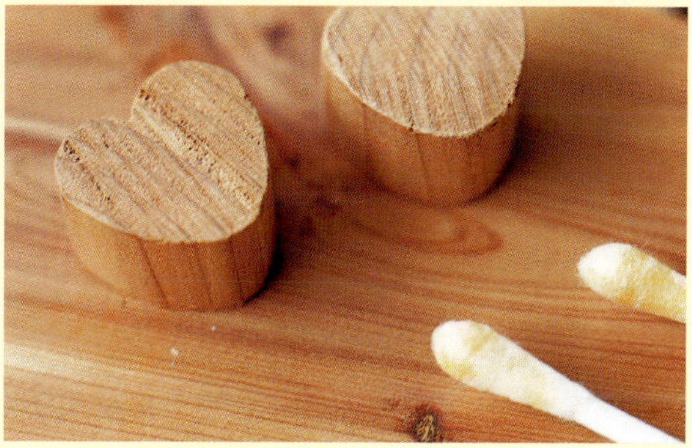

Wacholder (Juniperus communis)

Der immergrüne, etwa 2 Meter hoch und säulenförmig wachsende Strauch ist in Mitteleuropa heimisch. Sein Verbreitungsgebiet reicht bis Nordasien, Nordafrika und Nordamerika. Handelsware an Beeren und ätherischem Öl stammt hauptsächlich aus Norditalien, den Balkanländern, zum Beispiel Kroatien, und Schweden.

Wacholdersträucher im Garten tragen selten Früchte (Beeren). Das liegt daran, dass fast immer nur männliche Exemplare des zweihäusigen Gehölzes gepflanzt werden. In der freien Natur findet man gelegentlich Beeren tragende Sträucher.

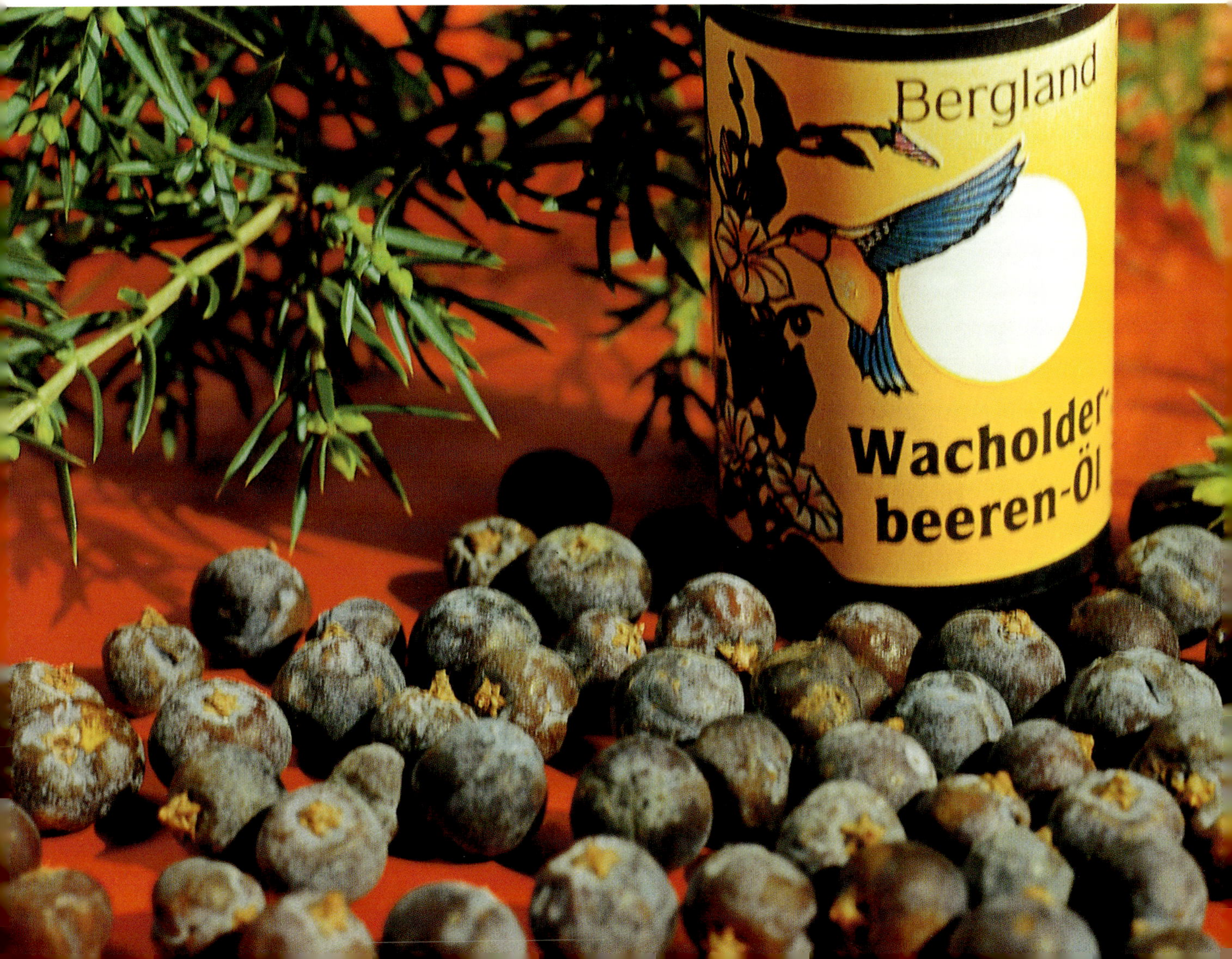

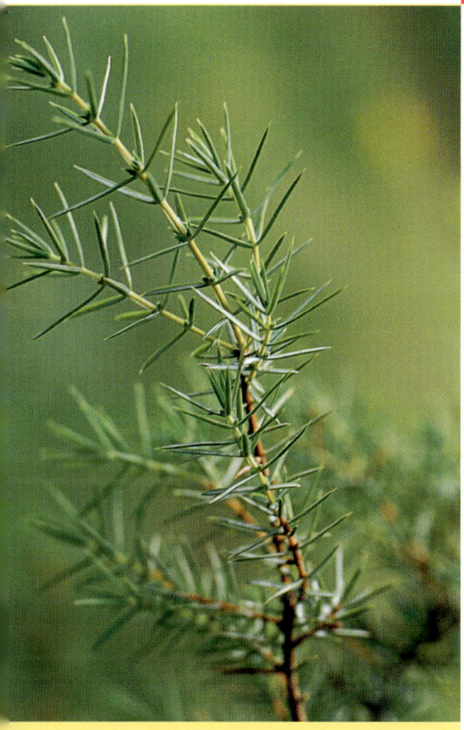

Bitte beachten

Wacholderbeerenöl nicht während der Schwangerschaft und nicht bei Nierenentzündungen und Nierenkrankheiten anwenden.

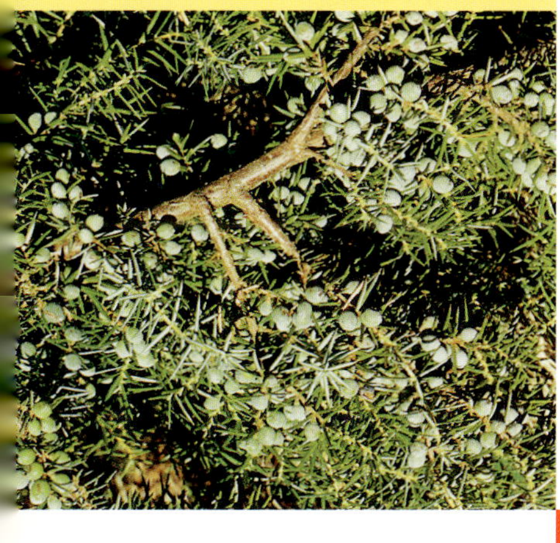

Ätherisches Öl

Gewinnung durch Wasserdampf-Destillation aus den Früchten bzw. aus den Zweigen
Besonders hohe Ölausbeuten (bis 2,5 Prozent) bieten Wacholderbeeren aus Frankreich und Bosnien.

Hauptbestandteile Pinen (40 bis 70 Prozent), daneben Terpinen, Caryophyllen und Campher

Duft würzig, frisch

Verwendung und Heilwirkung

Innere Anwendung In der Medizin gelten Wacholderbeeren und das daraus gewonnene ätherische Öl als hervorragende Diuretika. Sie regen die Nieren an. Die Aromatherapie schreibt dem Wacholderöl bei innerer Einnahme außerdem blutreinigende und allgemein stärkende Wirkung zu. Doch nehmen Sie die ätherischen Öle nur sehr vorsichtig und nach Rücksprache mit dem Arzt ein.

Äußere Anwendung Wacholderbeerenöl eignet sich gut als Badezusatz bei Rheuma, Gicht, Hautkrankheiten und allgemein zur Stoffwechselanregung.

Spirituosen mit Wacholder Wacholderbeerenessenz gibt Gin bzw. Genever das unvergleichliche Aroma, zusätzlich verfeinert durch Gewürze wie Kümmel, Kardamom, Koriander, Zitronen- und Pomeranzenschalen.

Brauchtum rund um den Wacholder

In früheren Zeiten glaubten die Menschen, dass Wacholder böse Geister abhält und verbrannten deshalb die Zweige im Feuer. Wacholder sollte im Volksglauben auch vor der Pest schützen.

Tropische Gehölze

Kampferbaum (Cinnamomum camphora)

Der immergrüne Baum mit den ledrigen, aromatisch duftenden Blättern ist mit dem Lorbeer verwandt. Er stammt von den Küstengebieten Ostasiens und wird heute in Ostasien und in Florida angebaut. Der Seefahrer Marco Polo berichtete davon, dass die Chinesen Kampferöl als Medizin und zum Einbalsamieren nehmen.

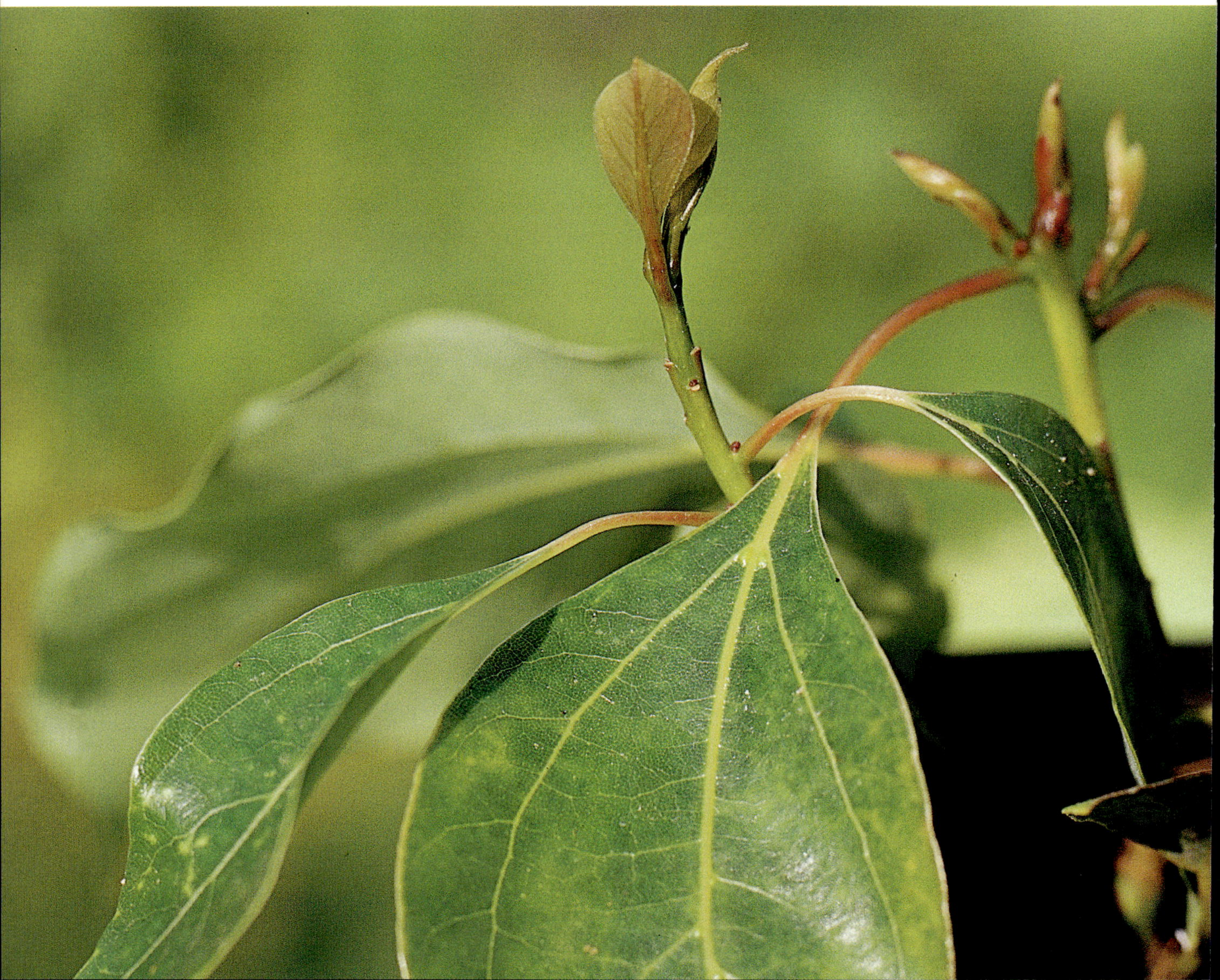

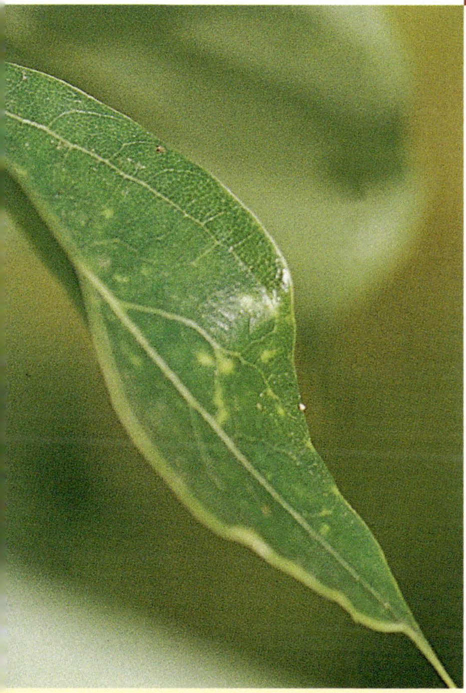

Bitte beachten

Kampferöl nicht innerlich einnehmen! Der Bestandteil Safrol gilt als karzinogen.

Gesichtswasser für fette Haut

20 ml Hamameliswasser, 20 ml Pfefferminzwasser, 10 ml Kampferspiritus, 2-3 Tropfen ätherisches Pfefferminzöl in einer Schraubflasche gut miteinander verschütteln.

Ätherisches Öl

Gewinnung durch Wasserdampf-Destillation aus dem zerkleinerten Holz 50 bis 60 Jahre alter Bäume.
Nach dem Erkalten scheidet sich kristalliner Kampfer aus dem Öl ab. Die ölige Restsubstanz bezeichnet man als Kampferöl. Ebenfalls als Kampfer bezeichnet man das Pulver aus den vermahlenen Stämmen, Wurzeln und anderen Teilen des Baumes. Kampfer wird heute in beträchtlichen Mengen synthetisch hergestellt.
Hauptbestandteile Kampfer, Safrol, Eugenol, Terpineol
Duft durchdringend

Verwendung und Heilwirkung

Äußere Anwendung Kampfer ist in vielen Mischpräparaten enthalten. In der Medizin schätzt man ihn wegen seiner hautreizenden, durchblutungsfördernden, desinfizierenden, atmungs- und kreislaufanregenden Wirkung. Kampfergeist und Salben mit Kampfer, zum Beispiel „Tiger Balm", helfen bei Muskelschmerzen, bei rheumatischen Beschwerden und bei Erkältungskrankheiten. Franzbranntwein aus rektifiziertem Weinalkohol ist mit Kochsalz, Menthol und Kampfer vergällt.

Verwendung im Haushalt In der Kosmetikindustrie wird er Gesichts- und Rasierwässern, Parfüms und Massagecremes beigemischt. Als Duftstoff dürfen wir ihn nur ganz sparsam einsetzen, denn er hat einen durchdringenden Geruch, der feinere Düfte leicht überdeckt. Der Kampferduft vertreibt sogar Motten!

Zimt, Kaneel (Cinnamomum verum)

Der immergrüne, 10 bis 12 Meter hohe Baum ist auf Ceylon (Sri Lanka) heimisch. Er wird heute nicht nur dort, sondern in vielen tropischen Gebieten in Südindien, auf Sumatra und Java, auf Madagaskar und in Südamerika angebaut. In Plantagen wird das Gehölz auch strauchförmig gezogen.

Der Zimtbaum wird vielfältig genutzt. Für den bei uns bekannten Stangenzimt werden die zweijährigen Schößlinge abgeschlagen und deren weiß-graue Rinde abgeschält. Stücke der inneren Rinde werden ineinandergeschoben und getrocknet; dabei rollen sie sich zu „Zimtstangen" zusammen.

Der echte Zimt kann durch den Chinesischen Zimt oder Cassiazimt (Cinnamomum aromaticum) verfälscht sein. Der ist minderwertig und schmeckt schwächer.

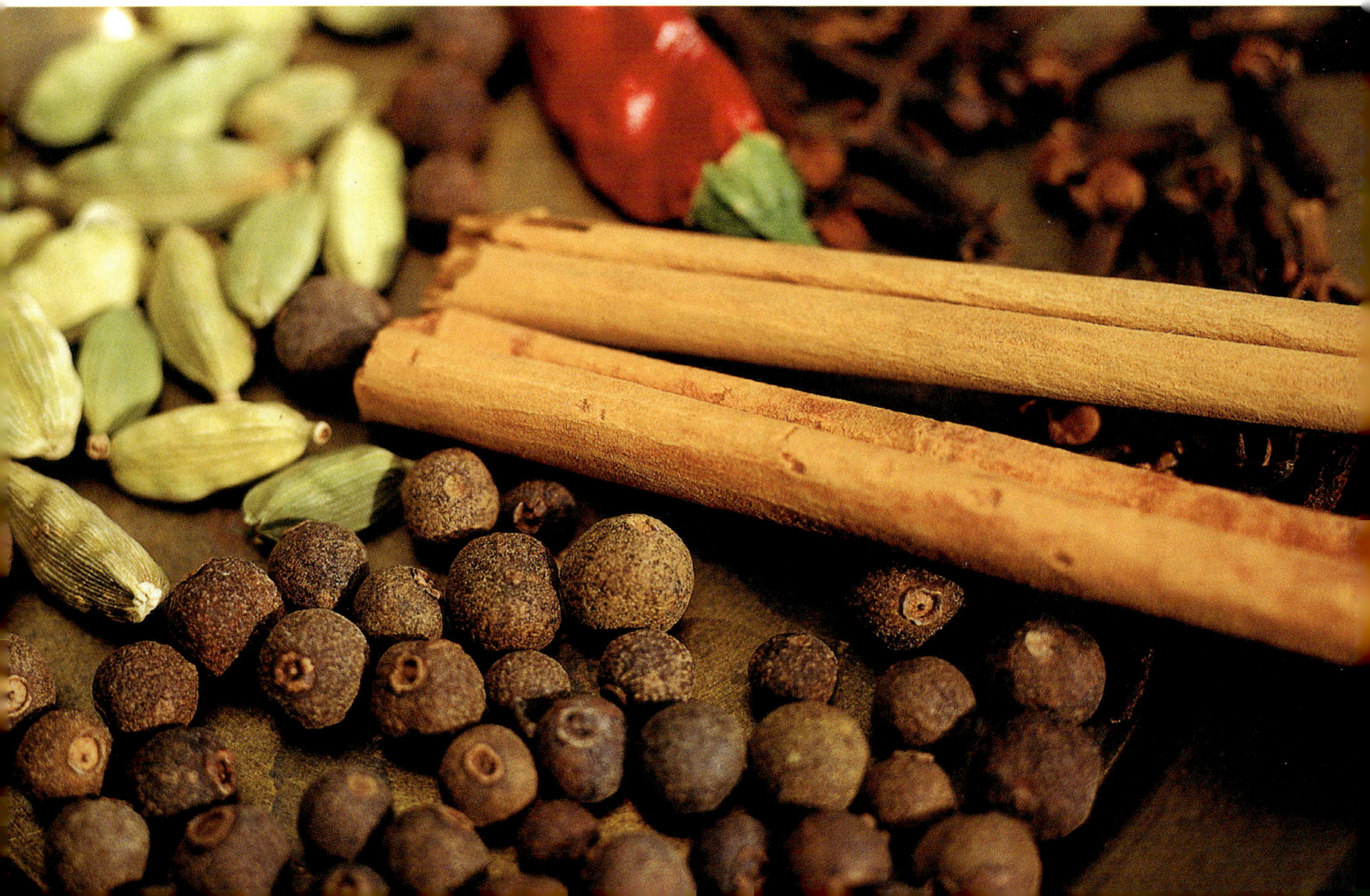

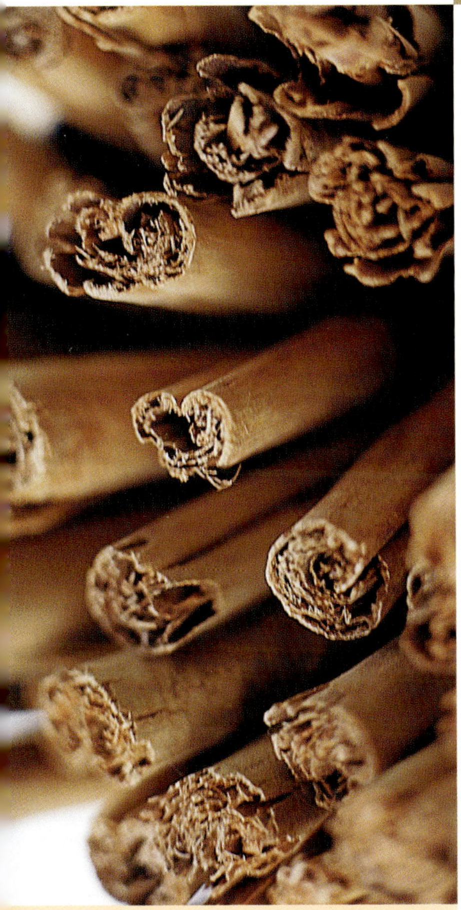

Bitte beachten

Zimtrindenöl reizt die Haut und sollte nicht äußerlich angewendet werden.

Ätherisches Öl

Gewinnung durch Wasserdampf-Destillation sowohl aus der Rinde als auch aus den Blättern des Baumes, Gehalt in der Rinde bis zu 4 Prozent

Hauptbestandteile des Zimtrindenöles Zimtaldehyd (65-75 Prozent), Eugenol (6-10 Prozent) sowie trans-Zimtsäure.

Hauptbestandteile des Zimtblätteröls Zimtaldehyd (etwa 4 Prozent), Eugenol (65 bis 90 Prozent)

Duft des Zimtrindenöls süß-herb, würzig, feurig
Duft des Zimtblätteröls süß, würzig, mild

Verwendung und Heilwirkung

Innere Anwendung Als Gewürz verwendet fördert Zimt die Verdauung und stärkt den Magen. Die Volksmedizin kennt Zimtrindenöl schon lange als Mittel bei schwacher und schmerzhafter Periode in Form von Zimttropfen.
Äußere Anwendung Zimtblätteröl wirkt leicht desinfizierend, desodorierend und adstingierend. Es eignet sich für Massageöle, als Badezusatz (etwa bei zu schwacher Periode) sowie für Einreibungen und Kompressen. Sogar Mundspülungen bei Zahnfleischbluten bieten sich wegen der leicht adstringierenden Wirkung an. Einlegesohlen mit Zimtöl getränkt sind in Naturmedizinkreisen zur Zeit gefragt.

Anwendung im Haushalt und in der Kosmetik Die medizinische Bedeutung ist beim Zimt eher nebensächlich; umso wichtiger ist Zimt als Geschmacks- und Geruchsstoff. Er ist in vielen Produkten des täglichen Bedarfs enthalten, beispielsweise in Cola-Getränken.
Im Altertum war Zimt ein kostbarer Duftstoff, den man zur Salbung des Heiligen Zeltes und als Bestandteil des Weihrauchs, der im Tempel verbrannt wurde, verwendete.
Die Zimtöle sind in der eigenen Duftküche sehr wichtig. Sie verströmen einen warmen, runden, sinnlich stimmenden Geruch. Ich nehme Zimtblätteröl für Parfüms. Zimtrindenöl, in die Duftlampe geträufelt, verbreitet eine weihnachtliche Atmosphäre.

Sandelholz (Santalum album)

Das Sandelholz ist ein Halbschmarotzer, der mit seinen Wurzeln von Palmen und Bambusgewächsen Wasser und Nährstoffe abzapft. Der 12 Meter hohe Baum wächst in Indien, Sri Lanka und auf Java. Auch im kleinasiatischen Hochland wird er angebaut. Der Sandelholzbaum wird, wie viele tropische Gehölze, in vielfältiger Form weiter verarbeitet:

- das Holz zu Räuchermitteln für religiöse Zwecke und zur Parfümierung
- das Harz als Fixator in der Parfümherstellung
- zu Sandelholzöl, das mittels Wasserdampfdestillation aus dem zerkleinerten Holz gewonnen wird.

Sandelholz gilt in den fernöstlichen Kulturen als heiliger Duft. Auch in westlichen Kulturen ist es beliebt zur Parfümierung von Kosmetika, Seifen, Badezusätzen.

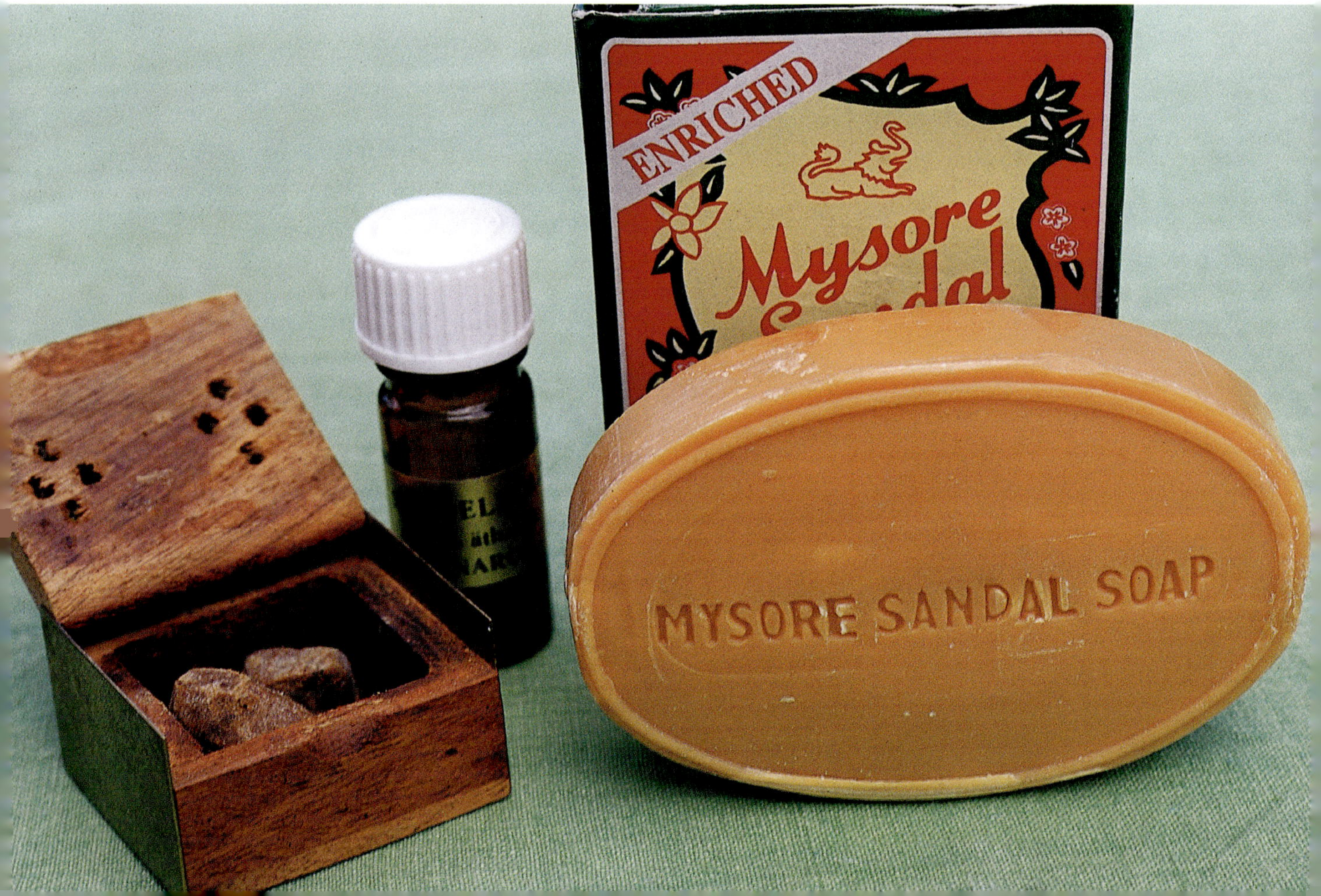

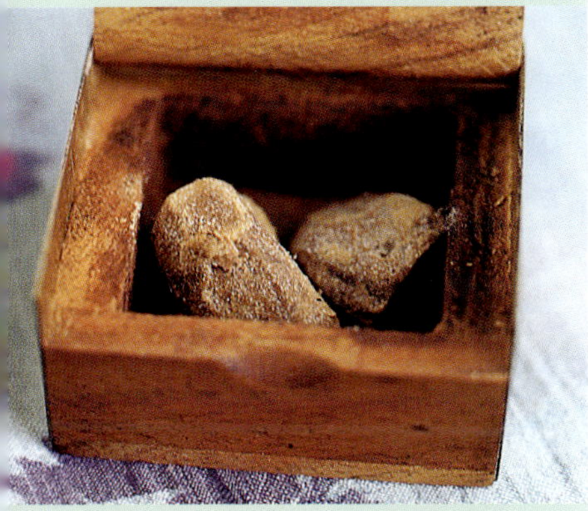

Bitte beachten

Sandelholzöl nur sehr stark verdünnt einnehmen. Nierenkranke müssen Sandelholzöl meiden.

Ätherisches Öl

Gewinnung durch Wasserdampf-Destillation aus dem Holz, Gehalt etwa 3 bis 6 Prozent
Hauptbestandteil Santalol (etwa 98 Prozent)
Konsistenz und Farbe dickflüssig
Duft holzig, balsamisch, samtig, schwer, „indisch"

Verwendung und Heilwirkung

Innere und äußere Anwendung Sandelholzöl wirkt äußerlich und innerlich angewandt stark desinfizierend. Es wird deswegen bei bakteriellen Infektionen der Harnwege, also zum Beispiel bei Blasenentzündung, aber auch bei Halsentzündungen und zur Mundpflege angewandt. Wegen der schleimlösenden Wirkung kann man Sandelholzöl auch bei Bronchitis nehmen. (2 bis 3 Tropfen in Honig verrühren und in lauwarmem Wasser auflösen.)

Verwendung in der Kosmetik Sandelholzöl zählt zu meinen Lieblingsdüften. Ich verwende es in Haut- und Badeölen, für Deodorants und besonders in der Duftlampe. Der warme, samtige Duft entführt aus der Hektik des Alltags, entspannt und gleicht aus.
Das Sandelholzöl gilt wie das Zimtöl als aphrodisierendes Mittel. Die Wissenschaft ist mittlerweile auf die Spur gekommen, weshalb das so ist: Im Achselschweiß des Mannes wird eine Substanz ausgeschieden, die in ganz geringer Konzentration ähnlich riecht wie Sandelholzöl. Da wir ja ganz fein und im Unterbewussten auf Gerüche in unserer Umgebung reagieren, erscheint diese Erklärung plausibel.

Verwendung im Haushalt Willkommen ist Sandelholzöl auch im Haushalt: Es vertreibt die Motten und kann anstelle oder zusammen mit Lavendel und Lavendelöl die Duftsäckchen im Kleiderschrank parfümieren.

Ylang-Ylang (Cananga odorata)

Der immergrüne, bis zu 20 Meter hohe Baum aus der Familie der Annonengewächse wird auf Reunion, Java, den Philippinen und auf Haiti angebaut. Das ätherische Öl sitzt in den großen, gelblich-grünen Blüten, die einen intensiven, süßen Duft verströmen. Allerdings tun sie das nur, wenn die Bäume intensiv gepflegt und alle zwei Monate beschnitten werden. In seiner Heimat heißt der Ylang-Ylang-Baum „Blume der Blumen“ und wird bei fast allen Gemütslagen angewandt.

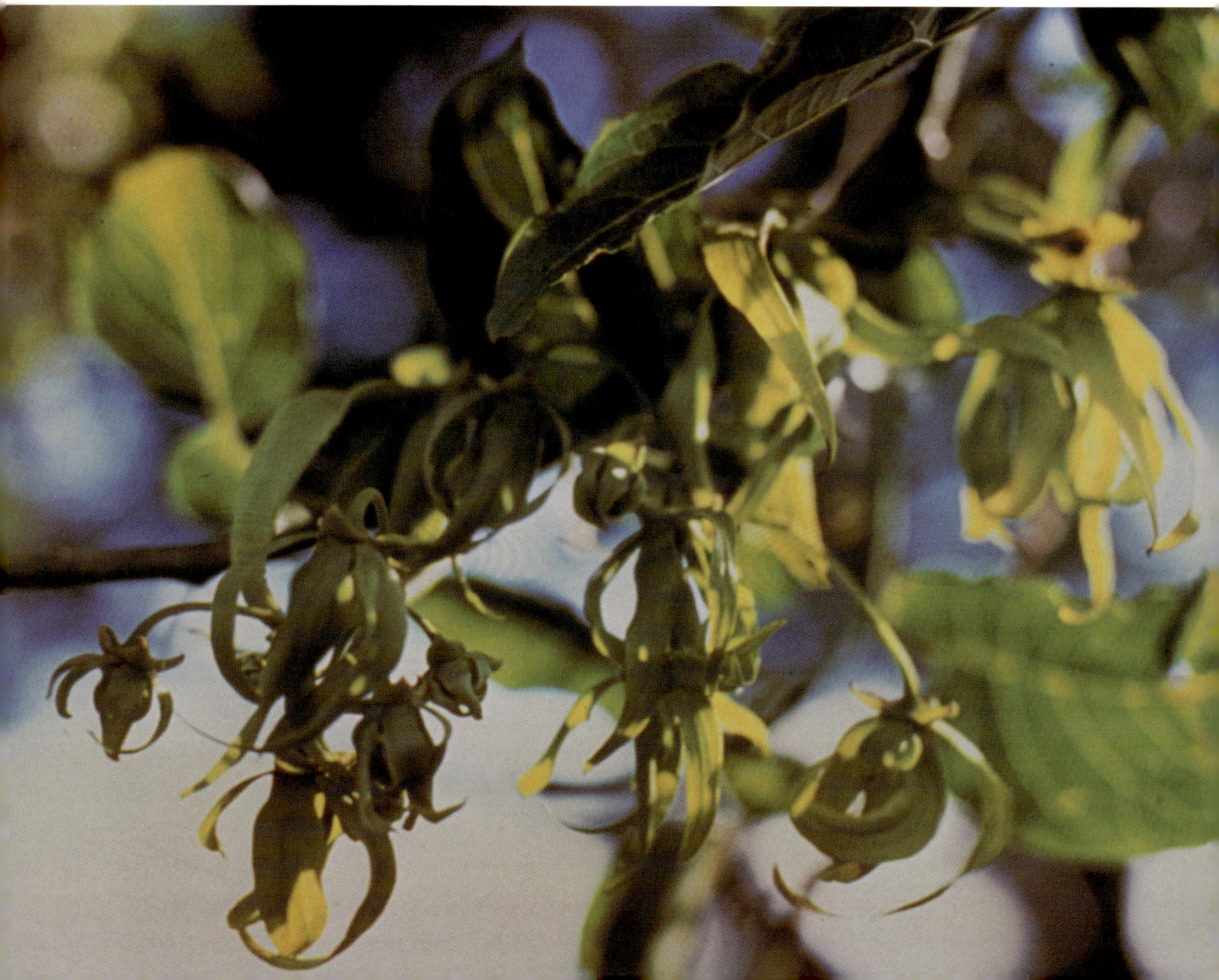

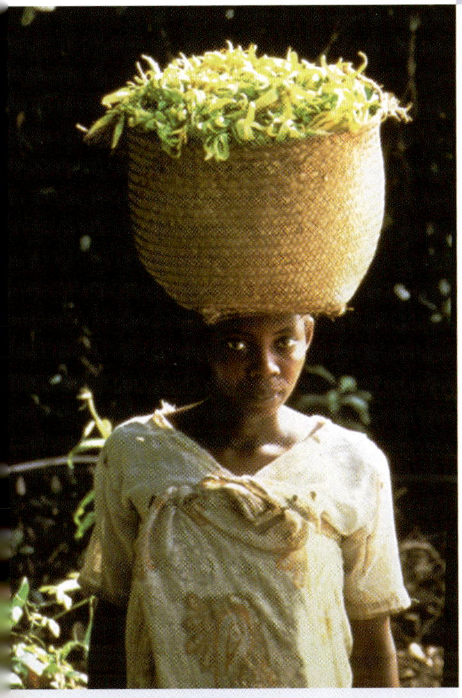

Hautöl mit Ylang-Ylang

50 ml Jojobaöl oder Haselnussöl in ein Schraubglas füllen. Etwa 12 bis 15 Tropfen Ylang-Ylang hinzufügen. Gut verschütteln. Dieses blumig duftende Hautöl hat eindeutig eine sinnlich stimmende Wirkung.

Ätherisches Öl

Gewinnung durch Wasserdampf-Destillation oder durch Lösungsmittelverfahren aus den Blüten, Ausbeute etwa 1,5 bis 2,5 Prozent

Hauptbestandteile Linalool (11-30 Prozent), Safrol, Eugenol, Geraniol, Sesquiterpene

Konsistenz und Farbe dickflüssig, daher zur besseren Weiterverarbeitung mit Alkohol mischen

Duft blumig, weich, weiblich, betörend

Verwendung und Heilwirkung

Der blumige, weiche, weibliche Duft spricht sensible Menschen stark an. Er stimmt heiter und macht gelöst. Beim Einatmen des Ylang-Ylang-Duftes hat man diese unmittelbare Empfindung. Dies lässt sich sogar physiologisch erklären: Der Duft stimuliert im Gehirn die Hirnanhangdrüse, die wiederum Endorphine ausschüttet. Endorphine wirken schmerzhemmend, euphorisierend und erotisierend.

Verwendung in der Kosmetik Meine erste Bekanntschaft mit Ylang-Ylang habe ich mit einem Pflege- und Schönheitsöl aus Tahiti gemacht. Es besteht aus Kokosöl, Tiarablüten und Ylang-Ylang-Öl. Bei Temperaturen unter 20 °C ist dieses Öl fest. Im Warmwasserbad oder an der Sonne wird es jedoch gleich flüssig. In der Heimat des Ylang-Ylang-Baumes wird dieses Öl zur Pflege von Haut und Haaren genommen. Die Tahitianerinnen reiben das Öl vor dem Waschen ins Haar ein. Dadurch wird es geschmeidig und leicht frisierbar. Ebenfalls schützt es die Fingernägel vor dem Brüchigwerden.

Ein Pflegeöl für Haut und Haar lässt sich leicht selbst aus Jojobaöl, vermischt mit 1 Prozent Ylang-Ylang-Öl herstellen. Es wird in das Haar einmassiert oder auf die feuchte Haut nach dem Baden aufgetragen. Die Haut wird dadurch glatt und weich, ein fetter Teint wird harmonisiert.

Der selbst hergestellten Kosmetik verleiht das ätherische Öl eine blumige, exotische, warme Duftnote, die in Parfüms, Badezusätzen, Cremes oder Deodorants besonders gut zum Ausdruck kommt und lange haften bleibt.

Rosendüfte

Rose (Rosa x damascena, Rosa centifolia, Rosa gallica)

Die Rose, als Königin der Blumen seit dem Altertum verehrt, ist ohne Blütenschmuck ein recht unscheinbarer, niedriger Strauch. Zur Gewinnung des kostbaren Rosenöls werden keine modernen Gartenrosen herangezogen, sondern Wildarten beziehungsweise Naturhybriden wie die Gallische Rose oder Essigrose (Rosa gallica), die Damaszener Rose (Rosa x damascena), die Bulgarische Ölrose (Rosa x damascena ‚Trigintipetala') und die Kohlrose (Rosa centifolia). Die Gallische Rose ist eine in Westasien beheimatete Wildrose, die auch in Süd- und Mitteleuropa gedeiht und heute für die Ölgewinnung in Bulgarien, Griechenland, der Türkei, Marokko und in anderen Ländern kultiviert wird.

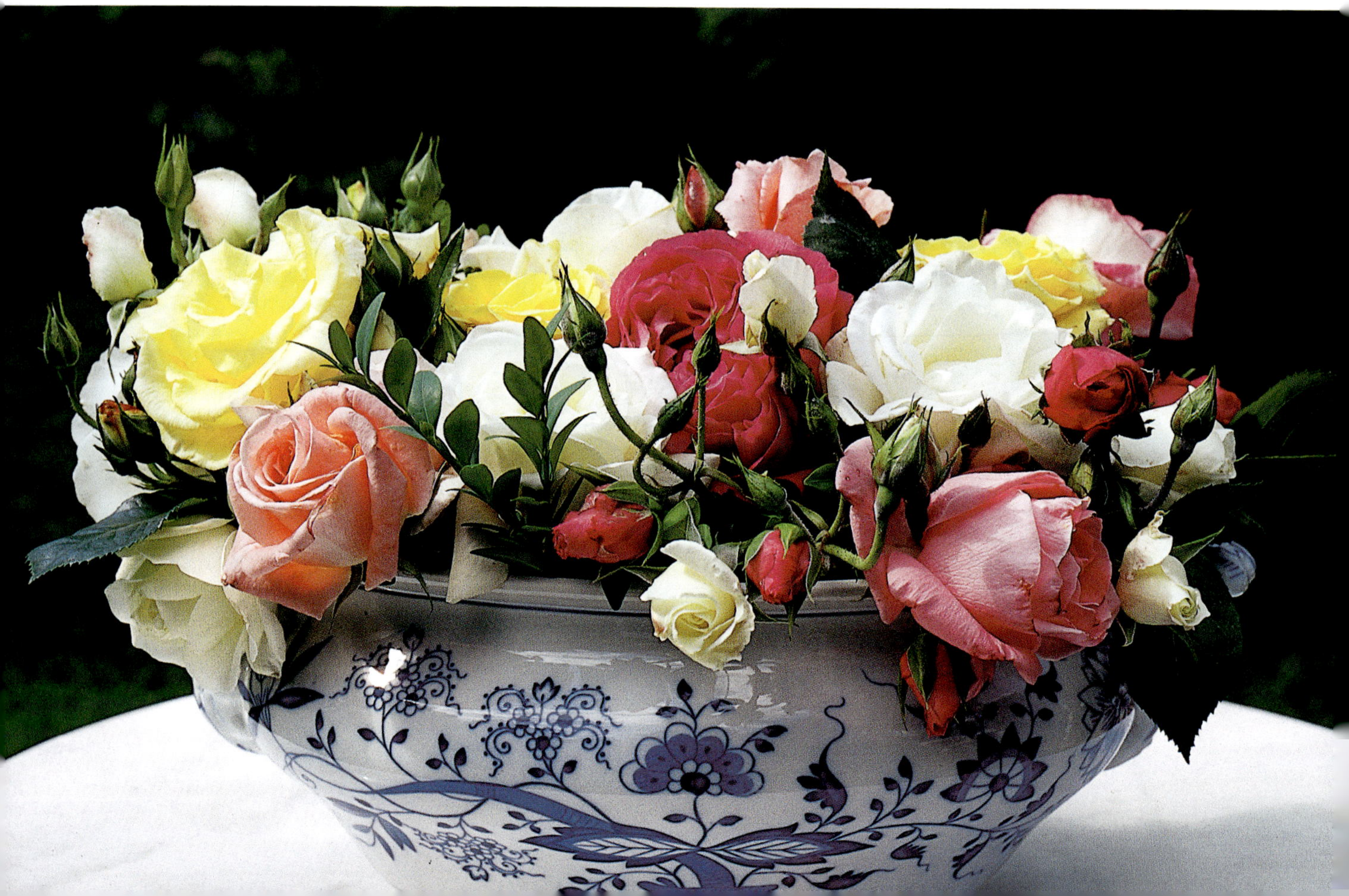

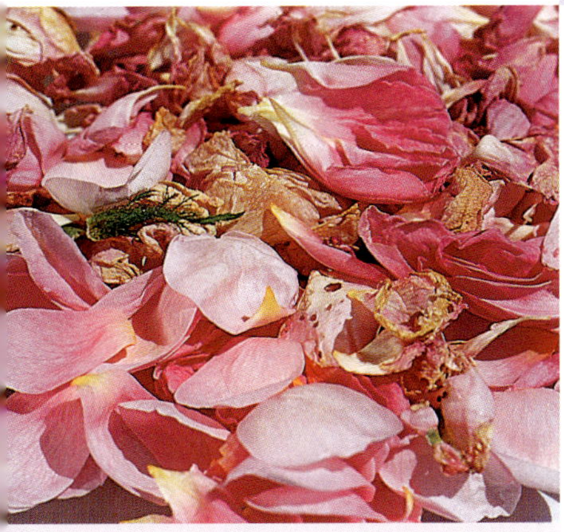

Die Rose in der Mythologie

Die Rose gilt als Sinnbild für das Paradies und die Rose ohne Dornen als Symbol der Jungfrau Maria.

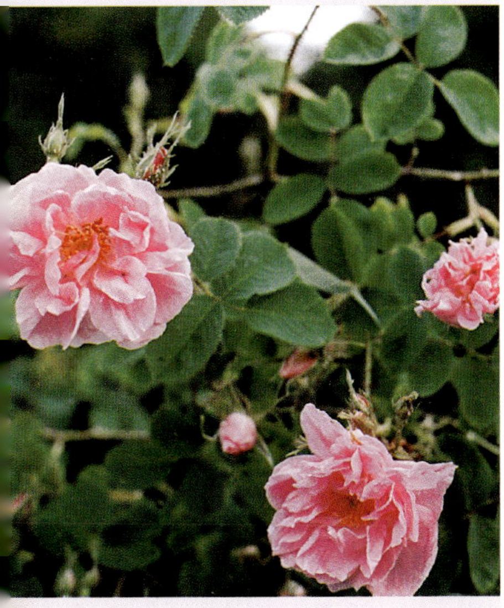

Ätherisches Öl

Gewinnung durch Wasserdampf-Destillation aus den Blütenblättern
Die Blüten werden in den frühen Morgenstunden, wenn die Konzentration der Duftsubstanzen am höchsten ist, geerntet. 3000 bis 5000 Kilogramm benötigt man für die Gewinnung von 1 Kilogramm Rosenöl.
Als Nebenprodukt der Destillation fällt übrigens das Rosenwasser an – ätherisches Öl in Wasser–, das als Zutat in der Weihnachtsbäckerei bekannt ist.
Hauptbestandteile Geraniol (40 bis 70 Prozent), Citronellal (15 bis 50 Prozent)
Duft blumig, lieblich, harmonisch

Verwendung und Heilwirkung

Innere Anwendung Die kostbare Essenz der Rose ist ein altes Heilmittel, dessen entzündungshemmende, tonisierende und krampflösende Wirkung indes weitgehend in Vergessenheit geraten war. Nur in Persien gilt das Rosenöl noch heute als Allheilmittel. Rosenblütenblätter und Zubereitungen wirken ähnlich wie das Öl. Nach Erfahrungen von Therapeuten senken sie einen zu hohen Cholesterinspiegel.

Spirituosen mit Rosenöl Rosenlikör und Rosenbrandy
Ätherisches Rosenöl ist wichtige Zutat beim Rosoglio, einem italienischen Likör. Wegen seines feinen Dufts und Geschmacks wird er auch als „Mundparfüm“ verwendet. In Bulgarien, dem wichtigen Rosenanbau-Land, gibt es den Rosenbrandy.

Rezept Rosenpotpourri Blütenblätter von etwa 20 Duftrosen abzupfen, mit einer Handvoll Blüten von Römischer Kamille vermengen. Ganz wichtig ist die Zugabe von Veilchenwurzelpulver (Rhizomae iridis) als Fixativ und von einigen Tropfen Rosengeranienöl. Diese Mischung kommt in eine Porzellandose oder in eine gewachste Tüte und fermentiert innerhalb von etwa 2 Wochen. Dann ist das Potpourri fertig und kann in offenen Gefäßen aufgestellt werden. Gelegentlich mit einigen Tropfen ätherischem Öl auffrischen.

Seit dem 13. Jahrhundert wurde in Frankreich eine Züchtung auf großen Feldern angebaut: die dunkelrote Rosa gallica ‚Officinalis', auch als „Apothekerrose" oder „Provinsrose" bekannt. Die am häufigsten angebaute Ölrose ist die Bulgarische Ölrose. Bulgarien hat seinen Ruf als größtes Rosenanbaugebiet der Welt übrigens den Türken zu verdanken, die vor 300 Jahren den Ölrosenanbau dorthin verlegten. Das bulgarische Rosenöl hat ein volleres Aroma als die Öle aus anderen Herkunftsländern und ist deswegen auch teurer. Bei dem fast unerschwinglichen Preis des Rosenöls spielt das aber fast keine Rolle mehr. Doch wenn man weiß, wie aufwendig die Herstellung des Rosenöls ist, erscheint es kaum zu teuer.

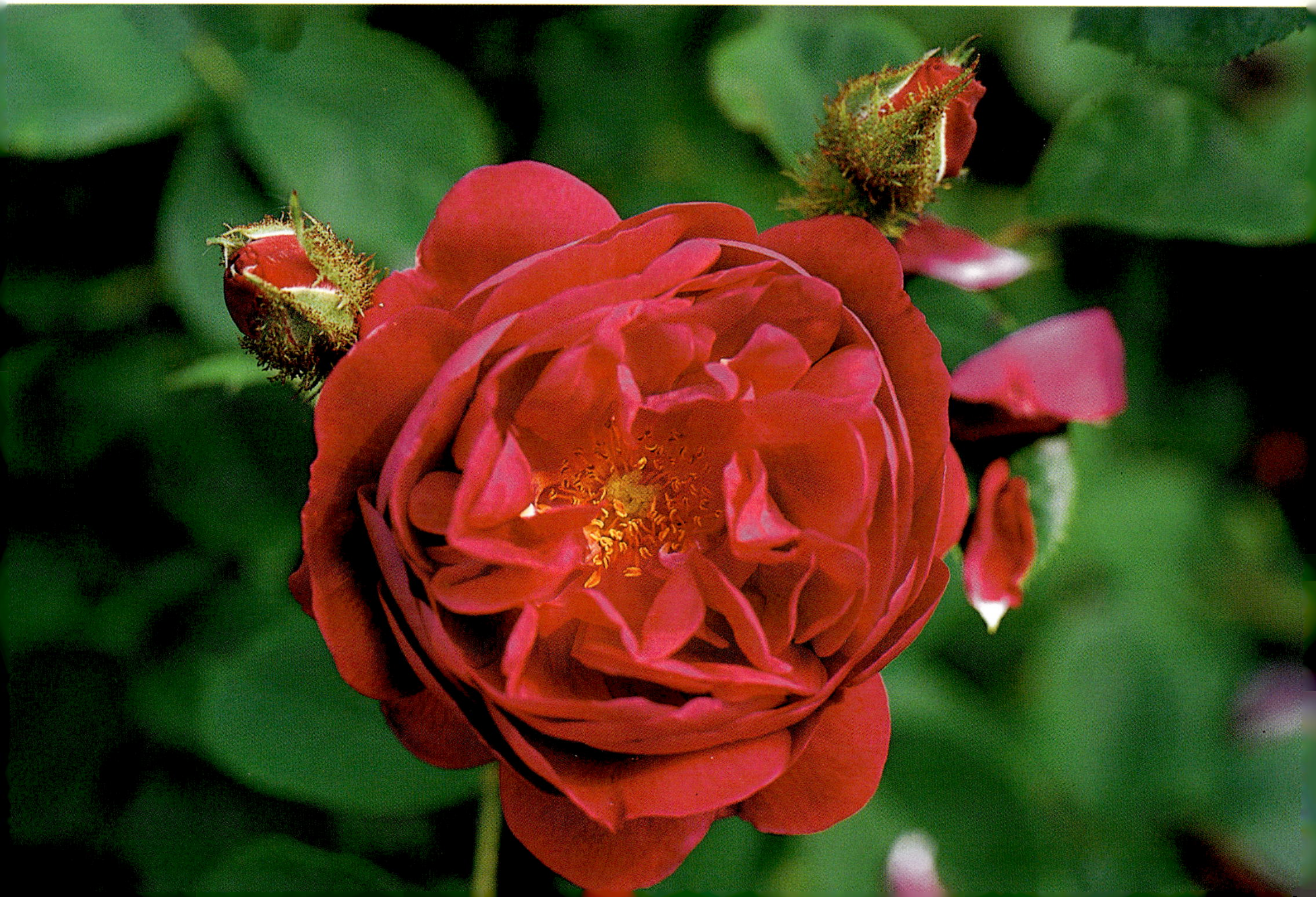

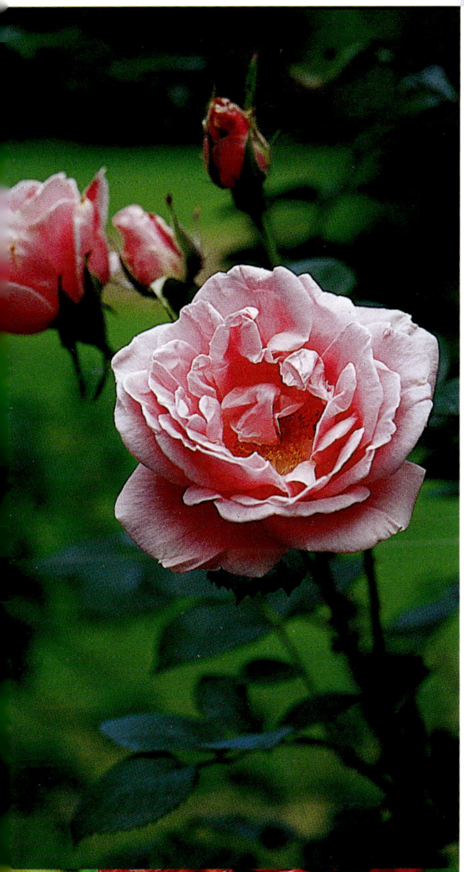

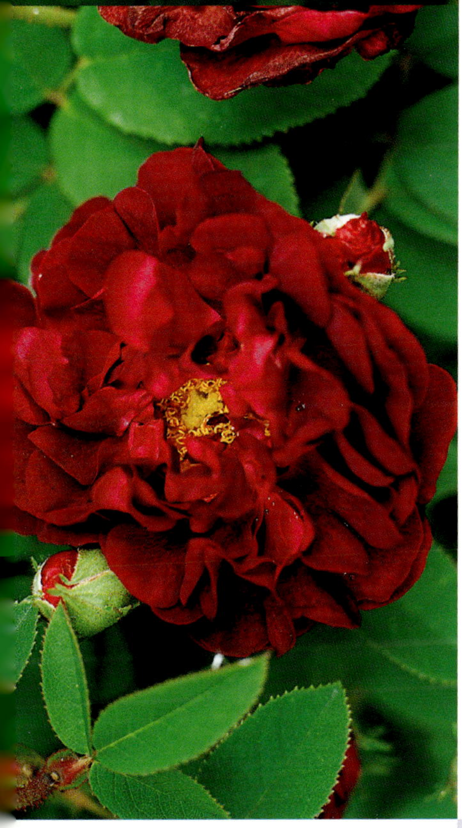

Verwendung und Heilwirkung

Äußere Anwendung Die Aromatherapie empfiehlt es heute wieder als entkrampfendes Mittel bei Kopfschmerzen (Rosen- und Melissenöl in Jojobaöl gemischt in Nacken oder Schläfen sanft einmassieren) oder bei nervösen Herzbeschwerden (einen Tropfen unverdünntes Öl über der Herzgegend einmal täglich einreiben). Ätherisches Rosenöl ist auch Bestandteil von fertigen Salben, die bei nervösen Herzbeschwerden in der Herzgegend einmassiert werden.

Eine wohltuende Wirkung entfaltet Rosenöl als Körperöl. Als Trägersubstanz eignet sich dafür besonders das feine Haselnussöl. Geben Sie auf 100 ml Haselnussöl etwa 25 Tropfen ätherisches Rosenöl.

Selbst das Rosenwasser entfaltet heilende Wirkung, beispielsweise in Kompressen, die man als kühlendes und entzündungshemmendes Mittel bei Bindehautentzündungen auflegt.

Anwendung in der Kosmetik Wesentlich bekannter als in der Medizin ist Rosenöl als Schönheitsmittel. Es tonisiert, reinigt, klärt, heilt und eignet sich für alle Hauttypen – ganz besonders gut für entzündete, trockene und empfindliche Haut.

Rosenwasser ist ohne weitere Zusätze ein sehr feines Gesichtswasser.

Mit Rosenöl kann man sehr feine Parfüms, Massageöle oder Cremes kreieren. Naturkosmetikfirmen haben Produktserien mit Rosenöl entwickelt. In deren feinem Duft kann man so richtig schwelgen!

Verwendung im Haushalt Rosenöl ist ein sehr kostbares Öl für besondere Gelegenheiten. Blumigen Rosenduft kann man auch mit dem preiswerteren Rosengeranienöl genießen. Man träufelt es in die Duftlampe oder gibt es als Zutat zu Potpourris.

Duftgeranie, Duftpelargonie

(Pelargonium graveolens, P. odoratissimum, P. capitatum, P. radula)

Duftgeranien sind hierzulande beliebte Zimmer- und Balkonpflanzen. Beim Zerreiben der interessant geformten Blätter entströmt ein rosenähnlicher Duft. Es gibt viele hundert Arten und Sorten mit ganz individuellen Duftnoten. Die Blüten der Duftgeranien sind klein und unauffällig. Die Pflanzen lassen sich leicht durch Stecklinge vermehren. Sie sind nicht frosthart und müssen im Haus überwintern.

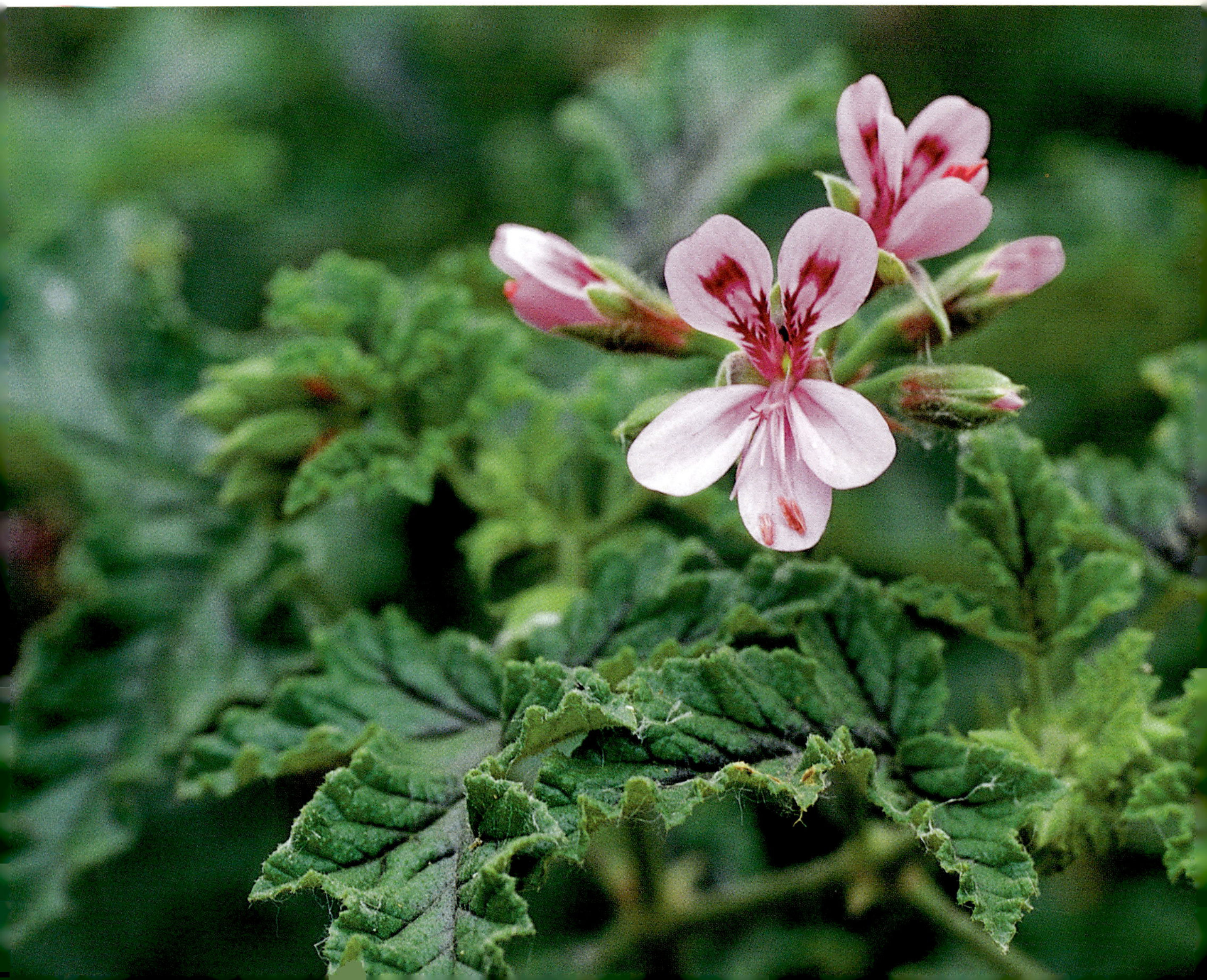

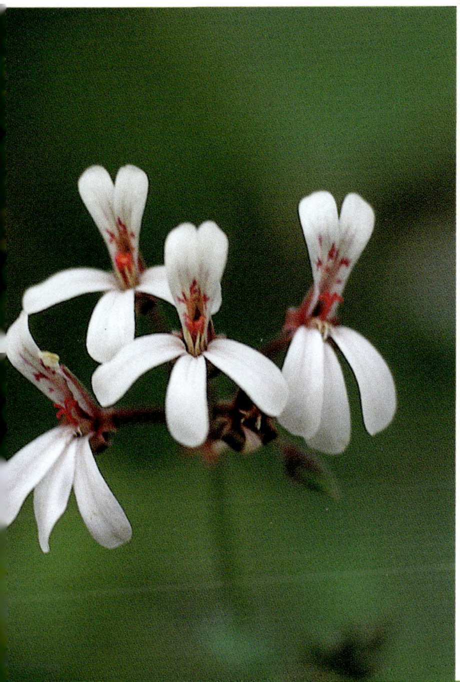

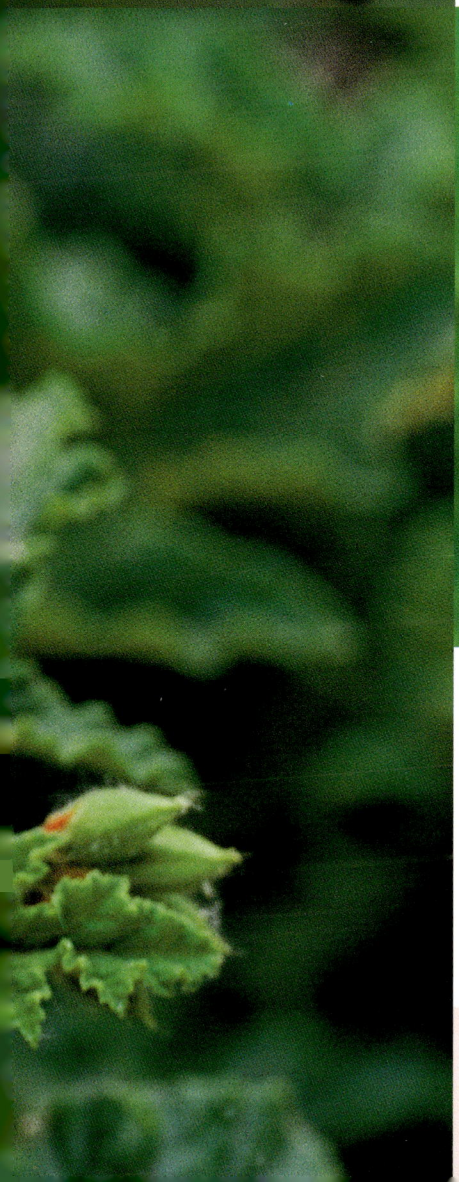

Ätherisches Öl

Gewinnung durch Wasserdampf-Destillation aus den Blättern
Hauptbestandteile Geraniol, Citronellal, ähnlich zusammengesetzt wie ätherisches Rosenöl, aber ohne den charakteristischen Rosenhauch
Duft süß, blumig, etwas dumpf

Verwendung und Heilwirkung

Das relativ billige Öl der Duftgeranien lässt sich vielseitig im Haushalt verwenden: in der Duftlampe, in Deodorants, in Duftsäckchen im Kleiderschrank, für Potpouries (s. Rezept Seite 127), usw.

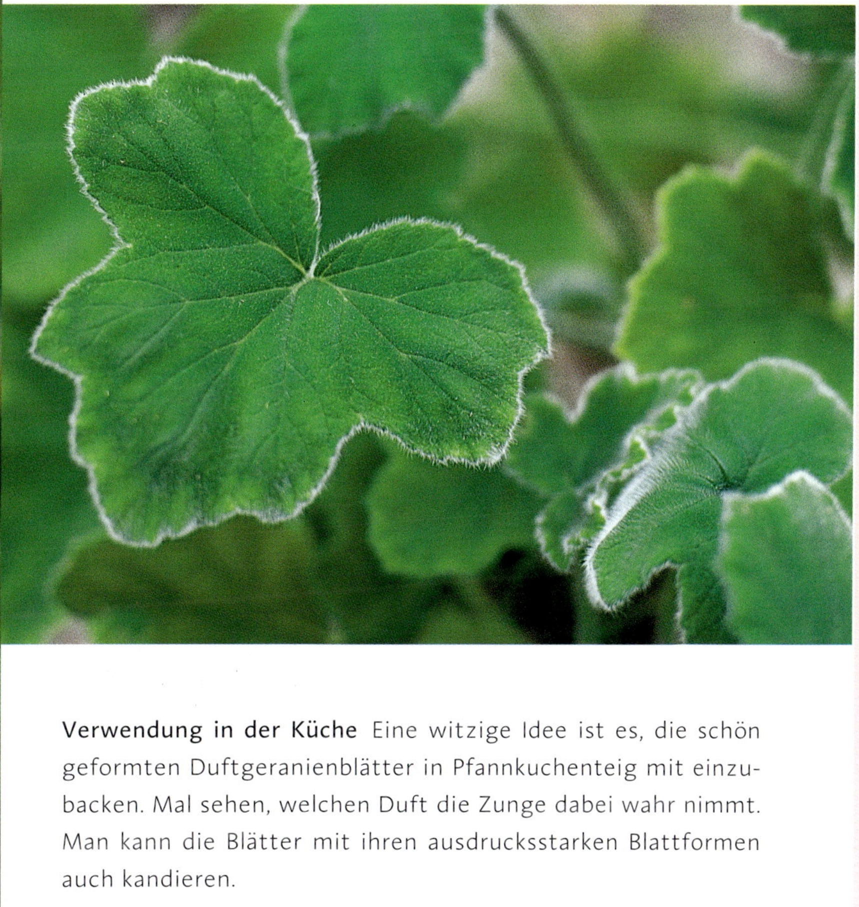

Verwendung in der Küche Eine witzige Idee ist es, die schön geformten Duftgeranienblätter in Pfannkuchenteig mit einzubacken. Mal sehen, welchen Duft die Zunge dabei wahr nimmt. Man kann die Blätter mit ihren ausdrucksstarken Blattformen auch kandieren.

Jasmin (Jasminum officinalis, Jasminum grandiflorum)

JASMINSTRÄUCHER (JASMINUM OFFICINALIS) werden in Südfrankreich in der Gegend um Grasse speziell für die Parfümindustrie angebaut. Der großblütige Jasmin (Jasminum grandiflorum) klettert in seiner Heimat in Nordindien, Pakistan und im nordwestlichen Himalaja 6 Meter hoch in die Bäume. Im 16. Jahrhundert wurden die immergrünen Gehölze in Europa eingeführt, um daraus die begehrten Duftstoffe für die Parfümindustrie zu gewinnen

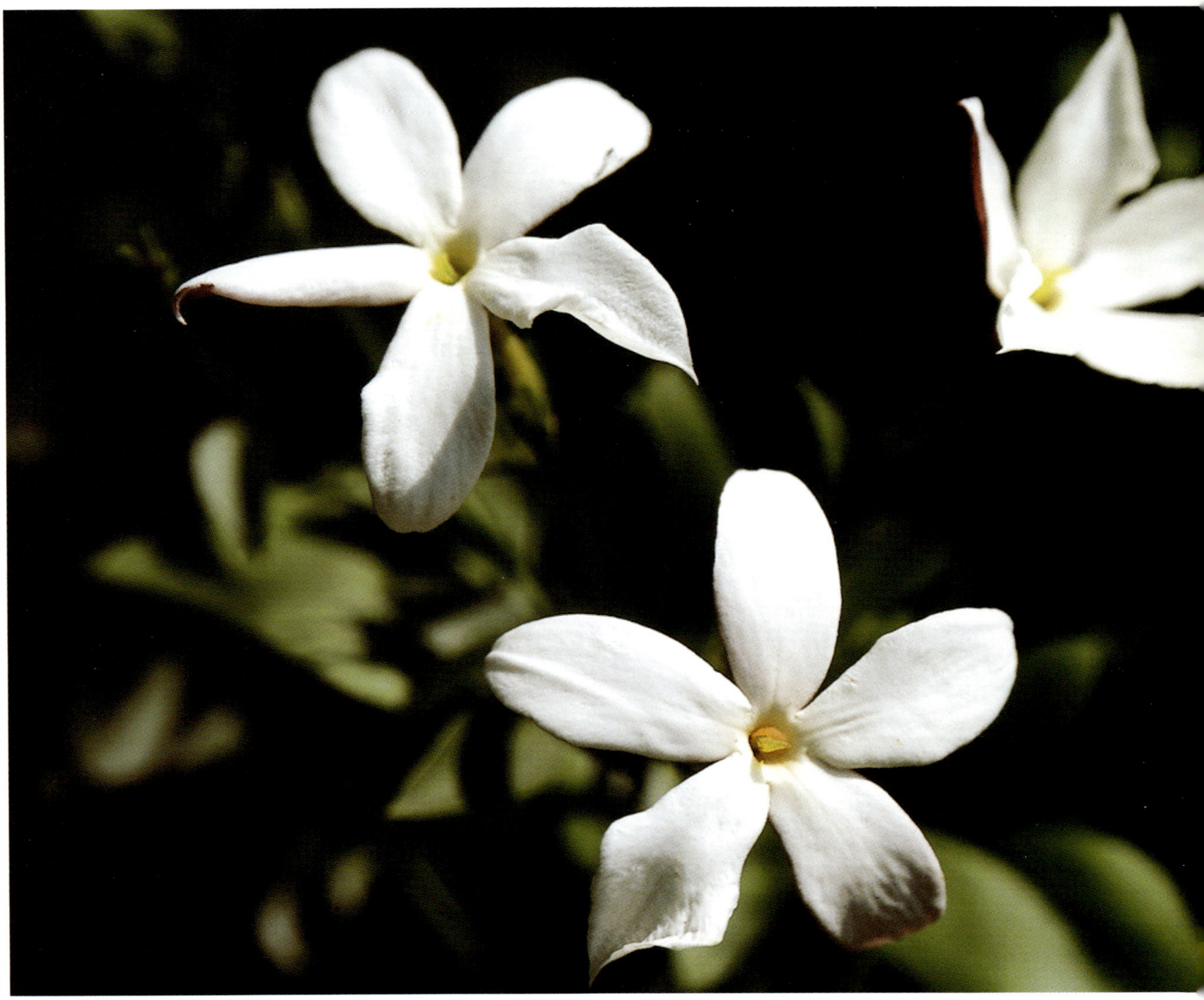

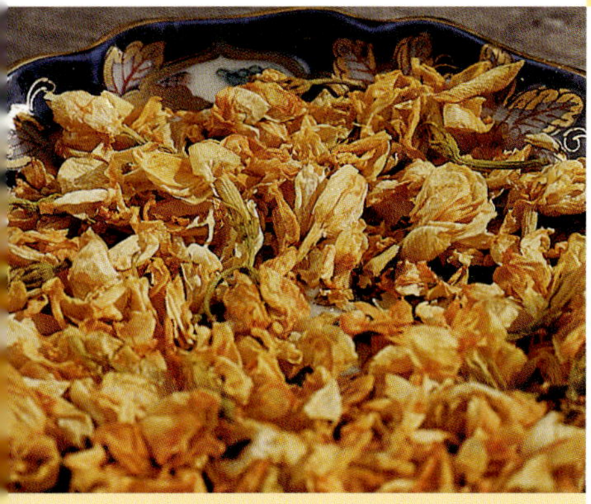

Bitte beachten

Wegen des aufwendigen Herstellungsprozesses ist Jasminöl teuer und wird nur in kleinen Gebinden unter der Bezeichnung Jasmin absolue angeboten. Damit die kleinen Mengen überhaupt abgefüllt werden können, wird das ätherische Öl mit Weingeist oder mit einem fetten Öl als Trägersubstanz vermischt.

Ätherisches Öl

Gewinnung mittels des Enfleurage-Verfahrens durch Einlegen der frischen Blüten in Olivenöl oder in Schmalz

Hauptbestandteile Benzylalkohol, Benzylacetat, Linalool, Linalylacetat

Duft blumig, süß, betörend

Verwendung und Heilwirkung

Innere Anwendung Jasminblütentee wirkt beruhigend und hilft bei innerer Anspannung. Das ätherische Öl soll bei Depressionen helfen. Auf jeden Fall weckt der süßliche Duft euphorische Gefühle.

Verwendung in der Kosmetik Ätherisches Jasminöl ist ein wertvoller Rohstoff für die Parfümindustrie. Es wird auch in Pflegemitteln bei trockener, empfindlicher und gereizter Haut verwendet. Es wirkt der Narbenbildung bei Wunden entgegen.

Verwendung in der Küche Die Blüten des Arabischen Jasmins (Jasminum sambac) werden zum Aromatisieren des Jasmintees verwendet. Und die Chinesen nehmen die Blüten von Jasminum grandiflorum zum Aromatisieren des Grünen Tees.

Rezept Jasminsirup Nach einem alten französischen Rezept werden Jasminblüten abwechselnd mit Zucker in ein Porzellangefäß geschichtet. Abgedeckt wird der Ansatz kühl gestellt und nach Bedarf bei Erkältungen als Heilmittel gegeben.

Balsame und Harze

Pflanzen geben ätherische Öle nicht nur in flüchtiger Form ab, sondern auch als klebrige, zähflüssige Masse aus Fraßwunden oder künstlichen Wunden. Diese zäh fließende Masse wird Balsam genannt. Die ätherischen Öle verflüchtigen sich mit der Zeit; die Masse wird zähflüssiger und schließlich glasartig – entstanden ist ein Harz. Botanisch betrachtet ist das Harz dazu da, die Wunde zu verschließen. Es wird jedoch auch für die verschiedensten Verwendungszwecke gewonnen. Bekannte Harze sind Myrrhe, Weihrauch, Bernstein und Benzoe.

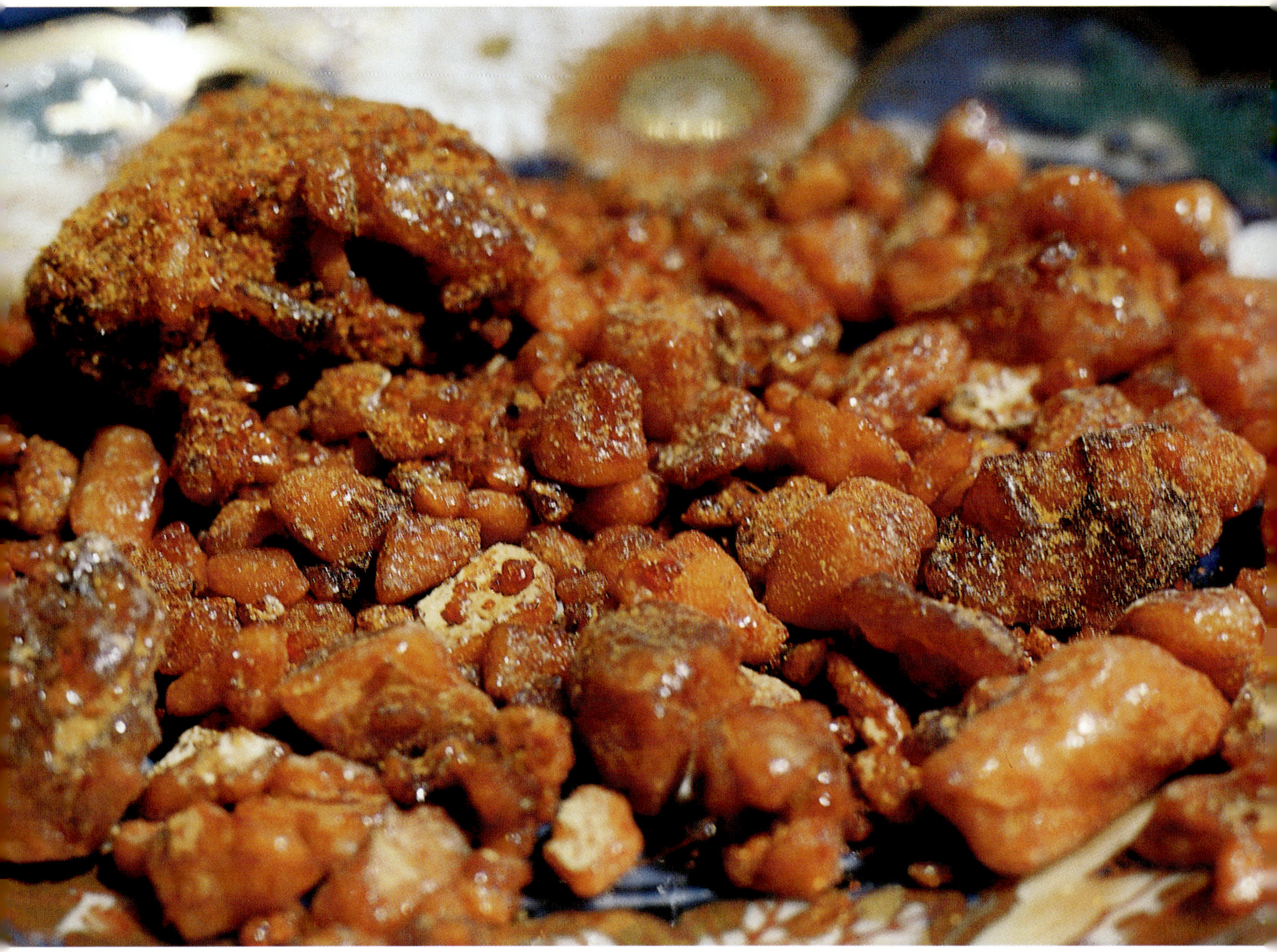

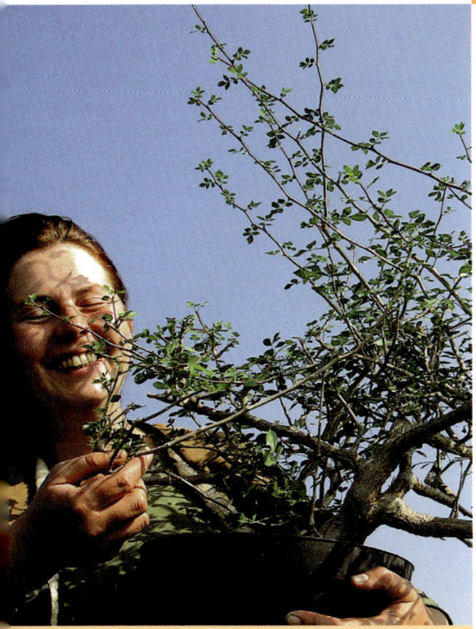

Vor der Erfindung der Destillation wurde mit diesen duftenden Substanzen geräuchert. Myrrhe und Weihrauch hatten kultische Bedeutung. Ihr Duft sollte die Seele dem Körper entrücken und eine Verbindung zum Göttlichen herstellen. Reste dieses alten Brauchtums finden sich in den Riten der katholischen Kirche.
Der Weihrauchduft (Boswellia carterii) gewinnt heute in der Aromatherapie seine alten Qualitäten zurück und neue hinzu. Sein Duft fördert die Begegnung mit dem Geistigen und reinigt die Atmosphäre von negativen Gedanken. Wer auf Spirituelles Wert legt, kann das Weihrauchöl in die Duftlampe geben oder das Harz, das in weißlichen bis rötlichegelben Körnern oder Stücken im Handel ist, in speziellen Räuchergefäßen verbrennen. Dem Weihrauch spricht man antiseptische und adstringierende Kräfte zu und verwendet ihn für Inhalationen zur Behandlung von Bronchitis, Schnupfen und Stirnhöhlenkatarrh. Sein schwerer Duft wird durch 3 bis 8 Prozent ätherische Öle wie Pinen hervorgerufen. 30 Prozent Gummi und 60 Prozent Harz verleihen ihm die feste Konsistenz.

Die aromatisch duftende Myrrhe (Commiphora spec.), die von dornigen Sträuchern im Jemen, in Abessinien, Eritrea und Somalia gewonnen wird, ist in der Kosmetik gebräuchlicher als Weihrauch. Die Kosmetikindustrie verwendet sie als Fixativ in Parfüms und Seifen, für Zahnpasten und Mundwässer. Myrrhe wird nur äußerlich in Form von alkoholischen Tinkturen und Pulver angewandt. Die Zubereitungen gelten als sehr wirksam bei Entzündungen im Mund- und Rachenraum. Die entzündungshemmende und adstringierende Wirkung macht sich auch bei Hautentzündungen und bei Akne bemerkbar. Das Harz setzt sich zusammen aus 2 bis 10 Prozent ätherischem Öl (Eugenol, Pinen, Limonen), etwa 30 Prozent Harz und 30 bis 60 Prozent gummiartigen Verbindungen.

Weitere Düfte

Rosenholz (Aniba rosaeodora)

Der Rosenholzbaum wird in Brasilien und in Französisch-Guayana angebaut. Das Holz ist wegen der schönen Farbe und Maserung begehrt.

Ätherisches Öl

Gewinnung durch Wasserdampf-Destillation aus dem Holz
Hauptbestandteile Linalool, Dipenten, Eugenol
Duft blumig, frisch, süß-holzig, rosen- bzw. maiglöckchenartig

Verwendung und Heilwirkung

Rosenholzöl (Bois-de-rose-Öl) kann Hautölen und Badeölen beigemischt werden. Der Duft wirkt entspannend und beruhigend.

Tanne, Weißtanne (Abies alba)

Inbegriff für den deutschen Wald. Die Tanne kann 30 bis 40 Meter hoch werden. Sie ist viel anspruchsvoller als die Fichte und braucht einen guten Boden.

Ätherische Öle

Gewinnung durch Wasserdampf-Destillation aus Nadeln und Zweigen
Hauptbestandteile Pinen, Camphen, Cedrol
Duft würzig, holzig, frisch nach Nadelwald

Verwendung und Heilwirkung

Ätherisches Tannenöl wird für Badezusätze und für Aufgüsse in der Sauna verwendet.

Thuja, Lebensbaum (Thuja occidentalis)

Lebensbäume sind immergrüne, bis 10 Meter hohe Bäume mit schuppenartigen Blättern. Sie stammen aus dem Nordosten der USA. In Europa sind Lebensbäume als Heckengehölze bekannt, die guten Sichtschutz geben. Allen Lebensbäumen gemeinsam ist, dass ihr Laub sehr stark riecht.

Ätherische Öle

Gewinnung durch Wasserdampf-Destillation aus den Zweigen
Hauptbestandteile Thujon (bis zu 60 %)
Duft herb, würzig, balsamisch

Verwendung und Heilwirkung

Ätherisches Thujaöl hilft äußerlich angewandt bei unreiner Haut und wegen der antiviralen Wirkung sogar gegen Warzen. Mit einem fetten Öl stark verdünnen (0,3 %ig). Nie innerlich und nicht in der Schwangerschaft anwenden! Kinder davon fernhalten!
Indianerstämme in Nordamerika haben Zubereitungen aus dem Blattwerk gegen viele Krankheiten, zum Beispiel Husten und andere Atemwegserkrankungen sowie Fieber und Rheuma, eingesetzt. Extrakte aus Thuja werden in der westlichen Medizin immunstärkenden Präparaten beigemischt.

Zypresse (Cupressus sempervirens)

Die hoch aufragenden Zypressen bestimmen das Bild der Landschaft in den Mittelmeerländern. Zypressen sind immergrüne Bäume mit eigenartigen dunkelgrünen, festen Blättern und männlichen und weiblichen Zapfen. Als Gartengehölze werden andere Zypressenarten gepflanzt.

Ätherische Öle

Gewinnung durch Wasserdampf-Destillation aus den Zapfen sowie aus den Nadeln und den Zweigen
Hauptbestandteile Pinen, Camphen, Cedrol
Duft nussartig, würzig, holzig, frisch nach Nadelwald

Verwendung und Heilwirkung

Für Hautpflegeöle und Bade-Öle. Ätherisches Zypressenöl wird hauptsächlich äußerlich bei Krampfadern und Hämorrhoiden angewandt. Ein Fußbad aus den Zapfen verhindert übermäßiges Schwitzen. Inhalationen helfen wegen der krampflösenden Wirkung bei allen Arten von Husten und Asthma. Zypressenöl eignet sich auch für die Duftlampe.

Register für Duftpflanzen

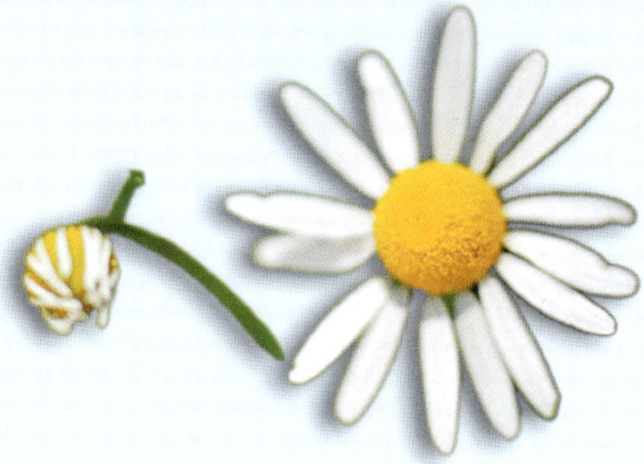

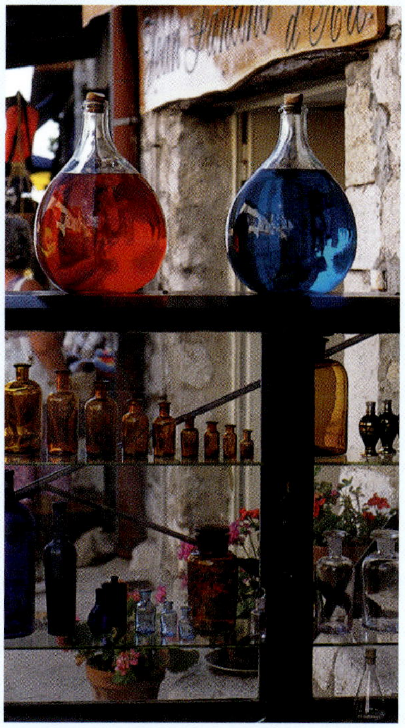

Bezugsquellen

Bezugsquellen für ätherische Öle

Apotheker S. Bauer und Compagnie, Vertrieb ätherischer Öle und Duftlampen oHG,
Rosenheimer Str. 139,
D-81671 München,
Tel.: +49(0)89/489 24 26,
Fax: +49(0)89/48 60 19,
apoba@duftoele.de,
www.duftoele.de

Bergland Pharma GmbH & Co.KG,
Alpenstraße 15,
D-87751 Heimertingen/Allgäu,
www.bergland.de

Primavera Life GmbH,
AmFichtenholz 5,
D-87477 Sulzberg,
Tel.: +49 (0)8376/808-0,
www.primavera-life.de

Rottaler Aromaöle,
Georg Effner,
Handwerk 1,
D-84339 Unterdietfurt,
Tel.: +49(0)9724/550,
Fax: +49(0)9724/8215,
info@RottalOele.de,
www.RottalOele.de
(kleine Destille, ätherische Öle von bayrischen Standorten)

Spinnrad, Certus Handels GmbH,
Gutenbergring 36-38,
D-22848 Norderstedt,
Tel.:+49 (0)40/53424-280,
www.spinnrad.de

Bezugsquellen für duftende Kräuter

Staudengärtnerei Gaissmayer,
Jungviehweide 3,
D-89257 Illertissen,
Tel.: 07303/7258,
Fax: 07303/42181,
info@staudengaissmayer.de,
www.staudengaissmayer.de
(nur Pflanzen erhaltlich)

Syringa, Duft- und Würzkräuter,
Bernd Dittrich,
Bachstraße 7,
D-78247 Hilzingen-Binningen,
Tel.: 07739/1452,
Fax: 07739/677,
www.syringa-samen.de
(Saatgut und Pflanzen erhältlich)

Otzberg-Kräuter,
Burghart Koch,
Erich Ollenhauer Str. 87 A,
65187 Wiesbaden,
Tel.: 0611/8120545,
Fax: 0611/8460558
(nur Pflanzen, auch Versand, und Stand am Bauernmarkt auf der Konstablerwache in Frankfurt am Main, Samstag 8 bis 16 Uhr)

Rühlemanns Kräuter & Duftpflanzen,
Auf dem Berg 166,
D-27367 Horstedt,
Tel.: 04288/928558,
Fax: 04288/928559,
www.ruehlemanns.de
(Saatgut und Pflanzen erhältlich)

Bezugsquellen für Naturkosmetik mit naturreinen ätherischen Ölen

Lavera Naturkosmetik,
www.lavera.de

Laveré Naturkosmetik,
Am Weingarten 4,
D-30974 Wennigsen,
Tel.: +49(0)5103/93910,
lavere@lavere.de

Logona Naturkosmetik,
Hans Hansel GmbH,
Zur Kräuterwiese,
D-31020 Salzhemmendorf,
Tel.: +49(0)5153/809-01,
Fax: +49(0)5153/809-88,
post@logona.com,
www.logona.com

MM-Cosmetic GmbH,
Postfach 210105,
D-56538 Neuwied,
Tel.: +49(0)800/2622355,
Info@zedan.de,
www.zedan.de

Walter Rau Speickwerk,
www.speickwerk.com

Tautropfen Naturkosmetik GmbH,
Rosenweg 1,
D-75365 Calw-Altburg,
Tel.: +49(0)7051/96770,
info@tautropfen.de,
www.tautropfen.de

Wala-Produkte:
Eckwälden,
Tel.: +49(0)7164/930-181,
info@dr.hauschka.de,
www.dr.hauschka.de
(Vertrieb über Apotheken und Reformhäuser)

Weleda AG, Postfach 1320,
D-73503 Schwäbisch Gmünd,
Tel.: +49(0)7171/919414,
Fax: +49(0)7171/919424,
dialog@weleda.de,
www.weleda.de
(weit gespanntes Vertriebsnetz)

Literatur

Brunhilde Bross: Duftstoffe für die Naturkosmetik. 1990, Verlag Eugen Ulmer, Stuttgart

Brunhilde Bross-Burkhardt: Wildkräuter und Wildgemüse. 2003, Neuer Umschau Buchverlag, Neustadt

Brunhilde Bross-Burkhardt: Wildobst und Wildbeeren. 2003, Neuer Umschau Buchverlag, Neustadt

Andrew Chevallier: Die BLV-Enzyklopädie der Heilpflanzen. 1998, BLV Verlagsgesellschaft München

Comité Francais du Parfum (Hrsg.): Duft. Kulturgeschichte des Parfüms. 1996, Katalog zur Ausstellung im Württembergischen Landesmuseum Stuttgart

Susanne Fischer-Rizzi: Himmlische Düfte. 1989, Heinrich Hugendubel Verlag, München

Palmengarten der Stadt Frankfurt am Main (Hrsg.): Tropische Nutzpflanzen. Von Ananas bis Zimt. 1999, Sonderheft 30, Beiheft zur gleichnamigen Ausstellung im Palmengarten

Palmengarten der Stadt Frankfurt am Main (Hrsg.): Wo der Pfeffer wächst. Ein Festival der Kräuter und Gewürze. 2000, Sonderheft 32, Beiheft zur gleichnamigen Ausstellung im Palmengarten

Hildebert Wagner: Pharmazeutische Biologie. Drogen und ihre Inhaltsstoffe. Gustav Fischer Verlag Stuttgart, New York

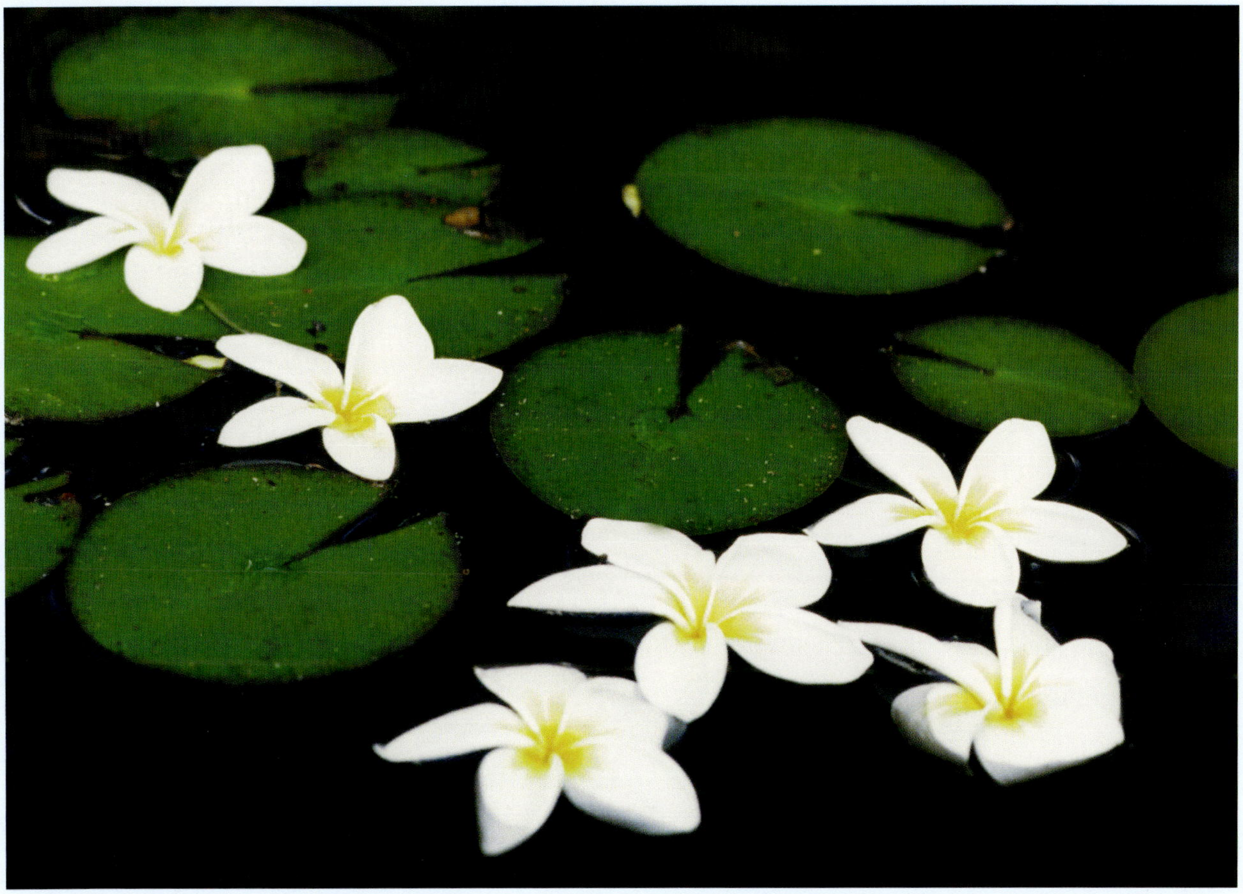

Bildnachweis

Alle Fotos:
Brunhilde Bross-Burkhardt

außer
Edgar Burkhardt, Langenburg:
S. 6, 7, 11 (links), 13 (unten), 20, 21 (unten), 23 (oben), 26 (oben), 32 (unten), 33, 38 (unten), 139

Bergland-Pharma, Heimertingen :
S. 103 (oben), 105, 110, 124, 125, 132

Georg Effner, Unterdietfurt:
S. 16/17, 19

Farina-Haus, Köln: S. 10 (beide), 23

Rühlemann's Kräuter & Duftpflanzen, Horstedt: S. 82, 100, 135

Font Shop Foto-CD „Beauty-Spa":
2, 9, 12, 22, 25, 27, 28, 29, 30 (oben) 31, 34, 35, 51, 99, 141

Titelfoto: Brunhilde Bross-Burkhardt (rechts), Font-Shop „Beauty-Spa" (links)
4. Umschlagseite: Font-Shop „Beauty-Spa" (2)

Duft im Museum und in Botanischen Gärten

Farina-Haus: Duft-Museum Johann Maria Farina gegenüber dem Jülichs-Platz seit 1709, Obenmarspforten 21, 50667 Köln

Öffnungszeiten:
Mo.-Sa. 11-18 Uhr oder nach Vereinbarung
Besichtigung nur im Rahmen einer im Eintrittspreis enthaltenen Führung (5 bis max. 20 Personen , Dauer ca. 45 Minuten)
Anfragen und Anmeldung:
Telefon 0221/399 89 94
Museum@Farina-Haus.de,
www.Farina1709.com

Botanische Gärten
Die Botanischen Gärten widmen sich immer mal wieder duftenden Pflanzen und präsentieren das Thema in Sonderausstellungen. Auf jeden Fall kann man in den Gartenanlagen viele duftende Pflanzen anschauen und beschnuppern. Der Besuch lohnt sich auf jeden Fall!